实用各科护理精要

张义兰　等/主编

天津出版传媒集团
天津科学技术出版社

图书在版编目（CIP）数据

实用各科护理精要 / 张义兰等主编. -- 天津：天津科学技术出版社，2024. 3

ISBN 978-7-5742-1837-6

Ⅰ. ①实… Ⅱ. ①张… Ⅲ. ①护理学 Ⅳ. ①R47

中国国家版本馆CIP数据核字(2024)第054975号

实用各科护理精要

SHIYONG GEKE HULI JINGYAO

责任编辑：梁　旭

责任印制：兰　毅

出　　版：天津出版传媒集团
天津科学技术出版社

地　　址：天津市西康路 35 号

邮　　编：300051

电　　话：(022) 23332377

网　　址：www.tjkjcbs.com.cn

发　　行：新华书店经销

印　　刷：山东道克图文快印有限公司

开本 787×1092　1/16　印张 13.25　字数 290 000

2024 年 3 月第 1 版第 1 次印刷

定价：79.00 元

编委会

主　编　张义兰（临沂市人民医院）

尤　超（宁津县人民医院）

尹　璐（潍坊市中医院）

张荟荟（潍坊市第二人民医院）

庞彩霞（昌乐县人民医院）

王传芝（长清区中医医院）

目　　录

第一章 呼吸内科疾病护理

第一节 呼吸衰竭

一、概述

呼吸衰竭是指各种原因引起的肺通气(肺泡气与外界气体交换)和(或)肺换气(肺泡气与血液之间气体交换)功能严重障碍,以致在静息状态下亦不能维持足够的气体交换,导致低氧血症伴(或不伴)高碳酸血症,进而引起一系列病理生理改变和相应临床表现的综合征。其诊断依赖于动脉血气分析:在海平面、静息状态、呼吸空气的条件下,动脉血氧分压(PaO_2)<60mmHg,伴或不伴有动脉血二氧化碳分压($PaCO_2$)>50mmHg,并排除心内解剖分流和原发于心排血量降低等因素。

呼吸衰竭是ICU最常见的器官衰竭,56%的ICU患者罹患急性呼吸衰竭,约1/3患者最终死亡。呼吸衰竭有急性和慢性之分。急性呼吸衰竭是指原来肺功能正常,或有呼吸系统慢性疾病而处于代偿状态,由于突发原因,呼吸功能突然衰竭。慢性呼吸衰竭是指在原有慢性呼吸系统疾病或其他相关疾病的基础上,呼吸功能障碍加重。按病理生理变化可分成肺衰竭和泵衰竭。按动脉血气分析可分成Ⅰ型和Ⅱ型呼吸衰竭,本文按血气分析的分型进行描述。

二、病因

1.气道病变引起的阻塞性通气功能障碍

支气管炎症、痉挛、肿瘤、异物及慢性阻塞性肺气肿时,由于气道不同程度的阻塞,肺泡通气不足,导致缺氧及CO_2潴留。

2.肺组织损害引起的换气功能障碍

肺部炎症、水肿、血管病变、弥漫性肺间质纤维化、肺气肿、硅沉着病(矽肺)、急性呼吸窘迫综合征(ARDS)等,引起通气/灌注(V/Q)比例失调,弥散面积减少或解剖分流增加,导致缺氧。

3.胸廓活动减弱或呼吸肌衰竭引起的限制性通气功能障碍

胸廓严重畸形、严重脊柱后侧突、广泛胸膜增厚、大量胸腔积液或气胸等引起胸廓活动受限制;脊髓灰质炎、多发性神经根炎、重症肌无力、呼吸肌负荷加重等引起呼吸肌活动减弱,均可使肺扩张受到影响,导致肺通气量减少。

4.脑部病变引起的呼吸中枢功能障碍

脑部炎症、血管病变、肿瘤、外伤、代谢性或药物中毒等，直接或间接损害呼吸中枢，导致呼吸功能抑制，通气功能减弱。

三、临床表现

（1）有慢性呼吸系统疾病或其他导致呼吸功能衰竭的病史。

（2）低氧血症和（或）高碳酸血症的临床表现：低氧血症主要表现为呼吸困难、发绀、心率加快、心律失常、血压降低、四肢冷等；严重者可出现脑功能紊乱症状，如表情淡漠、反应迟钝，或烦躁不安、昏迷等。严重缺氧患者，常伴有上消化道出血及肝、肾功能损害。

高碳酸血症主要表现有头痛（晚上加重）、白天嗜睡（晚上失眠）、血压升高、多汗、判断力及记忆力减退。皮质中枢初期兴奋，表现易激动、烦躁、抽搐；后期抑制，表现表情淡漠、精神恍惚、神志不清，并可出现血压下降，颅内压升高，眼球微突，球结膜充血、水肿，扑翼样震颤等。并发脑疝时，意识障碍加重，呼吸节律及频率紊乱，双侧瞳孔大小不等。

国内对呼吸衰竭患者出现神经精神症状者称为肺性脑病，单纯缺氧引起者则称为缺氧性脑病。

四、辅助检查

1.动脉血气分析

血气改变符合上述标准，即 $PaO_2<60mmHg$，或伴 $PaCO_2>50mmHg$。

2.血液生化检查

可有电解质紊乱，酸中毒或碱中毒表现，或有肝肾功能异常。

3.X 线检查

可有肺气肿表现、肺炎表现及肺心病征象等。

4.心电图或超声心动图

可有肺心病表现或心律失常表现。

五、治疗

1.保持呼吸道通畅

保持呼吸道通畅是治疗呼吸衰竭的关键。临床上可用吸痰器吸出口腔、鼻腔、咽喉部的分泌物和胃内反流物；痰液黏稠时，可口服、静脉或雾化吸入祛痰类药物，或是用纤维支气管镜吸出支气管内分泌物；支气管痉挛者，可使用支气管扩张药或糖皮质激素以扩引支气管；上述处理措施无效，则应及时建立人工呼吸道，如气管插管或气管切开。

2.氧疗

（1）急性呼吸衰竭的氧疗：多为原肺功能正常，因肺部、胸廓或呼吸道病变发生急性缺氧，伴或不伴有二氧化碳潴留。如单纯缺氧，则可吸入较高浓度氧（35%～50%）或高浓度氧（>

50%),以纠正低氧血症,减少过度通气,吸入氧超过60%~100%,仍不能纠正低氧血症,应及时予以呼气末正压机械通气等措施。如缺氧合并有二氧化碳蓄积,应采用机械通气氧疗。

(2)慢性呼吸衰竭的氧疗:多见于慢性呼吸道疾病,如慢性阻塞性肺病、重症肺结核、弥漫性肺纤维化等,其呼吸功能损害是逐渐加重,虽有缺氧或伴有二氧化碳潴留,但通过机体代偿适应,仍能从事个人生活活动,如遇诱发因素,再可急性加重。如单纯缺氧,一般吸入较高氧浓度即可。当伴有二氧化碳潴留时,氧疗的原则应为低浓度(<35%)持续给氧,必要时加用呼吸兴奋药治疗,无效时应给予鼻罩或口鼻面罩,或建立人工呼吸道机械通气氧疗。

3.增加通气量、减少二氧化碳潴留

二氧化碳潴留是由于通气不足引起的,通过增加通气,就能有效地排出二氧化碳。现常采用呼吸兴奋药和机械通气支持改善通气功能。机械通气是治疗呼吸衰竭的主要手段,有条件的应及时使用。在我国,呼吸兴奋药用于呼吸衰竭的治疗仍较多,但需掌握其指征,并密切观察有无惊厥等不良反应。它是通过其刺激呼吸中枢和周围化学感受器增加呼吸中枢驱动,增加每分钟通气量而改善通气。对安眠药等呼吸抑制药过量、睡眠呼吸暂停综合征、原发性肺泡低通气综合征等效果较好,而对慢性阻塞性肺病呼吸衰竭的效果较差。目前常用的呼吸兴奋药有尼可刹米、洛贝林等。使用中,如患者神志转清,应鼓励其咳嗽、排痰,保持呼吸道通畅。

4.纠正酸碱失衡与电解质紊乱

呼吸衰竭时可发生各种酸碱失衡和电解质紊乱。常见以下几种类型的酸碱失衡:呼吸性酸中毒、代谢性酸中毒、呼吸性酸中毒合并代谢性酸中毒、呼吸性酸中毒合并代谢性碱中毒、呼吸性碱中毒等。要针对不同的酸碱失衡予以相应的处理,才能取得较好的效果。

(1)呼吸性酸中毒:由于肺泡通气不足,体内二氧化碳潴留而产生高碳酸血症。因此,治疗主要是改善通气为主。

(2)呼吸性酸中毒合并代谢性酸中毒:在呼吸性酸中毒的基础上,由于缺氧、血容量不足、周围循环障碍、肾功能损害等原因,引起体内固定酸等增加而引起,可出现较严重的酸中毒。治疗上应在改善通气的基础上,积极治疗代谢性酸中毒的病因,适当补碱,使pH维持在7.25左右,尽量避免过量补碱造成医源性碱中毒。

(3)呼吸性酸中毒合并代谢性碱中毒:在呼吸衰竭的处理过程中,由于应用机械通气不当,使二氧化碳排出过快;补碱过量:应用激素、利尿药,致排钾增加,又因酸中毒纠正,细胞内外离子交换,钾向细胞内移动,产生低钾血症;由于呕吐或利尿药的使用使血氯降低,产生代谢性碱中毒,pH偏高。因此,在呼吸衰竭的处理中应尽量防止以上产生碱中毒的医源性因素和避免二氧化碳排出过快,并给予适量的补充钾和氯离子,以缓解碱中毒。此外,也可以通过补充精氨酸盐来纠正低碳酸血症。

5.控制感染

呼吸道感染是呼吸衰竭加重的重要原因,因此,治疗感染是控制呼吸衰竭的重要措施。治疗中应选用有效的抗生素,首先可根据经验用药,再根据疗效、细菌培养及药敏结果进行调整。

6.防治并发症

呼吸衰竭时可出现肺性脑病、心律失常,甚至消化道出血、休克和弥散性血管内出血

(DIC),或合并冠心病、心力衰竭等其他疾病。在处理中应该密切观察病情变化,以便及时发现和处理。

7.营养支持治疗

呼吸衰竭时,患者由于呼吸作功增加,感染发热等导致能量消耗增加,机体处于负代谢状态;右心衰竭时胃肠淤血导致患者食欲下降和消化吸收障碍等,均可造成患者营养不良,机体免疫力下降,使患者的感染不易控制,呼吸肌容易疲劳,患者病程延长。所以,治疗中应给予高蛋白、高脂肪和低糖类,以及多种维生素和微量元素的饮食。可静脉予以补充或鼻饲。

六、护理措施

1.常规护理

(1)提供高蛋白、高维生素、易消化、无刺激性流质或半流质饮食。并嘱患者少量多餐,以维持机体需要。

(2)做好基础护理,保持患者口腔及床单位清洁。

(3)做好心理护理,鼓励患者向医护人员及家属表达自己的需要。呼吸衰竭患者病情危重,行氧疗时向清醒患者讲解氧疗注意事项及氧疗对疾病的作用。各项操作前应向患者做好解释取得患者的配合。

2.专科护理

(1)宜安置患者于单间,温度18～24℃、湿度60%～78%,备好各种抢救物品及药品,如呼吸机、吸引器、气管切开包、插管箱、呼吸兴奋剂等。嘱患者绝对卧床休息,保持舒适体位,以利呼吸。保持病室空气新鲜,每天病室通风1～2次,每次15～30分钟。

(2)保持呼吸道通畅,神志清楚者,鼓励咳嗽、咳痰,更换体位和多饮水。危重患者定时翻身,并由外向内、由下向上轻拍背部,促使痰液排出。痰多昏迷者,可用鼻导管吸痰。痰液黏稠、量多,不易吸出者,宜尽早实施气管插管或气管切开,并按相应护理常规护理。

(3)机械通气患者的护理:①保持呼吸机正常运转。②保持接口紧密。③了解通气量是否合适。④及时防治机械通气治疗的并发症。⑤防治肺部感染。

第二节 自发性气胸

一、概述

气胸系肺组织及脏层胸膜破裂,或胸壁及壁层胸膜被穿透,空气进入胸膜腔,形成胸膜腔积气和肺脏萎缩。可分成自发性、外伤性和医源性3类。在没有创伤或人为因素的情况下,肺组织及脏层胸膜自发性破裂,空气进入胸膜腔,称为自发性气胸。自发性气胸又可分为原发性气胸和继发性气胸两型,前者又称特发性气胸,多见于瘦高体型的男性青壮年,常规X线检查肺部无明显病变,但是有胸膜下肺大疱,多在肺尖部,其形成机制可能和吸烟、身高及小气道炎症有关，也可能与非特异性炎症瘢痕或者弹性纤维先天性发育不良有关；后者多见于基础肺部病变者（如肺结核、慢性阻塞性肺疾病、肺癌、肺脓肿等），由于病变引起细支气管不完全阻塞，形成气肿性肺大疱，破裂可致气胸。月经性气胸仅在月经来潮后的 24～72 小时之内发生，可能与激素变化和胸廓顺应性改变有关。发生气胸后，胸膜腔内负压可变成正压，致使静脉血流受阻，产生不同程度的心肺功能障碍。

二、病因

1.自发性气胸

最常见的原因为肺大疱破裂，这些肺大疱多位于肺尖部，可能与先天性异常、支气管炎症及局限性通气异常有关。吸烟与原发自发性气胸有较大的相关性。

2.创伤性气胸

为胸部锐器或钝器导致的直接或间接暴力损伤导致。

3.人工气胸

因治疗疾病需要，通过人为的方式将气体注入胸腔内造成。

三、临床表现

1.症状

①胸痛：多在剧咳、用力、剧烈体力活动时，偶在休息时突感一侧胸痛，如刀割样、针刺样，多伴有胸闷、气促。②呼吸困难：大量气胸，尤其是张力性气胸时，患者表现出烦躁不安、发绀、冷汗、脉速、心律失常，甚至休克，发生意识不清、呼吸衰竭。血气胸时，如失血量过多，可使血压下降，甚至发生失血性休克。③咳嗽：可有轻到中度刺激性咳嗽。

2.体征

呼吸增快，发绀、气管向健侧移位；患侧胸部膨隆，肋间隙增宽，呼吸运动和语颤减弱；叩诊呈过清音或鼓音；右侧气胸可使肝浊音界下降。并发纵隔气肿时可听到与心脏搏动相一致的嘎吱音或噼啪声。有液气胸时，可闻及胸内振水声。

四、辅助检查

1.实验室检查

见表 1-2-1。

表 1-2-1　气胸的实验室检查

项目	内容
血常规	有些患者在气胸发生时，因胸膜粘连或胸膜血管撕裂而产生血气胸。若出血量多，可表现血红蛋白下降同时伴有白细胞计数增高及中性粒细胞百分比增高
血气分析	张力性气胸患者常表现急性呼吸衰竭，血气分析结果可显示氧分压中度降低，伴或不伴二氧化碳潴留

2.影像学检查

影像学表现是诊断气胸最可靠的方法。可显示肺压缩程度，肺部情况，有无胸膜粘连、胸腔积液以及纵隔移位等。

典型X线表现为外凸弧形的细线条形阴影，系肺组织和胸膜腔内气体的交界线，线内为压缩的肺组织，线外无肺纹理且透亮度明显增加。胸部X线片，大致可计算气胸后肺受压萎陷的程度，这对临床处理有一定的意义。如从肺尖气胸线至胸腔顶部估计气胸大小，距离＞3cm为大量气胸，＜3cm为小量气胸。简便评估方法为被压缩肺组织边缘占锁骨部位的25％，气胸宽度占总宽度的1/4时(外带压缩)，压缩35％；气胸宽度占总宽度的1/3时(外带压缩)，压缩50％，气胸宽度占总宽度的1/2时(外中带压缩)，压缩65％；压缩至肺门部为90％以上(外中内带压缩)，而非100％。

CT表现为胸膜腔内出现极低密度的气体影，伴有肺组织不同程度的压缩改变。

五、治疗

1.一般治疗和对症处理

卧床休息，吸氧，去除诱因，酌情给予镇静、镇痛药物；支气管痉挛者使用氨茶碱等支气管扩张药；剧烈咳嗽者可给予可待因。

2.排气治疗

是否需排气治疗及采用何种排气方法，主要取决于气胸的类型和积气多少。闭合性气胸积气量少于该侧胸腔容积的20％时，不需排气，但应动态观察积气量的变化。气量较多、肺压缩＞20％、症状明显者，或张力性气胸时，需进行排气治疗。

3.手术治疗

主要修补裂口或做肺大疱切除，胸膜粘连术。适用于多次复发性气胸、长期排气治疗的肺不张、大量血气胸或双侧自发性气胸等。

4.原发病及并发症的处理

积极治疗原发病及诱因；预防和处理继发细菌感染、血气胸、皮下气肿及纵隔气肿。

六、护理措施

1.常规护理

(1)环境：提供安静、整洁、舒适的休息环境，限制探视，减少交叉感染。保持室温在20～22℃和相对湿度60％～70％；没有层流装置的病室应注意经常通风换气，每天通风3次，避免交叉感染。装有层流装置的病室，应保持层流装置的有效。

(2)体位与休息：急性自发性气胸患者应绝对卧床休息。若肺压缩＜20％，且为闭合性，症状较轻，PaO_2＞70mmHg时，可仅卧床休息，避免用力、屏气、咳嗽等增加胸腔内压的活动。血压平稳者取半坐位，有利于呼吸、咳嗽排痰及胸腔引流。嘱患者保持大便通畅，2天以上未解大便者，应告知医生应采取有效的措施。

(3)吸氧:及早给予氧气吸入,遵医嘱合理氧疗。采用鼻导管或鼻塞给氧,必要时面罩吸氧。氧流量控制在2～5L/min。吸氧可加快胸腔内气体的吸收,减少肺活动度,促使胸膜裂口愈合。若有纵隔气肿,可给予高浓度吸氧,有利于气肿消散。

(4)饮食护理:鼓励患者进食富含高蛋白及维生素、低脂肪、易消化的饮食,增加营养,适当进食粗纤维素食物,保证足够热量及水分的摄入。必要时静脉输液。做好口腔护理,以增进食欲。嘱患者戒烟,积极预防上呼吸道感染。

(5)疼痛护理:①协助患者采取舒适卧位。半卧位时可在胸腔引流管下方垫一毛巾,减轻患者不适。②妥善固定引流管路,防止引流管脱出或受压。③教会患者床上活动的方法,如体位改变时或活动时,用手固定好引流管,避免其移动刺激胸膜,引起疼痛。亦可用枕头或手护住胸部及引流管,以减少深呼吸、咳嗽或活动时胸膜受牵拉,导致胸痛。④教会患者自我放松的技巧,如缓慢深呼吸、全身肌肉放松、听音乐、看书报等,以分散注意力,减轻疼痛。⑤剧烈疼痛时,遵医嘱给予药物止痛,及时评价止痛效果并观察可能出现的不良反应。刺激性咳嗽剧烈时,遵医嘱适当给予镇咳药物,但痰液黏稠多者或慢性呼吸衰竭伴二氧化碳潴留者,禁用可待因等中枢性镇咳药。⑥保持大便通畅,防止排便用力引起的胸痛或伤口疼痛。⑦嘱患者注意保暖,预防受凉而引起上呼吸道感染。

(6)心理护理:做各项检查和操作前向患者做好解释工作,消除患者的恐惧心理,取得其配合。向患者解释疼痛、呼吸困难等不适的原因,消除患者对疾病及治疗的紧张和担心,帮助患者树立信心,配合治疗。必要时,遵医嘱给予镇静药,减轻焦虑,促进有效通气。医务人员的医德和技术是患者获得安全感的基础。给予患者积极的心理暗示,使其放松,感到舒适。

2.专科护理

(1)抢救配合:根据病情准备胸腔穿刺术、胸腔闭式引流术的物品及药品,并及时配合医生进行相关处理。监测患者生命体征,发现病情变化,及时通知医生,并配合抢救。同时,做好患者家属的护理。

(2)排气疗法的护理:①向患者解释操作的目的、意义、过程和注意事项,取得患者的理解和配合。②协助医生做好胸腔抽气或胸腔闭式引流的准备和配合工作。③保证有效的引流。妥善固定引流管于床旁,防止扭曲、受压或脱出;保持引流管通畅,密切观察引流管内水柱是否随呼吸上下波动及有无气体自液面溢出;为防止胸腔积液或渗出物堵塞引流管,必要时,应根据病情定期挤捏引流管(由胸腔端向引流瓶端方向挤压);引流瓶应放置低于患者胸部的地方,其液平面应低于引流管胸腔出口平面60cm,妥善固定引流瓶。④注意观察引流液的量、色、性状和水柱波动范围,并准确记录。⑤在插管、引流排气和伤口护理时,严格执行无菌操作。每天更换引流瓶,更换时注意连接管和接头处的消毒。伤口敷料每1～2天更换1次,如敷料渗湿或污染,应及时更换。⑥搬动患者时需用两把血管钳将引流管双重夹闭,防止搬运过程中引流管滑脱、漏气或引流液反流等意外情况发生。更换引流瓶时先将近心端引流管用双钳夹闭,更换完毕检查无误后再放开。若引流管不慎脱出,应嘱患者呼气,同时迅速用凡士林纱布及胶布封闭引流口,立即通知医生进行处理。⑦鼓励患者每2小时进行1次深呼吸和咳嗽练习,或吹气球，以促进肺尽早复张。尽量避免用力咳嗽。⑧引流管内无气体逸出1～2天后，再夹闭管路1天，患者无气急、呼吸困难。透视或摄片显示肺已全部复张时，应做好拔管准备。拔管后应注意观察有无胸闷、呼吸困难、切口处漏气、渗出、皮下气肿等，如发现异常应及时处理。

3.病情观察

评估患者的呼吸频率、节律和深度，呼吸困难程度，心率、血压及血氧饱和度变化，必要时监测动脉血气。大量气胸，尤其是张力性气胸时，可迅速出现严重呼吸循环衰竭，如患者出现心率增快、血压下降、发绀、冷汗、心律失常，甚至休克，应及时通知医生并配合处理。

4.健康指导

预防上呼吸道感染积极治疗原发疾病，避免剧烈咳嗽，保持大便通畅，避免用力屏气，平时多食用粗纤维食物；气胸痊愈后1个月内避免抬举重物以防复发，一旦出现胸痛、呼吸困难应立即到医院救治。

第三节 急性呼吸窘迫综合征

一、概述

急性呼吸窘迫综合征（ARDS）是指由心源性以外的各种肺内外致病因素导致的急性、进行性缺氧性呼吸衰竭。病理基础是由多种炎症细胞（巨噬细胞、中性粒细胞和淋巴细胞等）及炎症介质（氧自由基、肿瘤坏死因子、白细胞介素等）介导的肺脏局部炎症反应和炎症反应失控所致的弥漫性肺泡上皮细胞和肺毛细血管内皮细胞损伤。其主要病理特征为肺微血管通透性增高，导致肺泡渗出液中富含蛋白质的肺水肿及透明膜形成，可伴有肺间质纤维化。病理生理改变以肺顺应性降低，肺内分流增加及通气/血流比例失衡为主。临床表现为呼吸频率加快和呼吸窘迫、顽固性低氧血症，胸部X线显示双肺弥漫性浸润影，后期常并发多器官功能衰竭（MOF）。为临床上常见的危重症，病死率高达50%以上。

二、病因及发病机制

（一）病因

有100多种疾病可并发ARDS，可分为：

1.直接损伤

（1）吸入胃内容物、淡水、海水等。

（2）弥漫性肺部感染细菌、病毒、肺囊虫等。

（3）吸入有毒气体SO_2、和NO_2、Cl_2、光气、长期吸入高浓度氧、氨、烟雾等。

（4）肺挫伤。

2.间接损伤

（1）全身炎症反应综合征（SIRS）：系严重感染、多发性创伤、出血性休克、胰腺炎等引起的全身炎症过程。

(2)代谢紊乱:肝功能衰竭,尿毒症,糖尿病酮症酸中毒等。

(3)药物过量:麻醉药,海洛因,巴比妥类等。

(4)大量输血(液)或体外循环。

(5)休克感染性或出血性等。

临床上以严重感染、创伤及休克最常见。

(二)发病机制

急性肺损伤的发病机制尚未完全阐明。除有些致病因素对肺泡膜的直接损伤外,更重要的是多种炎症细胞(巨噬细胞、中性粒细胞、血小板)及其释放的炎性介质和细胞因子间接介导的肺炎症反应,最终引起肺泡膜损伤、毛细血管通透性增加和微血栓形成;并可造成肺泡上皮损伤,表面活性物质减少或消失,加重肺水肿和肺不张,从而引起肺的氧合功能障碍,导致顽固性低氧血症。

目前参与 ARDS 发病过程的细胞学与分子生物学机制,尚有待深入研究。中性粒细胞在肺内聚集、激活,并通过"呼吸爆发"释放氧自由基、蛋白酶和炎性介质,以及巨噬细胞、肺毛细血管内皮细胞的参与是 ARDS 发病的重要细胞学机制。生理情况下,衰老的中性粒细胞以凋亡的形式被吞噬细胞清除,但目前研究发现,很多导致 ARDS 发生的因素能够延迟中性粒细胞凋亡,使中性粒细胞持续发挥作用,引起过度和失控的炎症反应,因此促进中性粒细胞凋亡有可能成为 ARDS 颇具希望的治疗手段之一。除中性粒细胞外,巨噬细胞及血管内皮细胞可分泌肿瘤坏死因子-α(TNF-α)、白细胞介素-1(IL-1)等炎性介质,对启动早期炎症反应与维持炎症反应起重要作用。

肺内炎性介质和抗炎介质的平衡失调,是 ARDS 发生、发展的关键环节。除炎性介质增加外,还有 IL-4、IL-10、IL-13 等抗炎介质释放不足。新近研究表明,体内一些神经肽/激素也在 ARDS 中具有一定的抗炎作用,如胆囊收缩素(CCK)、血管活性肠肽(VIP)和生长激素等。因此加强对体内保护性机制的研究,实现炎性介质与抗炎介质的平衡亦十分重要。随着系统性炎症反应综合征(SIRS)和代偿性抗炎症反应综合征(CARS)概念的提出,使人们对炎症这一基本病理生理过程的认识更为深刻。SIRS 即指机体失控的自我持续放大和自我破坏的炎症反应;CARS 是指与 SIRS 同时启动的一系列内源性抗炎介质和抗炎性内分泌激素引起的抗炎反应。如果 SIRS 和 CARS 在病变发展过程中出现平衡失调,则会导致 MODS。目前人们已经逐渐认识到 ARDS 是 MODS 发生时最早或最常出现的器官表现。

三、临床表现

ARDS 多于原发病起病后 5 天内发生,约半数发生于 24 小时内。除原发病的相应症状和体征外,最早出现的症状是呼吸加快,并呈进行性加重的呼吸困难、发绀,常伴有烦躁、焦虑、出汗等。其呼吸困难的特点是呼吸深快、费力,患者常感到胸廓紧束、严重憋气,即呼吸窘迫,不能用通常的吸氧疗法改善,亦不能用其他原发心肺疾病(如气胸、肺气肿、肺不张、肺炎、心力衰竭)解释。早期体征可无异常,或仅在双肺闻及少量细湿啰音;后期多可闻及水泡音,可有管状呼吸音。

四、辅助检查

(一)X线胸片

早期可无异常,或呈轻度间质改变,表现为边缘模糊的肺纹理增多。继之出现斑片状以至融合成大片状的浸润阴影,大片阴影中可见支气管充气征。其演变过程符合肺水肿的特点,快速多变,后期可出现肺间质纤维化的改变。

(二)动脉血气分析

典型的改变为 PaO_2 降低,$PaCO_2$ 降低,pH 升高。根据动脉血气分析和吸入氧浓度可计算肺氧合功能指标,如肺泡-动脉氧分压差[$P_{(A-a)}O_2$]、肺内分流(Qs/QT)、呼吸指数[$P_{(A-a)}O_2/PaO_2$]、PaO_2/FiO_2 等指标,对建立诊断、严重性分级和疗效评价等均有重要意义。

目前在临床上以 PaO_2/FiO_2 最为常用。正常值为 400～500,ARDS 时≤200。

在早期,由于过度通气而出现呼碱,pH 可高于正常,$PaCO_2$ 低于正常。在后期,如果出现呼吸肌疲劳或合并代酸,则 pH 可低于正常,甚至出现 $PaCO_2$ 高于正常。

(三)床边肺功能监测

ARDS 时肺顺应性降低,无效腔通气量比例(VD/VT)增加,但无呼气流速受限。顺应性的改变,对严重性评价和疗效判断有一定的意义。

(四)心脏超声和 Swan-Ganz 导管检查

有助于明确心脏情况和指导治疗。通过置入 Swan-Ganz 导管可测定肺动脉楔压(PAWP),这是反映左心房压较可靠的指标。PAWP 一般＜12mmHg,若＞18mmHg 则支持左心衰竭的诊断。

五、治疗

主要治疗措施包括:积极治疗原发病,氧疗,机械通气以及调节液体平衡等。

(一)原发病的治疗

治疗 ARDS 首要原则和基础是积极寻找原发病灶并予以彻底治疗。感染是导致 ARDS 的常见原因,也是 ARDS 的首位高危因素;而 ARDS 又易并发感染,所以对于所看患者都应怀疑感染的可能,除非有明确的其他导致 ARDS 的原因存在。治疗上宜选择广谱抗生素。

(二)纠正缺氧

采取有效措施,尽快提高 PaO_2。一般需高浓度给氧,使 PaO_2≥60mmHg 或 SaO_2≥90%。轻症者可使用面罩给氧,但多数患者需使用机械通气。

（三）机械通气

尽管 ARDS 机械通气的指征尚无统一的标准，多数学者认为一旦诊断为 ARDS，应尽早进行机械通气。目前，ARDS 的机械通气推荐采用肺保护性通气策略，主要措施包括给予合适水平的呼气末正压（PEEP）和小潮气量。

1. PEEP 的调节

适当水平的 PEEP 可使萎陷的小气道和肺泡再开放，防止肺泡随呼吸周期反复开闭，使呼气末肺容量增加，并可减轻肺损伤和肺泡水肿，从而改善肺泡弥散功能和通气/血流比例，减少肺内分流，达到改善氧合和肺顺应性的目的

2.小潮气量

ARDS 机械通气采用小潮气量，即 6～8mL/kg，旨在将吸气平台压控制在30～35cmH_2O以下，防止肺泡过度扩张。为保证小潮气量，可允许一定程度的 CO_2 潴留和呼吸性酸中毒（PH 7.25～7.30）。合并代谢性酸中毒时需适当补碱。

（四）液体管理

为减轻肺水肿，应合理限制液体入量，以可允许的较低循环容量来维持有效循环。在血压稳定和保证组织器官灌注前提下，液体出入量宜轻度负平衡，可使用利尿药促进水肿的消退。关于补液性质尚存在争议，由于毛细血管通透性增加，胶体物质可渗至肺间质，所以在 ARDS 早期，除非有低蛋白血症，不宜输注胶体液。对于创伤出血多者，最好输新鲜血。

（五）营养支持与监护

ARDS 时机体处于高代谢状态，应补充足够的营养。静脉营养可引起感染和血栓形成等并发症，应提倡全胃肠营养，不仅可避免静脉营养的不足，而且能够保护胃肠黏膜，防止肠道菌群异位。ARDS 患者应入住 ICU，动态监测呼吸、循环、水电解质、酸碱平衡及其他重要脏器的功能，以便及时调整治疗方案。

六、护理

1.监护与治疗

（1）卧床休息，取半卧位或坐位，尽量减少自理活动和不必要的操作，以减少体力消耗，降低氧耗量。

（2）给予高浓度氧气吸入，使 PaO_2 迅速提高到 60mmHg 或 $SaO_2>90\%$，以改善低氧血症，根据病情给予鼻导管、面罩氧疗，必要时早期给予机械通气。

（3）按医嘱及时正确给药，观察疗效及不良反应。

（4）严密观察呼吸频率、节律、深度，使用辅助呼吸肌呼吸的情况，呼吸困难的程度。动态观察血气分析，监测血氧饱和度、动脉血氧分压及发绀程度。

（5）机械通气监护：正确选择呼吸模式，对各种参数做合理调整，注意 T（体温）、HR（心率）、BP（血压）、神志、尿量改变、观察胸廓活动幅度、两肺呼吸音是否对称、自主呼吸是否增强

或减弱;呼吸节律、频率、深浅度、有无呼吸机对抗等发生。

(6)保持呼吸道的通畅,加强呼吸道湿化,做好人工气道气管插管(包括气管切开)的护理。正确有效地吸痰,能掌握吸痰时机,做好气道湿化。检查气囊是否呈密闭状态,定时监测气囊压力。

(7)加强口腔、皮肤、会阴护理等基础护理工作。

(8)气管吸痰、气管切开换药、添加无菌蒸馏水,以及各项处置等应严格按照无菌操作原则进行。

(9)对能合作的患者使用肢体语言或文字进行沟通,满足患者身心需求。

(10)加强和鼓励患者的被动和主动活动,积极开展康复锻炼。

(11)对不能进食者可采用鼻饲或静脉营养,按需要增加营养的摄入,保持正氮平衡。

2.健康宣教

(1)指导患者自觉避免诱发本病的因素,如防止胃内容物吸入、淹溺、避免大量输血和防止感染等。

(2)休养环境要舒适安静,每日通风换气,保持空气新鲜;根据气候变化随时增减衣服,避免受凉,预防上呼吸道感染。

(3)饮食上应多食高维生素(如绿色蔬菜、水果)、高蛋白(如瘦肉、豆制品、蛋类)、粗纤维(如芹菜、韭菜)的食物,少食动物脂肪和胆固醇含量高的食物(如动物内脏)等。

第四节　急性肺水肿

一、概述

肺水肿是指过多的液体自肺血管内转移到肺间质和肺泡引起的综合征。早期表现为肺间质水肿,如病情进一步发展,液体进入肺泡内,形成肺泡水肿。肺水肿往往以急性呼吸衰竭的形式出现,如能早期发现,及时治疗,预后较好。

二、病因

肺水肿一般分为心源性肺水肿和非心源性肺水肿两大类。

(一)心源性肺水肿

多由心脏疾病引起,如急性心肌梗死、左心室衰竭、心律失常、高血压、感染性心内膜炎等。

(二)非心源性肺水肿

可由多种疾病所致,如 ARDS、吸入性肺炎、近乎溺水、吸入有毒物质(如烟雾、二氧化硫、氨气等)、休克、感染、尿,毒症、液体输入过多过快、低蛋白血症、神经系统疾患(如头部外伤、癫痫发作)等。

三、临床表现

肺水肿的病因虽然多种多样，但肺间质或肺泡内液体积聚导致呼吸困难的结果是一样的。因此，其临床表现类似，主要表现分为两期：

1.间质水肿期

以呼吸困难或反复夜间阵发性呼吸困难为特征，而肺部体征多不明显。

2.肺泡水肿期

一旦发生，患者即迅速出现严重的呼吸困难，阵阵剧咳伴有大量粉红色泡沫样痰，严重者痰液可自鼻孔溢出。患者的体征包括：强迫体位、端坐呼吸、精神紧张、不安、大汗、面色苍白、呼吸深快。肺部听诊：早期可于两肺底听到细小湿啰音，并随体位的改变而变化。如进一步发展，两肺满布大、中水泡音。晚期可出现休克。

四、辅助检查

(一)X线检查

1.心源性肺水肿和非心源性肺水肿的X线表现不同

(1)心源性肺水肿的X线表现：疾病早期，患者心功能受损和(或)容负荷过重的情况下，X线片可显示心影增大，双上肺纹理增粗、增多，或可见扩大的肺门影，被认为是"肺水肿前期"的特征。

(2)"间质水肿期"出现典型的间隔线，即KeleyA线或B线；支气管壁和周围结缔组织的水肿，可与支气管腔内的气体形成明显对比，X线片表现为支气管"袖口征"和"双轨征"。

(3)"肺泡水肿期"时，X线片显示为双肺渗出性病变，肺野透亮度减低，两肺门可有大片云雾状，或蝶翼状阴影。

2.非心源性肺水肿的X线表现

X线片可见心脏大小正常，肺血管影宽度正常，肺血流分布均匀，肺血正常。但由于肺泡充满液体，所以肺野透亮度减低，而相对干燥的气管从中通过，在X线片可脉为线条状透亮带，即"支气管气相"。

(二)超声检查

1.肺部超声

肺部超声可作为诊断肺水肿的有效诊断工具，超声发现双侧的、弥漫性的、与呼吸同步的、自胸膜发出的彗星尾状线(B线)，则高度提示心源性肺水肿。

2.心脏超声

床边经胸壁的心脏超声，可以评价心肌及瓣膜的功能，这有助于明确肺水肿的原因。对于一些重症患者，经胸壁的心脏超声可能无法实施或可获得的有效信息较少，可采用经食管心脏超声。

即使心脏超声未见异常，也不能完全除外心源性肺水肿的可能。新的心脏超声技术，例如二尖瓣环的组织多普勒显像，可用于评价左心室舒张末期压力，及判断舒张功能障碍。

（三）血流动力学检测

1.肺动脉导管（PAC）

PAC 测量的肺毛细血管楔压（PCWP），是诊断急性心源性肺水肿的金标准。同时，医生通过肺动脉导管还可以在治疗的过程中监测心室充盈压力、心排血量，以及全身血管的阻力。

当 PCWP＞18mmHg，在除外其他弓|起慢性左心房压增高的疾病时，提示存在慢性心功能不全。而非心源性肺水肿 PCWP 不高。

非心源性肺水肿与伴发疾病一起，常表现为高血流动力学状态，患者表现为外周血管扩张，高中心静脉血氧分压（或血氧饱和度），身氧输送（DO_2）及氧消耗（VO_2）增加，二氧化碳产量增加。而心源性肺水肿常见心排血量降低、周围血管阻力增加。

2.经肺热稀释技术（TPTD）

TPTD 可动态监测心排血量、心功能，以及血管外肺水（EVLW）等指标。一种用于测量血管外肺水含量的新的微创方法（经胸热稀释法，PiCOO）得到广泛应用。

医生经中心静脉（通常为右颈内静脉）注射热指示剂（通常为冰盐水），同时通过热敏探头在体循环动脉处（通常为股动脉或肱动脉）感受血温的变化，并描记出热稀释曲线，医生通过热稀释曲线可以得出心排血量（CO）、心脏血容量（即全心舒张末期容积，GEDV）、胸腔内血容量（ITBV）等血流动力学参数，并可进一步估算出血管外肺水（EVLW）的含量。

正常情况下，血管外肺水含量不超过 7～10m/kg，非心源性肺水肿患者血管外肺水的含量，通常明显高于心源性肺水肿的患者。

（四）分子生物学指标

1.血浆脑型钠利尿肽（BNP）

BNP 的水平常被用于肺水肿的鉴别诊断。BNP 主要是由心室在受到牵张或心室内压力增高等因素影响下所分泌的。充血性心力衰竭的患者，血浆 BNP 的水平与左心室舒张末期压力和肺动脉楔压密切相关。

BNP＜100ng/L，提示心功能不全的可能性不大。BNP＞500ng/L，提示心功能不全高度可能。但是 BNP 水平在 100～500pg 之间的时候，对于鉴别诊断的意义不大。

2.肌钙蛋白水平

肌钙蛋白水平的增高，常提示心肌细胞的损伤。但一些严重脓毒血症的患者，尽管其不伴有急性冠脉综合征的表现，也可以出现肌钙蛋白水平的增高。

3.血生化检查

对于昏迷伴有不同原因肺水肿的患者，医生进行血清电解质、血清渗透压的检查，以及毒理学方面的分析，可发现相应的信息，如药物中毒等。血清淀粉酶和脂肪酶水平的增高，常提示急性胰腺炎的存在。

五、治疗

(一)减轻肺毛细血管通透性

1.肾上腺皮质激素

肾上腺皮质激素可提高细胞对缺氧的耐受性,稳定细胞溶酶体膜,降低肺泡膜通透性,促进肺表面活性物质的分泌,有助于肺水肿液的吸收。使用原则是:早期、大量、短程。如氢化可的松 200～600mg/d 或地塞米松 20～30mg/d,静脉给药,3～5 天为一疗程。

2.抗感染

由于感染、中毒或 ARDS 等引起的肺水肿,均使肺毛细血管、肺泡上皮直接受到损害,毛细血管通透性增加,大量细胞和蛋白质渗出。所以应该选择敏感抗生素控制感染。

3.增加血浆胶体渗透压

给予适量的白蛋白或胶质溶液以提高胶体渗透压,促使间质水肿液重吸收至肺毛细血管内。但对心源性肺水肿应慎重,严格控制输液速度和剂量,以防心力衰竭加重。

(二)利尿剂

多用于心源性肺水肿,给予呋塞米 20～40mg,静脉小壶给药。

(三)病因治疗

应积极治疗原发病。

六、护理措施

(1)纠正缺氧:纠正缺氧是刻不容缓的关键性措施。氧流量一般为 4～6L/min,氧浓度 50%以下。

(2)协助患者采取高坐卧位,以利呼吸和减少静脉血回流。

(3)遵医嘱给予吗啡治疗:吗啡具有减轻患者焦虑,使血管扩张和使呼吸减慢变深的作用。因此,可减少静脉血液回流量,减轻前负荷;改善呼吸。

(4)密切监测呼吸状况与呼吸音的变化,必要时吸痰。

(5)控制输液:如尿量达 30mL/h 提示输液量尚可;如少于 30mL/h 而肾功能尚好,说明血容量不足,应进行补液。但一般患者如无休克,水的出入量应以偏负为宜。注意,输液过多易诱发或加重肺水肿;输液不足,循环血量减少又可导致或加重休克。

(6)心理护理:安慰患者,给予心理支持,以减轻其焦虑和耗氧量。

第二章　心内科疾病护理

第一节　原发性高血压

原发性高血压是以血压升高为主要临床表现伴或不伴有多种血管危险因素的综合征，通常简称为高血压病。原发性高血压是临床最常见的心血管疾病之一，也是多种心、脑血管疾病的重要危险因素，长期高血压状态可影响重要脏器如心、脑、肾的结构与功能，最终导致这些器官的功能衰竭。原发性高血压应与继发性高血压相区别，后者约占5%，其血压升高只是某些疾病的临床表现之一，如能及时治疗原发病，血压可恢复正常。

一、临床表现

1.症状

大多数患者早期症状不明显，常见症状有头痛、头晕、耳鸣、眼花、乏力、心悸，还可表现为失眠、健忘、注意力不集中、情绪易波动等。经常在体检或其他疾病就医检查时发现血压升高。

2.体征

血压受昼夜、气候、情绪、环境等因素影响波动较大。一般清晨起床活动后血压迅速升高，夜间血压较低；冬季血压较高，夏季血压较低；情绪不稳定时血压高。体检时可听到主动脉瓣区第二心音亢进、收缩期杂音。

3.恶性或急进性高血压

表现为患者发病急骤，舒张压多持续在130～140mmHg或更高。常有头痛、视物不清或失明，视网膜可发生出血、渗出及视盘水肿，肾损害突出，持续蛋白尿、血尿及管型尿，病情进展迅速，如不及时治疗，易出现严重的脑、心、肾损害。

二、主要并发症

1.高血压危象

在情绪激动、精神紧张、过度劳累、寒冷等诱因作用下，小动脉发生强烈痉挛，血压突然急剧升高，收缩压可达260mmHg，舒张压可达120mmHg以上，影响重要器官血液供应而出现危急症状。在高血压的早、中、晚期均可发生。患者出现头痛、恶心、呕吐、心悸、出汗、视物不清等征象。

2.高血压脑病

发生在重症高血压患者，是指血压突然或短期内明显升高，由于过高的血压干扰了脑血管的自身调节机制，脑组织血流灌注过多造成脑水肿。出现中枢神经功能障碍征象，表现为弥散性严重头痛、呕吐、烦躁、意识模糊、精神错乱、局灶性或全身抽搐，甚至昏迷。

3.主动脉夹层

指主动脉腔内的血液通过内膜的破口进入主动脉壁中层而形成的血肿，夹层分离突然发生时多数患者突感胸部疼痛，向胸前及背部放射，随夹层涉及范围可以延至腹部、下肢及颈部。疼痛剧烈难以忍受，起病后即达高峰，呈刀割或撕裂样。突发剧烈的胸痛常误诊为急性心肌梗死。高血压是导致本病的重要因素。患者因剧痛而有休克外貌，焦虑不安、大汗淋漓、面色苍白、心率加速，从而使血压增高。

三、护理评估

1.评估病史资料

(1)患者有无家族遗传性高血压病史，有无糖尿病、高血脂、冠心病、脑卒中或肾病家族史，有无长期精神紧张、吸烟、饮酒过度、肥胖、长期食盐过多。

(2)根据患者临床表现和症状，评估有无潜在并发症的危险。

(3)评估影响高血压病程及疗效的个人心理、社会和环境因素，包括家庭情况、工作环境及文化程度。

(4)测量血压。必要时测量双下肢血压，计算体重指数，测量腰围及臀围，检查眼底，观察有无 Cushing(皮质醇增多症)面容、神经纤维瘤性皮肤斑、甲状腺功能亢进性突眼征、下肢水肿；听诊颈动脉、胸主动脉、腹部动脉及股动脉有无杂音；甲状腺触诊，心肺检查，肾大，四肢动脉搏动情况，神经系统检查。

2.判断危险因素

(1)有高血压急症的危险，包括高血压脑病、颅内出血、急性心肌梗死、急性左心衰竭伴肺水肿、不稳定性心绞痛、致命性动脉出血或主动脉夹层动脉瘤等。

(2)有意外伤害的危险。

3.预防性护理措施

(1)对潜在高血压急症的护理措施：①患者应入住监护室，持续监测血压和尽快应用合适的降压药。首选静脉降压药，降压目标是 1 小时使动脉压迅速下降，但下降幅度不超过 25%；在 2～6 小时血压降至 160/100～110mmHg。防止血压过快降低引起肾、脑或冠状动脉缺血。如果降低的血压水平可耐受且临床情况稳定，在 24～48 小时逐步降低血压达到正常水平。②严密监护生命体征和神志，及时发现高血压急症各类的临床表现。当血压＞180/120mmHg 伴即将发生或进行性靶器官损害，需立即卧床休息，严密观察病情，持续监测血压，尽快应用适合的降压药物并进行有针对性的护理措施。

(2)预防意外伤害的发生：①评估患者有无发生坠床的危险。嘱患者起床或体位变化时避免用力过猛、突然变换体位，床上排尿，协助患者生活护理，加用床挡，避免坠床。②避免潜在的危险因素。如剧烈运动、迅速改变体位、活动场所光线昏暗、病室内有障碍物、地面湿滑等。③警惕体位性低血压反应。使用降压药后如有晕厥、恶心、乏力，立即平卧，采取头低足高位，增加脑部血流量；如有头晕、眼花、耳鸣等症状时应卧床休息。

四、观察与护理

（一）一般护理

1.病室环境

为患者提供一个安静、温湿度适宜的诊疗环境，衣服整洁宽松。

2.休息

早期高血压患者可以参加工作，但不要过度疲劳，坚持适当锻炼，如骑自行车、跑步、做体操、打太极拳等。要保证充足的睡眠，保持心情愉悦，避免精神激动，消除恐惧、焦虑、悲观等不良情绪。晚期血压持续增高，伴有心、肾、脑病时应卧床休息。

3.预防危险因素

积极预防和控制高血压的危险因素，如减轻体重、限制饮酒、戒烟、改进膳食结构、增加体育锻炼。

4.饮食

给予低盐、低脂、低热量饮食，以减轻体重。鼓励患者多食水果、蔬菜和纤维素食物，控制咖啡、浓茶等刺激性饮料。对服用排钾利尿药者应注意补充含钾高的食物，如蘑菇、香蕉、橘子等。

（二）病情观察与护理

对血压持续增高的患者，应每日测量血压2～3次，并做好记录，掌握血压变化规律。如血压波动过大，要警惕脑出血的发生。如在血压急剧增高的同时，出现头痛、视物模糊、恶心、呕吐、抽搐等症状，应考虑高血压脑病的发生。如出现端坐呼吸、喘憋、发绀、咳粉红色泡沫痰等，应考虑急性左心衰竭的发生。出现上述症状立即报告医师进行紧急救治。

（三）急救与护理

1.高血压危象的护理

(1)评估高血压程度，血压升高>180/120mmHg并发进行性靶器官功能不全的表现。

(2)绝对卧床休息，根据病情选择合适卧位，给予吸氧。立即建立静脉通道，遵医嘱使用降压药物。

(3)密切观察患者神志、心率、呼吸、血压及尿量的变化，及时调整降压药物，预防低血压的发生。

(4)定时进行心电、血压、血氧饱和度的监测，在静脉滴注降压药物时前30分钟内，每5分钟监测血压1次，使血压控制在理想范围内。硝普钠是治疗高血压危象时的首选药物，由于其降压迅速，使用时应选用输液泵输注，以便随时调整剂量，控制血压。同时注意硝普钠应现用现配，避光使用，防止见光变质。

(5)加强心理护理，消除患者紧张、恐惧感，必要时遵医嘱给予镇静药，保证患者充分休息，以提高降压药物的疗效，控制血压于稳定状态。

2.高血压脑病护理

(1)评估患者头痛的程度、持续时间，是否伴有头晕、耳鸣、恶心、呕吐症状。

(2)严密观察生命体征。观察患者脉搏、心率、呼吸、血压、瞳孔、神志、尿量变化情况，在用药时特别注意观察血压变化，血压不宜降得过快、过低，1～2 小时测量 1 次血压，以便掌握血压波动情况。如发现异常立即报告医师。对神志不清或烦躁不安、抽搐的患者应加床挡，防止发生坠床。除去义齿，于上下齿之间置牙垫，以防咬伤舌头，保持呼吸道通畅。

(3)迅速降低血压。应在 1～2 小时将平均动脉压降低 25%左右，可选用硝普钠 50～100mg 加入 5%～10%葡萄糖注射液 250～500mL 中静脉滴注，开始速度易慢，视血压和病情可逐渐加量。

(4)控制抽搐。凡抽搐者可用地西泮 10～20mg 静脉推注，必要时 30 分钟后再注射 1 次，或苯巴比妥钠 0.1～0.2g 肌内注射，直至抽搐停止。

(5)降低颅内压，减轻脑水肿。高血压脑病时应治疗颅内压增高所致的脑水肿，及时给予降颅内压药物。如 20%甘露醇 250mL 或 25%山梨醇 250mL 快速静脉滴注，每隔 4～6 小时重复 1 次。

3.主动脉夹层动脉瘤护理

(1)主动脉夹层动脉瘤 70%～80%是由于高血压所致，该病是一种预后很差的血管疾病，临床诊断 48 小时内死亡率高达 36%～75%，如病变累及肾动脉死亡率可达 50%～70%。疑似病例应立即密切观察心率、血压、呼吸、氧饱和度、肾功能和下肢循环情况，疼痛的部位及性质。

(2)有效镇痛、减慢心率、平稳降压，防止夹层撕裂，病情平稳后即刻实施介入术。术后严密观察腔内隔绝术后综合征，表现为“三高二低”，即体温升高、白细胞计数升高和 C-反应蛋白升高；红细胞、血小板降低。轻者给予小剂量肾上腺糖皮质激素及消炎镇痛类药物对症处理后，一般 2 周逐渐恢复。症状重者，血红蛋白低于 80g/L 和血小板计数低于 60×10^9/L 时，遵医嘱输入全血和血小板治疗。

(四)健康教育

1.心理指导

高血压病的发病机制是除躯体因素外，心理因素占主导地位，强烈的焦虑、紧张、愤怒以及压抑常为高血压的诱发因素，因此教会患者自我调节和自我控制的能力。护士要鼓励患者保持豁达开朗愉快的心境和稳定的情绪，培养广泛的兴趣和爱好。同时指导家属为患者创造良好的生活氛围，避免引起患者情绪紧张、激动等不良刺激。

2.运动指导

高血压患者的休息与运动应根据患者的体质、病情适当调节。随病情好转，血压稳定，可适当从事一些工作、学习、劳动将有益身心健康。高血压患者应逐步控制体重在标准范围内，根据自身爱好和力所能及的运动量进行适当运动，如散步、慢跑、打太极拳、体操等有氧运动。运动时间初始为 10～15 分钟，一般为 30 分钟，3～5 次/周，循序渐进。如运动出现胸闷、心慌等应立即停止运动。

3.血压监测指导

建议患者自购血压计，指导患者和家属正确测量血压的方法，做到“四定”，即定体位、定血压计、定时间、定测量部位。观察血压变化每天 2 次，做好记录。复诊时为医师加减药物剂量提供参考。

4.用药指导

由于高血压是一种慢性病，需要长期的、终身的服药治疗，而这种治疗需要患者和家属配合，因此向其讲解服用药物的种类、用药方法、药物不良反应、服用药物的最佳时间，以便发挥药物的最佳效果和减少不良反应。出现不良反应，要及时报告医师，以便调整药物及采取必要的处理措施。服用降压药物期间，定时测量血压、脉搏，当血压突然升高或降低时要及时就医，不可随意增减或擅自停药。

第二节　心脏瓣膜病

心脏瓣膜病是心脏瓣膜及其附属结构（如瓣叶、瓣环、腱索及乳头肌等）因各种原因造成的以瓣膜增厚、黏连、纤维化、缩短为主要病理改变，以单个或多个瓣膜狭窄和（或）关闭不全为主要临床表现的一组心脏病。若瓣膜互相黏连、增厚、变硬、畸形致瓣膜开放受到限制，从而阻碍血液流通，称瓣膜狭窄；若瓣膜因增厚、缩短，以致不能完全闭合，导致部分血液反流，则称瓣膜关闭不全。二尖瓣最常受累，其次为主动脉瓣；若两个或两个以上瓣膜同时累及，临床上称为多瓣膜病。

引起本病的病因有炎症、黏液瘤样变性、退行性改变、先天性畸形、缺血性坏死、结缔组织疾病及创伤等。其中风湿性心脏病（简称风心病）是我国常见的心脏瓣膜病之一，它是由反复风湿热发生所造成的心脏瓣膜损害。风湿热是一种自身免疫性结缔组织疾病，主要累及心脏和关节，也可侵犯皮下组织、脑、浆膜及小血管等，与甲族乙型溶血性链球菌感染密切相关，患者多有反复链球菌扁桃体炎或咽峡炎病史。多发于冬春季节，寒冷潮湿环境下及医疗较差的地区。主要累及 40 岁以下人群，女性居多。最常累及的瓣膜是二尖瓣。急性风湿热后，至少需 2 年始形成明显二尖瓣狭窄。目前随着风湿热的减少，其发生率有所降低，而非风湿性的瓣膜病，如瓣膜黏液样变性和老年人的瓣膜钙化，日益增多。

一、二尖瓣疾病

（一）二尖瓣狭窄

1.病因、病理

二尖瓣狭窄的最常见病因是风湿热，近半数患者有反复链球菌感染病史如扁桃体炎、咽峡炎等。虽然青霉素在预防链球菌感染的应用，使风湿热、风湿性心瓣膜病的发病率下降，但是风湿性二尖瓣狭窄仍是我国主要的瓣膜病。急性风湿热后，需要两年多形成明显二尖瓣狭窄，急性风湿热多次发作较一次发作出现狭窄早。先天性畸形、结缔组织病也是二尖瓣狭窄的病因。

风湿热导致二尖瓣不同部位的粘连融合，导致二尖瓣狭窄，二尖瓣开放受限，瓣口截断面减少。二尖瓣终呈漏斗状，瓣口常为“鱼口”状。瓣叶钙化沉积常累及瓣环，使其增厚。

慢性二尖瓣狭窄可导致左心房扩大及房壁钙化，尤其在出现房颤时左心耳、左心房内易发生血栓。

2.病理生理

正常二尖瓣口的面积是 4～6cm^2，当瓣口面积减小到对跨瓣血流产生影响时，即定义为狭窄。二尖瓣狭窄可分为轻、中、重度三个狭窄程度，瓣口面积 1.5cm^2 以上为轻度，1～1.5cm^2 为中度，$<1cm^2$ 为重度。测量跨瓣压差可以判断二尖瓣狭窄的程度。重度二尖瓣狭窄跨瓣压差显著增加，可达 20mmHg。

随着瓣口的狭窄，当心室舒张时，血液自左房进入左室受阻，使左心房不能正常排空，致左心房压力增高，当严重狭窄时，左房压可高达 25mmHg，才可使血流通过狭窄的瓣口充盈左室，维持正常的心排血量。左房压力升高，致使肺静脉压升高，肺的顺应性减少，出现劳力性呼吸困难、心率增快，左房压会更高。当有促使心率增快的诱因出现时，急性肺水肿被诱发。

左心房压力增高，肺静脉压升高，使肺小动脉收缩，最终导致肺血管的器质性闭塞性改变产生肺动脉高压、增加右室后负荷，使右心室肥大，甚至右心衰竭，出现体循环淤血的相应表现。

3.临床表现

(1)症状：最常出现的早期症状是劳力性呼吸困难，常伴有咳嗽、咯血。首次出现呼吸困难常以运动、精神紧张、性交、感染、房颤、妊娠为诱因。随着瓣膜口狭窄加重，可出现阵发性夜间呼吸困难，严重时可导致急性肺水肿，咳嗽、咳粉红色泡沫痰。常出现心律失常是房颤，可有心悸、乏力、疲劳，甚至可有食欲减退、腹胀、肝区疼痛、下肢水肿症状。

部分患者首发症状为突然大量咯鲜血，并能自行止住，往往常见于严重二尖瓣狭窄患者。

(2)体征：可出现面部两颧绀红、口唇轻度发绀，称“二尖瓣面容”。

心尖部可触及舒张期震颤；心尖部可闻及舒张期隆隆样杂音是最重要的体征；心尖部第一心音亢进及二尖瓣开放拍击音；肺动脉瓣区第二心音亢进、分裂。

(3)并发症

①房颤：是早期常见的并发症，亦是患者就诊的首发症状。房颤发生率随左房增大和年龄增长而增加。发生前常出现房性期前收缩，初始是阵发性房扑和房颤，之后转为慢性房颤。

②急性肺水肿：是重度二尖瓣狭窄的严重并发症，如不及时救治，可能致死。

③血栓栓塞：约有 20%患者发生体循环栓塞，偶尔为首发症状。发生栓塞的 80%患者是有房颤病史。血栓脱落引起周围动脉栓塞，以脑动脉栓塞常见。左心房带蒂球形血栓或游离

漂浮球形血栓可能突然阻塞二尖瓣口，导致猝死。而肺栓塞发生常是房颤或右心衰竭时，在右房有附壁血栓形成脱落所致。

发生血栓栓塞的危险因素有房颤。直径＞55mm 的大左心房。栓塞史。心排血量明显降低。

④右心衰竭：是晚期常见并发症，也是二尖瓣狭窄主要死亡原因。

⑤感染：因本病患者常有肺淤血，极易出现肺部感染。

4.实验室检查

(1)X 线：左房增大，后前位见左缘变直，右缘双心房影。左前斜位可见左主支气管上抬，右前斜位可见食管下端后移等。

(2)心电图：二尖瓣狭窄重者可有“二尖瓣型 P 波”，P 波宽度＞0.12 秒，并伴有切迹。

(3)超声心动图：是明确诊断和量化的可靠方法。

(4)心导管检查：当临床表现、体征与超声心动图检查的二尖瓣口面积不一致，而且考虑介入或手术治疗时，可进行心导管检查，正确判断狭窄程度。

5.治疗原则

内科治疗以保持和改善心脏代偿功能、积极预防及控制风湿活动及并发症发生为主。有风湿活动的患者应长期应用苄星青霉素肌内注射 120 万 U/月。无症状者要避免剧烈活动和诱发并发症的因素。

外科手术是治疗本病的根本方法，如二尖瓣交界分离术、人工心瓣膜置换术等。对于中、重度单纯二尖瓣狭窄，瓣叶无钙化，瓣下组织无病变，左房无血栓的患者，也可应用经皮瓣膜球囊扩张术介入治疗。

（二）二尖瓣关闭不全

1.病因、病理

心脏收缩期二尖瓣的关闭要依靠二尖瓣的瓣叶、瓣环、腱索、乳头肌和左心室的结构及功能的完整性，任何部分出现异常均可导致二尖瓣关闭不全。

(1)瓣叶：风湿热损害最常见，约占二尖瓣关闭不全患者 1/3，女性为多见。风湿性病变造成瓣膜僵硬、变性，瓣缘卷缩，瓣膜交界处的粘连融合，导致二尖瓣关闭不全。

各种原因所致二尖瓣脱垂，心脏收缩时进入左心房影响二尖瓣的关闭；感染性心内膜炎、肥厚型心肌病、先天性心脏病心内膜垫缺损均能使瓣叶结构及功能损害，导致二尖瓣关闭不全。

感染性心内膜炎、二尖瓣创伤性损伤、人工瓣损伤等都可造成瓣叶穿孔，发生急性二尖瓣关闭不全。

(2)瓣环：各种原因引起的左室增大或伴有左心衰竭，都可使瓣环扩大，导致二尖瓣关闭不全。但随心脏缩小、心功能改善，二尖瓣关闭不全情况也会改善。

二尖瓣环钙化和退行性变，多发生于老年女性患者，亦导致二尖瓣关闭不全。严重二尖瓣环钙化累及传导系统，可引起不同程度的房室或室内传导阻滞。

(3)腱索:先天性或各种继发性的腱索病变,如腱索过长、腱索的粘连挛缩或断裂,均可导致二尖瓣关闭不全。

(4)乳头肌:冠状动脉灌注不足致使乳头肌血供不足,使其功能失调,导致二尖瓣关闭不全。如是暂时性乳头肌缺血,出现二尖瓣关闭不全也是短暂的。乳头肌坏死是心肌梗死的常见并发症,会造成永久性二尖瓣关闭不全。虽然乳头肌断裂发生率低,但一旦发生,即可出现严重致命的二尖瓣关闭不全。

乳头肌脓肿、肉芽肿、淀粉样变和结节病等,也是二尖瓣关闭不全的病因。一侧乳头肌缺如、降落伞二尖瓣综合征等先天性乳头肌畸形,也可使二尖瓣关闭不全。

2.病理生理

心室收缩时,二尖瓣关闭不全,部分血液反流入左心房,使左心房承接肺静脉和反流的血液,而使左房压力增高,心室舒张期左心房有过多的血液流入左心室,左心室压力增高,导致左心房和左心室代偿性肥大。当左室功能失代偿,不仅心搏出量减少,而且加重反流,导致左房进一步扩大,最后引起左心衰竭,出现急性肺水肿,继之肺动脉高压。持续肺动脉高压又必然导致右心衰竭,最终为全心衰竭。

3.临床表现

(1)症状:轻者可无症状,风心病患者可从首次风湿热后,无症状期常可超过 20 年。重者出现左心功能不全的表现如疲倦、心悸、劳力性呼吸困难等,后期可出现右心功能不全的表现。

急性二尖瓣关闭不全,轻度反流可有轻度的劳力性呼吸困难。重度反流如乳头肌断裂,将立刻发生急性左心衰竭,甚至发生急性肺水肿或心源性休克。

(2)体征:心脏搏动增强并向左下移位;心尖区全收缩期粗糙吹风样杂音是最重要体征,第一心音减弱,肺动脉瓣区第二心音亢进。

(3)并发症:二尖瓣关闭不全的并发症与二尖瓣狭窄的并发症相似,但心力衰竭情况出现较晚。感染性心内膜炎较二尖瓣狭窄常见;房颤、血栓栓塞较二尖瓣狭窄少见。

急性二尖瓣关闭不全,重度反流,可短期内发生急性左心衰竭,甚至发生急性肺水肿或心源性休克,预后差。

4.实验室检查

(1)X 线:左房增大,伴肺淤血。重者左房左室增大,可有间质性肺水肿征。左侧位、右前斜位可见因二尖瓣环钙化而出现的致密、粗的 C 形阴影。

(2)心电图:急性者常见有窦性心动过速。重者可有左房增大左室肥厚,ST-T 非特异改变。也可有右心室肥厚征,常出现房颤。

(3)超声心动图:脉冲式多普勒超声、彩色多普勒血流显像明确诊断的敏感性高。

(4)放射性核素心室造影:通过左心室与右心室心搏量的比值评估反流程度,当比值>2.5则提示严重反流。

(5)左心室造影:左心室造影是二尖瓣反流程度的“金标准”,通过观察收缩期造影剂反流入左心房的量,评估二尖瓣关闭不全的轻重程度。

5.治疗原则

(1)急性:治疗的目的是降低肺静脉压,增加心排血量,纠正病因。内科治疗一般为术前过渡措施,降低心脏的前后负荷,减轻肺淤血,减少反流,增加心排血量。外科治疗是根本措施,根据病因、病情情况、反流程度和对药物治疗的反应,进行不同手术方式。

(2)慢性

内科治疗:①无症状、心功能正常者无需特殊治疗,应定期随访。②预防感染性心内膜炎;风心病患者应预防风湿活动。③房颤处理如二尖瓣狭窄,但除因心功能恶化需要恢复窦性心律外,多数只需控制心室率。慢性房颤、有栓塞史或左房有血栓的患者,应长期抗凝治疗。

外科治疗:是恢复瓣膜关闭完整性的根本措施。为保证手术效果,应在发生不可逆的左心室功能不全之前进行。手术方法有瓣膜修补术和人工瓣膜置换术两种。

二、主动脉瓣疾病

(一)主动脉瓣狭窄

1.病因、病理

(1)风心病:风湿性炎症使主动脉瓣膜交界处粘连融合,瓣叶纤维化、钙化、僵硬、挛缩畸形,造成瓣口狭窄。同时伴有主动脉瓣关闭不全和二尖瓣狭窄。

(2)先天性畸形:先天性二尖瓣畸形是最常见的先天性主动脉瓣狭窄的病因,而且二尖瓣畸形易并发感染性心内膜炎。成年期形成的椭圆或窄缝形狭窄瓣口,是成人孤立性主动脉瓣狭窄的常见原因。

(3)退行性病变:退行性老年钙化性主动脉瓣狭窄,常见于 65 岁以上老人,常伴有二尖瓣环钙化。

2.病理生理

由于主动脉瓣狭窄,使左心室后负荷加重,收缩期排血受阻而使左心室肥大,导致左心功能不全。

主动脉瓣狭窄严重时可以引起心肌缺血,其机制为:①左心室肥大、心室收缩压升高、射血时间延长,增加心肌耗氧量。②左心室肥大,心肌毛细血管密度相对减少。③心腔内压力在舒张期增高,压迫心内膜下冠状动脉。④左心室舒张末压升高使舒张期主动脉-左心室压差降低,冠状动脉灌注压降低。后两条造成冠状动脉血流减少。供血减少,心肌耗氧量增加,如果有运动等负荷因素,就可出现心肌缺血症状。

3.临床表现

(1)症状:劳力性呼吸困难、心绞痛、晕厥是主动脉瓣狭窄典型的三联征。劳力性呼吸困难为晚期肺淤血引起的首发症状,进一步可发生夜间阵发性呼吸困难、端坐呼吸,甚至急性肺水肿。心绞痛常因运动等诱发,休息后缓解。晕厥多数发生于直立、运动中或后即刻,少数也有在休息时发生。

(2)体征:主动脉瓣区可闻及响亮、粗糙的收缩期吹风样杂音是主动脉瓣狭窄最重要的体征，可向颈部传导。主动脉瓣区可触及收缩期震颤。

(3)并发症

①心律失常：约10%患者可发生房颤，将导致临床表现迅速恶化，可出现严重的低血压、晕厥、肺水肿。心肌供血不足时可发生室性心律失常。病变累及传导系统可致房室传导阻滞。室性心律失常、房室传导阻滞常是导致晕厥，甚至猝死的原因。

②心脏性猝死：一般发生在有症状者。

③感染性心内膜炎：虽不常见，但年轻患者较轻的瓣膜畸形也比老年钙化性瓣膜狭窄的患者，发生感染性心内膜炎的危险性大。

④心力衰竭：可见左心衰竭。因左心衰竭发生后，自然病程明显缩短，因而少见终末期的右心衰竭。

⑤消化道出血：出血多为隐匿性慢性，多见于老年瓣膜钙化患者，手术根治后出血常可停止。

⑥栓塞：少见。

4.实验室检查

(1)X线：心影正常或左心房、左心室轻度增大，升主动脉根部可见狭窄后扩张。重者可有肺淤血征。

(2)心电图：重度狭窄者左心房增大、左心室肥厚并有ST-T改变。可有房颤、房室传导阻滞、室内阻滞及室性心律失常。

(3)超声心动图：是明确诊断、判断狭窄程度的重要方法。特别二维超声心动图探测主动脉瓣异常十分敏感，有助于确定狭窄的病因，但不能准确定量狭窄程度。应用连续波多普勒，测定通过主动脉瓣的最大血流速度，计算出跨膜压和瓣口面积。

(4)心导管检查：当超声心动图不能确定狭窄程度，又要进行外科手术治疗，应进行心导管检查。常以左心室-主动脉收缩期压差，判断狭窄程度，平均压＞50mmHg或峰压≥70mmHg为重度狭窄。

5.治疗原则

(1)内科治疗：治疗目的是明确狭窄程度，观察进展情况，选择合理手术时间。

①感染：预防感染性心内膜炎；预防风湿热活动。

②心律失常：积极治疗心律失常，预防房颤，一旦出现房颤，应及时转为窦性心律。

③心绞痛：可用硝酸酯类药治疗心绞痛。

④心力衰竭：限制钠盐摄入，谨慎使用洋地黄和利尿药药物，不可使用作用于小动脉的血管扩张药，避免使用β受体阻滞药等负性肌力药物。

⑤无症状：无症状的轻度狭窄患者要每2年复查1次。中、重度狭窄的患者每6～12个月复查1次，同时要避免剧烈体力活动。

(2)介入治疗：经皮球囊主动脉瓣成形术与经皮球囊二尖瓣成形术不同，临床应用范围局限。另外经皮球囊主动脉瓣成形术不能代替人工瓣膜置换术，只对高危患者在血流动力学方面产生暂时的轻微的益处，不能降低死亡率。

(3)外科治疗：人工瓣膜置换术是治疗成人主动脉瓣狭窄的主要方法。儿童、青少年的非钙化性先天性主动脉瓣严重狭窄者，可在直视下行瓣膜交界处分离术。

（二）主动脉瓣关闭不全

1.病因、病理

主要由于主动脉瓣和（或）主动脉根部疾病所致。

(1)急性

①创伤：造成升主动脉根部、瓣叶的损伤。

②主动脉夹层：使主动脉瓣环扩大、一个瓣叶被夹层挤压、瓣环或瓣叶被夹层血肿撕裂，常发生在马方综合征、特发性升主动脉扩张、高血压、妊娠。

③感染性心内膜炎：致使主动脉瓣膜穿孔、瓣周脓肿。

④人工瓣膜撕裂。

(2)慢性

①主动脉瓣疾病：绝大部分患者的主动脉瓣关闭不全是由于风心病所致，单纯主动脉瓣关闭不全少见，常因瓣膜交界处伴有程度不同狭窄，常合并二尖瓣损害。感染性心内膜炎是单纯性主动脉瓣关闭不全的常见病因，赘生物使瓣叶损害、穿孔，瓣叶结构损害、脱垂及赘生物介于瓣叶之间，均影响主动脉瓣关闭。即便感染控制，瓣叶纤维化、挛缩也继续发展。临床上表现为急性、亚急性、慢性主动脉瓣关闭不全。先天性畸形，其中在儿童期出现主动脉瓣关闭不全，二叶主动脉瓣畸形是单纯性主动脉瓣关闭不全的 1/4。室间隔缺损也可引起主动脉瓣关闭不全。主动脉瓣黏液样变，瓣叶舒张期脱垂入左心室，致使主动脉瓣关闭不全。强直性脊柱炎也可瓣叶受损，出现主动脉瓣关闭不全。

②主动脉根部扩张疾病：造成瓣环扩大，心脏舒张期瓣叶不能对合。如梅毒性主动脉炎、马方综合征、特发性升主动脉扩张、重症高血压和（或）动脉粥样硬化而导致升主动脉瘤以及强直性脊柱炎造成的升主动脉弥散性扩张。

2.病理生理

由于主动脉瓣关闭不全，在舒张期左心室接受左心房流入的血液及主动脉反流来的血液，使左心室代偿性肥大和扩张，逐渐发生左心衰竭，出现肺淤血。

左心室心肌重量增加使心肌耗氧量增加，主动脉舒张压低致使冠状动脉血流减少，两方面造成心肌缺血，使左心室心肌收缩功能降低。

3.临床表现

(1)症状：轻者可无症状。重者可有心悸，心前区不适、心绞痛、头部强烈的震动感，常有体位性头晕。晚期可发生左心衰竭。

急性患者重者可出现低血压和急性左心衰竭。

(2)体征：第二主动脉瓣区可听到舒张早期叹气样杂音。颈动脉搏动明显；脉压增大；周围血管征常见，如点头征、颈动脉和桡动脉扪及水冲脉、股动脉枪击音、股动脉听诊可闻及双期杂音和毛细血管搏动征。主动脉根部扩大患者，在胸骨右侧第 2、3 肋间可扪及收缩期搏动。

(3)并发症：常见的是感染性心内膜炎；发生心力衰竭急性患者出现早，慢性患者则出现于晚期；可出现室性心律失常，但心脏性猝死少见。

4.实验室检查

(1)X 线：急性期可有肺淤血或肺水肿征。慢性期左心房、左心室增大，升主动脉继发性扩张。并可累及整个主动脉弓。左心衰竭时可有肺淤血征。

(2)心电图：急性者常见有窦性心动过速和 ST-T 非特异改变，慢性者可有左心室肥厚。

(3)超声心动图：M 型显示二尖瓣前叶或室间隔舒张期纤细扑动，是可靠诊断征象。急性患者可见二尖瓣期前关闭，主动脉瓣舒张期纤细扑动是瓣叶破裂的特征。

(4)放射性核素心室造影：可以判断左心室功能；根据左、右心搏量比值估测反流程度。

(5)磁共振显像：诊断主动脉疾病极为准确，如主动脉夹层。

(6)主动脉造影：当无创技术不能确定反流程度，并准备手术治疗时，可采用选择性主动脉造影，半定量反流程度。

5.治疗原则

(1)急性：外科人工瓣膜置换术或主动脉瓣修复术是根本的措施。内科治疗目的是降低肺静脉压，增加心排血量，稳定血流动力学。

(2)慢性

①内科治疗：积极控制感染；预防感染性心内膜炎；预防风湿热。应用青霉素治疗梅毒性主动脉炎。当舒张压＞90mmHg 时需用降压药。左心衰竭时应用血管紧张素转换酶抑制药和利尿药，需要时可加用洋地黄类药物。心绞痛可使用硝酸酯类药物。积极控制心律失常，纠正房颤。无症状的轻度、中度反流患者应限制重体力活动，每 1～2 年复查 1 次。无症状的中度主动脉瓣关闭不全和左室扩大者，也需使用血管紧张素转换酶抑制药，延长无症状期。

②外科治疗：人工瓣膜置换术或主动脉瓣修复术是严重主动脉瓣关闭不全的主要治疗方法，为不影响手术后的效果，应在不可逆心功能衰竭发生之前进行，但须遵守手术适应证，避免过早手术。

三、心瓣膜疾病护理措施

(一)活动与休息

按心功能分级安排适当的活动，合并主动脉病变者应限制活动，风湿活动时卧床休息，活动时出现不适，应立即停止活动并给予吸氧 3～4L/min。

(二)饮食护理

给予高热量、高蛋白、高维生素易消化饮食，以协助提高机体免疫力。

(三)病情观察

1.体温观察

定时观测体温，注意热型，体温超过 38.5℃时给予物理降温，半小时后测量体温并记录降温效果。观察有无风湿活动的表现,如皮肤出现环形红斑、皮下结节、关节红肿疼痛等。

2.心脏观察

观察有无心力衰竭的征象,监测生命体征和肺部、水肿、肝大的体征,观察有无呼吸困难、乏力、尿少、食欲减退等症状。

3.评估栓塞

借助各项检查评估栓塞的危险因素,密切观察有无栓塞征象,一旦发生应立即报告医师,给予溶栓、抗凝治疗。

(四)风湿的预防与护理

注意休息,病变关节应制动、保暖,避免受压和碰撞,可用局部热敷或按摩,减轻疼痛,必要时遵医嘱使用止痛药。

(五)心衰的预防与护理

避免诱因,积极预防呼吸道感染及风湿活动,纠正心律失常,避免劳累、情绪激动。严格控制入量及输液滴速,如发生心力衰竭置患者半卧位,给予吸氧,给予营养易消化饮食,少量多餐。保持大便通畅。

(六)防止栓塞发生

1.预防措施

鼓励与协助患者翻身,避免长时间蹲、坐,勤换体位,常活动下肢,经常按摩、用温水泡脚,以防发生下肢静脉血栓。

2.有附壁血栓形成患者护理

应绝对卧床,避免剧烈运动或体位突然改变,以免血栓脱落,形成动脉栓塞。

3.观察栓塞发生的征兆

脑栓塞可引起言语不清、肢体活动受限、偏瘫;四肢动脉栓塞可引起肢体剧烈疼痛、皮肤颜色及温度改变;肾动脉栓塞可引起剧烈腰痛;肺动脉栓塞可引起突然剧烈胸痛和呼吸困难、发绀、咯血、休克等。

(七)亚急性感染性心内膜炎的护理

应做血培养以查明病原菌;注意观察体温、新出血点、栓塞等情况。注意休息,合理饮食,补充蛋白质和维生素,提高抗病能力。

(八)用药护理

遵医嘱给予抗生素、抗风湿热药物、抗心律失常药物及抗凝治疗,观察药物疗效和不良反应。如阿司匹林导致的胃肠道反应,柏油样便,牙龈出血等不良反应;观察有无皮下出血、尿血等;注意观察和防止口腔黏膜及肺部有无二重感染;严密观察患者心率/律变化,准确应用抗心律失常药物。

(九)健康教育

1.解释病情

告诉患者及家属此病的病因和病程发展特点,将其治疗长期性和困难讲清楚,同时要给予鼓励，建立信心。对于有手术适应证的患者，要劝患者择期手术，提高生活质量。

2.环境要求

居住环境要避免潮湿、阴暗等不良条件，保持室内空气流通，温暖干燥，阳光充足，防风湿复发。

3.防止感染

在日常生活中要注意适当锻炼，注意保暖，加强营养，合理饮食，提高机体免疫力，加强自我保健，避免呼吸道感染，一旦发生，应立即就诊、用药治疗。

4.避免诱发因素

协助患者做好休息及活动的安排，避免重体力劳动、过度劳累和剧烈运动。要教育患者家属理解患者病情并要给予照顾。

要劝告反复发生扁桃体炎患者，在风湿活动控制后2～4个月可手术摘除扁桃体。在拔牙、内镜检查、导尿、分娩、人工流产等手术前，应告诉医师自己有风心病史，便于预防性使用抗生素。

5.妊娠

育龄妇女要在医师指导下，根据心功能情况，控制好妊娠与分娩时机。对于病情较重不能妊娠与分娩患者，做好患者及配偶的心理工作，接受现实。

6.提高患者依从性

告诉患者坚持按医嘱服药的重要性，提供相关健康教育资料。同时告诉患者定期门诊复诊，对于防止病情进展也是重要的。

第三节　心肌病

心肌疾病是除先天性心血管病、心脏瓣膜病、冠状动脉粥样硬化性心脏病、高血压心脏病、肺源性心脏病和甲状腺功能亢进性心脏病等以外的以心肌病变为主要表现，并伴有心肌功能障碍的一组心肌疾病。

心肌病分为四型即扩张型心肌病、肥厚型心肌病、限制型心肌病和致心律失常型右室心肌病。各类型心肌病病理生理特点为扩张型心肌病，左心室或双心室扩张，有收缩功能障碍；肥厚型心肌病，左心室或双心室肥厚，常伴有非对称性室间隔肥厚；限制型心肌病，收缩正常，心壁不厚，单或双心室舒张功能低下及扩张容积减小；致心律失常型右室心肌病，右心室进行性纤维脂肪变。

一、肥厚型心肌病

肥厚型心肌病(HCM)是以心肌非对称性肥厚，心室腔变小为特征，以左心室血液充盈受阻，舒张期顺应性下降为基本病态的心肌病。目前一般认为肥厚型心肌病的患病率为1/500，在中国人群中约为80/100000。HCM是青年及运动员猝死的首要原因，而猝死常为首发表现，因而诊治较为困难。临床上根据左心室流出道有无梗阻分为梗阻性和非梗阻性两种类型。

(一)病因与发病机制

40%~60%的肥厚型心肌病是因为肌节蛋白基因突变,故 HCM 被公认为是一种由编码与肌节蛋白有关的基因突变所致的常染色体显性遗传病。其最主要的基因突变包括以下三种:心脏肌球蛋白重链基因(MYHT)、肌球蛋白结合蛋白 C 基因(MYBPC3)和心肌肌钙蛋白基因(TNNT2)。还有研究表明,修饰基因也参与了 HCM 形成,而与 HCM 有关的修饰基因包括血管紧张素Ⅰ转化酶、血管紧张素Ⅱ-Ⅰ受体等。因此,有学者提出,诱发基因突变的重要背景是神经内分泌失常。

(二)临床表现

HCM 患者的临床表现具有多样性,个体差异很大。多数患者可以长期无症状或者有轻度的临床表现,尤其是非梗阻性患者。临床上以梗阻性患者的表现较为突出。

1.症状

(1)呼吸困难:是最常见的表现,大多数患者在活动后出现,是由于心室舒张末期压力和顺应性降低,肺静脉压升高,肺淤血所致。

(2)胸痛:多发生在劳累后。胸痛持续时间较长,对硝酸甘油反应不佳,可与心肌梗死相鉴别。可能与肥厚的心肌内细冠状动脉受压,心肌需氧量增加而冠状动脉供血不足有关。

(3)晕厥与头晕:15%~25%的患者至少发生过一次晕厥。约 20%的患者主诉黑矇或瞬间头晕。左心室舒张末容量降低、左心腔小、不可逆性梗阻和肥厚,非持续性室性心动过速等因素与晕厥发生相关。

(4)猝死:心源性猝死为 HCM 的首发临床表现。老年患者表现在左心室肥厚较重、范围较大,而在青少年患者中表现为心肌细胞结构紊乱严重。

2.体征

主要体征有心脏轻度增大。心尖区内侧或胸骨左缘中下段闻及粗糙的收缩期吹风样杂音。其心脏杂音特点为增加心肌收缩力或减轻心脏负荷可使杂音增强;反之则杂音减弱。

3.并发症

(1)心力衰竭:心力衰竭的决定因素有左心室流出道梗阻(LVOTO),心房颤动和舒张功能不全。左心室流出道阶差大于 30mmHg(1mmHg=0.133kPa)是进展性心力衰竭和死亡的独立的决定性因素。

(2)心源性猝死:发生机制主要是原发性的室性心动过速和心室颤动。该并发症经常发生在无症状或者症状轻微的患者身上,而且没有任何先兆。

(三)实验室及相关检查

1.X 线检查

心影增大多不明显,如有心力衰竭则心影明显增大。

2.心电图检查

最常见表现为左心室肥大,主要改变为 ST-T 压低,心房增大和左心室肥厚,可出现异常 Q 波。室内传导阻滞和室性心律失常亦常见。

3.超声心动图

是一项重要的非侵入性诊断方法，是临床主要诊断手段。典型表现为：室间隔非对称肥厚，室间隔与左心室后壁心肌厚度之比>1.3～1.5 或室间隔厚度>15mm；左心室流出道狭窄；二尖瓣前叶收缩期前移贴近室间隔（SAM 征）；主动脉瓣收缩中期呈部分性关闭。彩色多普勒血流显像可评价左心室流出道压力阶差。

4.心脏磁共振（CMR）

可直接反映心室壁肥厚和心室腔狭窄，对于特殊部位心肌壁肥厚和对称性肥厚更有诊断价值；对可疑 HCM 者，在超声心动图诊断不确定时，可行 CMR 检查。

5.其他

心导管检查及心血管造影有助确诊。心内膜活检可见心肌细胞畸形肥大、排列紊乱，有助于诊断。

（四）治疗

1.药物治疗

（1）心力衰竭和流出道梗阻症状的治疗：出现心力衰竭症状时，首选是药物治疗，可用β受体拮抗药或者维拉帕米。β受体拮抗药能减少运动诱发的流出道阶差，从而减轻流出道梗阻症状。维拉帕米可改善左心室的充盈，从而改善症状。然而，当静息时梗阻严重，特别是晚期心力衰竭时需避免使用维拉帕米。心力衰竭症状非常严重时，可加用利尿药。终末期充血性心力衰竭症状的 HCM 患者治疗策略与其他疾病导致的心力衰竭相似，如使用利尿药、ACEI 和地高辛等，这些患者最终需考虑心脏移植。

（2）心房颤动的治疗：在心房颤动急性发作期，对于血流动力学不稳定的患者，2014 欧洲指南推荐使用直接电复律治疗。HCM 患者一般能耐受慢性心房颤动，此时一般使用β受体拮抗药和维拉帕米控制心室率。反复发作的心房颤动则需要行复律治疗，而此时胺碘酮可能是最有效的药物。另外，为了防止血栓事件发生，HCM 患者一旦发现有心房颤动需要长期使用抗凝药物治疗，并加用维生素 K 拮抗药，使国际标准化比值保持在 2.0～3.0。如不能使用华法林等维生素 K 拮抗药时，可使用阿司匹林合并氯吡格雷。

（3）无症状患者的治疗和猝死的预防：对于无症状性，尤其是有高危因素的患者，最重要的是预防心源性猝死。为了对猝死进行更好的预防，需对患者进行危险因素分层，尤其是非持续性的室性心动过速。植入除颤器（ICD）是一个行之有效的方法，无论是用于二级预防还是一级预防，用胺碘酮药物预防心源性猝死并不实际，文献支持也较少。由于有更有效的治疗方法（如 ICD），β受体拮抗药或者维拉帕米不能降低猝死风险。

2.外科手术干预

对于左心室流出道阶差超过 50mmHg，且不能通过药物缓解症状的梗阻性肥厚型心肌病（HOCM）患者，需要采取室间隔减容术，包括室间隔切除术和室间隔酒精消融术。手术的主要并发症为房室结传导阻滞，室间隔穿孔和主动脉瓣反流，通过术中的经食管超声的指导可明显减少上述并发症的发生。

3.酒精消融手术

是将无水酒精注入室间隔穿动脉(有时是左前降支的其他分支),造成局部室间隔瘢痕形成。这种方法在改善患者症状和提高运动耐量方面,可获得与手术相似的治疗效果。由于室间隔动脉供应的多变性,术前应常规行超声心肌造影,如果对比剂不能局限于二尖瓣与室间隔接触部位的室间隔基部,则不能行酒精消融术。

二、扩张型心肌病

扩张型心肌病(DCM)是一种以左心室或双侧心室扩张及收缩功能障碍为特征,可通过超声心电图明确诊断,临床表现为进行性心力衰竭、左心室收缩功能下降、室性及室上性心律失常、传导系统异常、血栓栓塞及猝死,并可发生在病程中任何阶段的疾病,是心力衰竭的第三大病因及心脏移植最常见原因。

(一)病因与发病机制

大量研究证明,DCM 的发病与肠道病毒、肝炎病毒、疱疹病毒和艾滋病病毒等病毒感染有关。部分 DCM 患者血清中可检测出较高滴度的 IgM 类抗柯萨奇 B 病毒独特型抗体。近年来,也有国内外许多学者先后提出,在 DCM 患者的血清中存在抗心肌 β_1 肾上腺素受体和 M_2 胆碱受体的自身抗体,并认为它们与 DCM 发病有关,进一步证明 DCM 的发病与病毒感染或自身免疫有关。

遗传因素及基因突变与 DCM 的研究目前也逐渐成为研究热点,不断有关于家族性扩张型心肌病(FDCM)的报道。到目前为止,相关报道可见在扩张型心肌病的家系中采用候选基因筛查和连锁分析策略已定位了 26 个染色体位点与该病相关,并已从中成功鉴定出 22 个致病基因。同时,部分研究表示 DCM 是由心肌结构蛋白突变所致的心脏疾病。

此外,还有相关研究认为 DCM 的发生和发展中有细胞凋亡机制参与。

(二)临床表现

1.症状

扩张型心肌病是原发性心肌病中最常见的类型,DCM 的发病是一个缓慢、隐匿的过程,早期表现为心室扩大、心律失常,可以没有心力衰竭症状;然后逐渐发展为充血性心力衰竭,一旦发生心力衰竭,患者病情则进行性恶化。

临床将 DCM 的病程分为三个阶段:

第一阶段:为无症状阶段,体检可以正常,X 线检查心脏可以轻度增大,心电图有非特异性改变,左心室舒张末期内径(LVEDd)为 50～65mm,射血分数(LVEF)在 40％～50％。

第二阶段:主要表现为极度疲劳、乏力、气促、心悸等症状,舒张早期奔马律,二尖瓣反流性杂音,左心室舒张末期内径(LVEDd)为 65～75mm,射血分数(LVEF)在 20％～40％。

第三阶段:为疾病晚期,肝大、水肿、腹水等充血性心力衰竭的表现,其病程长短不一,有的可相对稳定,有的心力衰竭进行性加重,短期内死亡。

2.体征

心脏扩大最常见，心尖部第一心音减弱，由于相对性二尖瓣关闭不全，心尖常有收缩期杂音，偶尔心尖部可闻及舒张期杂音，心力衰竭加重时杂音增强，心力衰竭减轻时杂音减弱或消失，约75%患者可闻及第三心音或第四心音。10%患者血压升高，可能与心力衰竭时儿茶酚胺分泌增高、水钠潴留有关。心力衰竭控制后，血压恢复正常，亦有并存高血压者。

（三）实验室及其他检查

1.X线检查

心脏扩大为突出表现，以左心室扩大为主，伴以右心室扩大，也可见左心房及右心房均扩大。心力衰竭时扩大明显，心力衰竭控制后，心脏扩大减弱，心力衰竭再次加重时，心脏再次扩大，呈“手风琴效应”。心脏冲动幅度普遍减弱，病变早期可出现节段性运动异常。主动脉正常，肺动脉轻度扩张，肺淤血较轻。

2.心电图

QRS低电压，ST-T改变，少数病例有病理性Q波；可有各种心律失常，以室性期前收缩最多见，心房颤动次之；可有不同程度的房室传导阻滞，以右束支传导阻滞较常见。

3.超声心动图

主要表现为大、薄、弱。大即心脏增大，以左心室扩大为主，左心室流出道扩大；薄为室间隔和左心室室壁变薄；弱为室壁运动弥散性减弱，射血分数降低；附壁血栓多发生在左心室心尖部，多合并二尖瓣、三尖瓣反流；左心室舒张末期内径＞$2.7cm/m^2$、舒张末期容积＞$80mL/m^2$。

4.放射性核素检查

放射性核素心肌灌注显影，主要表现为心腔扩大，尤其两侧心室扩大，心肌显影呈弥散性稀疏，但无局限性缺损区，心室壁搏动幅度减弱，射血分数降低。放射性核素心肌灌注显影不但可用于本病的诊断，也可用于本病与缺血性心肌病的鉴别诊断。

5.心导管检查

左心导管检测左心室舒张末压和射血分数，心室和冠状动脉造影有助于与冠心病鉴别。

6.其他

心内膜心肌活检有助于特异性心肌疾病和急性心肌炎鉴别。

（四）治疗

1.内科常规治疗

目前，针对DCM患者尚缺乏特异性药物，临床用药主要以改善患者心功能、延缓患者病情进展为主。大量研究发现，DCM患者在临床上显著获益，包括降低患者心血管事件的发生，改善患者预后，提高生存质量及延长患者寿命，与使用血管紧张素转化酶抑制药（ACEI）、血管紧张素受体阻滞药（ARB）、β肾上腺素受体拮抗药、醛固酮拮抗药及血管扩张药相关。正如指南共识，“黄金三角”即ACEI＋β受体拮抗药＋醛固酮受体拮抗药，应当根据患者病情尽早使用，除非有不良反应或禁忌证。当DCM患者出现心功能不全时，肾素-血管紧张素-醛固酮系统(RAAS)、交感神经系统均被激活,进而易引起心肌细胞重构,加快 DCM 的恶化。近期研究再次表明,β受体拮抗药可通过降低交感神经系统活性,减少心肌耗氧来改善患者心功能及降低心源性猝死。故目前临床提倡应根据患者病情尽早加用β受体拮抗药,降低患者心血管事件的发生,改善预后。而 ACEI 或 ARB 可以通过抑制 RAAS 而抑制心室重构。对于有症状、为纽约心脏病协会(NYHA)分级Ⅱ～Ⅳ级的患者,可加用利尿药或者盐皮质激素受体拮抗药,预防或减少顽固性体液潴留、恶性心律失常、猝死等后期并发症的发生。另外,地高辛被推荐使用于并发有心房颤动或者 NYHAⅡ～Ⅳ级的患者。对于经积极治疗后窦性心率仍≥70 次/分者建议加用伊伐布雷定。多巴酚丁胺、磷酸二酯酶抑制剂或左西孟旦均可在短期内改善患者症状。新型小分子药物可以激动心脏肌球蛋白,增强心肌收缩力,目前正处于实验期,有望成为治疗 HF 的新药物。

2.置入器械治疗

对于部分 DCM 患者在使用优化药物治疗的基础上仍不能改善临床症状时,可通过介入手段进一步诊疗。据报道,置入双腔起搏器同步刺激左、右心室(CRT),可纠正双心室收缩不同步,改善心脏功能和血流动力学而不增加耗氧,能改善严重心力衰竭患者症状。置入 CRT 指征:NYHA 分级的Ⅰ～Ⅲ级或不卧床的Ⅳ级、伴有不同步或起搏适应证的患者。

3.左心室减容手术

DCM 患者特征之一表现为左心室扩大、收缩能力减弱。减容手术的原理是将扩大的左心室游离壁纵向部分切除,左心室心腔减小更趋向椭圆形,使左心室壁局部应力减小,减少心室耗氧量,从而改善心室功能,降低 DCM 患者病死率。

4.心脏移植

被认为是 DCM 患者终末期较为有效的外科治疗,目前也是一项较为成熟的治疗手段。

5.细胞移植

干细胞疗法在治疗缺血性心脏疾病的临床试验中已经显现出显著的疗效,但对 DCM 患者是否有显著疗效仍有待确定,目前缺少大规模临床试验,仍需进一步被证实。

6.基因治疗

有研究表明,DCM 患者中 20%～30%是家族性的。该病具体遗传异质性特点,研究显示,DCM 发病机制是由于某些基因缺陷所导致,因此针对一些基因靶向治疗也渐渐成为该领域研究热点。基因治疗的探索将有助于寻找治疗家族遗传性 DCM 的方法。

7.免疫治疗及其他

NF-κB 诱导和 IgG3 心脏自身抗体的免疫吸附的临床应用已被用作免疫调节疗法,并且对于难治的 DCM 患者可提供新的治疗方法。用于治疗 DCM 患者慢性 HF 的常规药物,如β受体拮抗药、ACEI、ARB 及醛固酮拮抗药,这些药物在基础治疗上的抗炎免疫反应应当被重新评估。重组人生长激素、辅酶 Q10 及联合中药调理等其他治疗目前均有相关研究证实对 DCM 患者的预后有益。

三、常见护理问题

（一）疼痛

1.相关因素

与心脏扩大、心肌肥厚需要供血量增加，而冠状动脉供血相对不足有关。

2.临床表现

胸痛。

3.护理措施

(1)休息与活动：疼痛发作时应立即停止正在进行的活动，就地休息。

(2)心理护理：安慰患者缓解其紧张情绪，指导放松技术，如缓慢深呼吸、全身肌肉放松等。

(3)进行适当氧疗，采用2～4L/min的低流量持续吸氧。

(4)疼痛观察：评估患者疼痛的部位、性质、程度、持续时间并做好记录。嘱患者疼痛加剧时及时告知医护人员。密切观察患者的生命体征，包括呼吸、心率、血压等，严密观察心律失常和心力衰竭征象。

(5)用药护理：遵医嘱使用β受体拮抗药或钙通道阻滞药，注意有无心动过缓等不良反应。

（二）潜在并发症：心力衰竭

1.相关因素

与心肌病导致心脏增大、肥厚，收缩功能损害有关。

2.临床表现

呼吸困难、左侧心力衰竭和右侧心力衰竭症状均可出现。

3.护理措施

(1)休息：嘱患者卧床休息，限制活动，给予舒适体位，如抬高床头、半卧位。指导、协助患者有效翻身。

(2)吸氧：遵医嘱给予吸氧，保持鼻导管通畅。

(3)用药护理：扩张型心肌病患者对洋地黄耐受性差，使用时尤应警惕发生中毒。严格控制输液量与滴速，以免发生急性肺水肿。

（三）营养：低于机体需要量

1.相关因素

与患者胃肠道不适、腹痛、腹泻及饮食耐受性差有关。

2.临床表现

进食量少，食欲缺乏，体重减轻等。

3.护理措施

(1)基础护理：晨起、睡前及进食前后刷牙漱口，保持口腔清洁。进餐时指导患者采取半卧位或坐位以利于吞咽，并在饭后2小时内避免平卧姿势。

(2)饮食护理:指导患者少量多餐、细嚼慢咽。选择多样化、清淡易消化饮食,并保持食物的色、香、味、美,刺激患者食欲。避免干硬、油腻或者油炸食物。可少量多次摄取一些低脂肪食品。

(四)有感染危险

1.相关因素

与营养不良、机体免疫力降低有关。

2.临床表现

体温升高等。

3.护理措施

(1)基础护理:指导患者平时注意防寒保暖,防止受凉受湿,预防感冒和上呼吸道感染。保持室内空气流通,阳光充足。

(2)饮食护理:给予患者高蛋白、高热量、高维生素、易消化饮食。

(3)活动指导:指导患者平时坚持体育锻炼,增强体质。示范、指导患者经常进行深呼吸和有效咳嗽。

(4)用药护理:严格无菌操作,遵医嘱给予抗生素治疗。

四、健康教育

1.心理指导

指导患者保持乐观、平和心情,避免情绪激动,告诉家属当患者出现紧张焦虑或烦躁等不良情绪时,应给予理解并进行疏导。

2.饮食指导

患者应进食富含维生素、蛋白质和各种微量元素的食物,以促进心肌细胞功能恢复。有明显心力衰竭者应当合理控制钠盐的摄入量,每天维持 2～3g 的食用量。另外,还应当多摄入一些新鲜的果蔬食物和粗纤维食物,坚持少量多餐的进食原则,禁止食用各种刺激性食物,避免心律失常症状的发生。

3.用药指导

指导患者坚持服用抗心力衰竭、纠正心律失常的药物,以提高存活年限。说明药物的名称、剂量、用法,教会患者及其家属观察药物疗效及不良反应。对使用洋地黄类正性肌力药物者,示范并指导患者学会对脉搏情况进行观察,用药剂量应严格遵医嘱,若出现心律失常、恶心、呕吐和头痛等状况应及时就诊。使用血管扩张药过程中要避免用力过猛,因为血管扩张药容易引起患者直立性低血压,告知患者要严格观察血压变化情况,解释扩张药的使用容易出现嗅觉减退、虚脱、头晕、咳嗽等不良反应。

4.活动与休息指导

嘱患者保证充足的睡眠和适当的户外体育锻炼,提高体质,增强身体免疫能力。在天气寒冷时做好保暖措施,避免因寒冷而加重病情。

5.出院指导

嘱患者定期门诊随访，症状加重或出现不适时应立即就诊，防止病情进展、恶化。

第四节　心包炎

国内临床资料统计表明，心包疾病占心脏疾病住院患者的1.5%～5.9%。心包炎按病因分类，分为感染性心包炎和非感染性心包炎。非感染性心包炎多由肿瘤、代谢性疾病、自身免疫性疾病、尿毒症等所致。按病情进展可分为急性心包炎(伴或不伴心包积液)、亚急性渗出性缩窄性心包炎、慢性心包积液、粘连性心包炎、慢性缩窄性心包炎等。临床上以急性心包炎和慢性缩窄性心包炎为最常见。

一、急性心包炎

急性心包炎是心包脏层与壁层间的急性炎症，可由细菌、病毒、自身免疫、物理、化学等因素引起。心包炎亦常是某种疾病的一部分表现或为某种疾病的并发症，为此常被原发病掩盖，但也可独立表现。根据急性心包炎病理变化，可以分为纤维蛋白性或渗出性两种。

(一)病因、病理、病理生理

1.病因

急性心包炎的病因有：①原因不明者，称为急性非特异性。②病毒、细菌、真菌、寄生虫、立克次体等感染。③自身免疫反应：风湿热、结缔组织疾病如系统性红斑狼疮、类风湿关节炎、结节性多动脉炎、白塞病、艾滋病；心肌梗死后综合征、心包切开后综合征；某药物引发如普鲁卡因胺、青霉素等。④肿瘤性：原发性如间皮瘤、脂肪瘤、纤维肉瘤，继发性如乳腺癌、肺癌、白血病、淋巴瘤等。⑤内分泌、代谢性疾病：如尿毒症、痛风、甲状腺功能减低、淀粉样变。⑥物理因素：如放射性、外伤如心肺复苏后、穿透伤、钝伤、介入治疗操作相关等。⑦邻近器官疾病引发如急性心肌梗死、胸膜炎、主动脉夹层、肺梗死等。

常见病因为风湿热、结核、细菌感染，近年来病毒感染、肿瘤、尿毒症性和心肌梗死性心包炎发病率显著增多。

2.病理

在急性期心包壁层、脏层上有纤维蛋白、白细胞和少量内皮细胞的渗出，无明显液体积聚，此时称为纤维蛋白性心包炎。以后如果液体增加，则为渗出性心包炎，液体多为黄而清的，偶可混浊不清、化脓性或呈血性，量可由100mL至3L，一般积液在数周至数月内吸收，可伴随发生壁层与脏层的粘连、增厚、缩窄。

液体也可较短时间内大量积聚引起心脏压塞。急性心包炎心外膜下心肌有炎性变化，如范围较广可称为心肌心包炎。炎症也可累及纵隔、横膈和胸膜。

3.病理生理

心包腔正常时平均压力接近于零或低于大气压，吸气时呈轻度负压，呼气时近于正压。急性纤维蛋白性心包炎或积液少量不致引起心包内压力增高，故不影响血流动力学。如果液体迅速增多，心包无法伸展或来不及伸展以适应其容量的变化，造成心包内压力急剧上升，引起心脏受压，致使心室舒张期充盈受阻，周围静脉压亦升高，使心排血量降低，血压下降，导致急性心脏压塞临床表现发生。

（二）临床表现

1.症状

(1)胸痛：心前区疼痛是纤维蛋白性心包炎主要症状，如急性非特异性心包炎、感染性心包炎。疼痛常位于心前区或胸骨后，可放射到颈部、左肩、左臂及左肩胛骨，也可达上腹部，疼痛性质呈压榨样或锐痛，也可闷痛，常与呼吸有关，常因咳嗽、深呼吸、变换体位或吞咽而加重。

(2)呼吸困难：呼吸困难是心包积液时最突出的症状。严重的呼吸困难患者可呈端坐呼吸，身躯前倾、呼吸浅速、面色苍白、发绀。

(3)全身症状：可有干咳、声音嘶哑及吞咽困难等症状，常因压迫气管、食管而产生。也可有发冷、发热、乏力、烦躁、心前区或上腹部闷胀等。大量渗液可影响静脉回流，出现体循环淤血表现如颈静脉怒张、肝大、腹水及下肢水肿等。

(4)心脏压塞：心包积液快速增加可引起急性心脏压塞，出现气促、心动过速、血压下降、大汗淋漓、四肢冰凉，严重者可意识恍惚，发生急性循环衰竭、休克等。

如积液积聚较慢，可出现亚急性或慢性心脏压塞，表现为颈静脉怒张、静脉压升高、奇脉。

2.体征

(1)心包摩擦音：心包摩擦音是纤维蛋白性心包炎的典型体征，多位于心前区，以胸骨左缘第3、4肋间、坐位时身体前倾、深吸气最为明显，心包摩擦音可持续数小时或持续数天、数周，当积液增多将二层心包分开时，摩擦音即消失，如有部分心包粘连仍可闻及。心前区听到心包摩擦音就可做出心包炎的诊断。

(2)心包积液：心浊音界向两侧增大，皆为绝对浊音区；心尖搏动弱，且位于心浊音界的内侧或不能扪及；心音低钝、遥远；积液大量时可出现心包积液征，即在左肩胛骨下叩诊浊音和闻及因左肺受压引起的支气管呼吸音。

(3)心脏压塞：除有体循环淤血体征外。按心脏压塞程度，脉搏可表现为正常、减弱或出现奇脉。奇脉是大量积液患者，触诊时桡动脉搏动呈吸气性显著减弱或消失，呼气时又复原的现象。也可通过血压测量来诊断，即吸气时动脉收缩压下降10mmHg或更多。急性心脏压塞可因动脉压极度降低，奇脉难察觉出来。

3.并发症

(1)复发性心包炎：复发性心包炎是急性心包炎最难处理的并发症，在初次发病后数月至数年反复发病并伴严重的胸痛。发生率20%～30%，多见于急性非特异性心包炎、心脏损伤后综合征。

(2)缩窄性心包炎：缩窄性心包炎常见于结核性心包炎、化脓性心包炎、创伤性心包炎。

(三)实验室检查

1.化验检查

由原发病决定,如感染性心包炎常有白细胞计数增加、血沉增快等。

2.X 线检查

对渗出性心包炎有一定价值,可见心影向两侧增大,心脏搏动减弱或消失;尤其是肺部无明显充血而心影显著增大是心包积液的 X 线表现特征。但成人液体量少于 250mL、儿童少于 15 0mL 时,X 线难以检出。

3.心电图

急性心包炎时来自心包下心肌的心电图异常表现为:①常有窦性心动过速。②ST 段抬高,呈弓背向下,见于除 aVR 导联以外的所有导联,aVR 导联中 ST 段压低。③一至数日后,ST 段回到基线,T 波低平或倒置,持续数周至数月后 T 波逐渐恢复正常。④心包积液时有 QRS 低电压。⑤包膜下心房肌受损时可有除 aVR 和 V_1 导联外 P-R 段压低。

4.超声心动图

对诊断心包积液迅速可靠。M 型或二维超声心动图中均可见液性暗区以确定诊断。心脏压塞的特征为:右心房及右心室舒张期塌陷;吸气时室间隔左移,右心室内径增大,左心室内径减小等。

5.心包穿刺

抽取的积液做生物学、生化、细胞分类、查瘤细胞的检查等,确定病因;缓解心脏压塞症状;必要时在心包腔内给予抗菌或化疗药物等。

6.心包镜及心包活检

有助于明确病因。

(四)治疗原则

1.病因治疗

根据病因给予相应治疗,如结核性心包炎给予规范化抗结核治疗,化脓性心包炎应用敏感抗生素治疗等。

2.非特异性心包炎的治疗

(1)应用非甾体类抗炎药物治疗:可应用数月的时间,缓慢减量直至停药。

(2)应用糖皮质激素药物治疗:如果应用非甾体类抗炎药物治疗无效,则可应用糖皮质激素治疗,常用泼尼松 40～60mg/d,1～3 周,症状严重者可静脉应用甲泼尼龙。须注意当激素减量时,症状常可反复。

3.复发性心包炎的治疗

秋水仙碱 0.5～1mg/d,至少 1 年,缓慢减量停药。但终止治疗后部分患者有复发倾向。对顽固性复发性心包炎伴严重胸痛患者,可考虑外科心包切除术治疗。

4.心包积液、心脏压塞治疗

①结核性或化脓性心包炎要充分、彻底引流,提高治疗效果和减少心包缩窄发生率。②心

包积液中、大量，将要发生心脏压塞的患者，行心包穿刺引流。③已发生心脏压塞患者，无论积液量多少都要紧急心包穿刺引流。④由于积液中有较多凝块、纤维条索状物，会影响引流效果或风险大的患者，可行心包开窗引流。

二、缩窄性心包炎

缩窄性心包炎是心脏被纤维化或钙化的心包致密厚实地包围，使心室舒张期充盈受限而引发一系列循环障碍的疾病。

（一）病因、病理、病理生理

1.病因

缩窄性心包炎继发于急性心包炎，病因以结核性心包炎为最常见，其次为化脓或创伤性心包炎。少数患者与急性非特异性心包炎、心包肿瘤及放射性心包炎等有关，也有部分患者其病因不明。

2.病理

急性心包炎随着渗液逐渐吸收，心包出现弥漫的或局部的纤维组织增生、增厚粘连、壁层与脏层融合钙化，使心脏及大血管根部受限。心包长期缩窄，心肌可萎缩。如心包显微病理示为透明样变性组织，提示为非特异性，如为结核性肉芽组织或干酪样病变，则提示为结核性。

3.病理生理

纤维化、钙化的心包使心室舒张期扩张受阻，心室舒张期充盈减少，使心搏量下降。为维持心排血量，心率增快。上、下腔静脉也因心包缩窄而回流受阻，出现静脉压升高，颈静脉怒张、肝大、腹水、下肢水肿，出现 Kussmaul 征。

Kussmaul 征：吸气时周围静脉回流增多而已缩窄的心包使心室失去适应性扩张的能力，致静脉压增高，吸气时颈静脉更明显扩张。

（二）临床表现

1.症状

常见症状为劳力性呼吸困难、疲乏、食欲缺乏、上腹胀满或疼痛。也可因肺静脉压高而导致症状如咳嗽、活动后气促。也可有心绞痛样胸痛。

2.体征

有颈静脉怒张、肝大、腹水、下肢水肿、心率增快，可见 Kussmaul 征。腹水常较皮下水肿出现得早、明显得多，这情况与心力衰竭中所见相反。

窦性心律，有时可有房颤。脉搏细弱无力，动脉收缩压降低，脉压变小。心尖搏动不明显，心音减低，少数患者在胸骨左缘第 3、4 肋间可闻及心包叩击音。

（三）实验室检查

1.X 线检查

心影偏小、正常或轻度增大；左右心缘变直，主动脉弓小而右上纵隔增宽（上腔静脉扩张），有时可见心包钙化。

2.心电图

窦性心律，常有心动过速，有时可有房颤。QRS 波群低电压、T 波低平或倒置。

3.超声心动图

对缩窄性心包炎的诊断价值远不如对心包积液诊断价值，可见心包增厚、僵硬、钙化，室壁活动减弱，舒张早期室间隔向左室侧移动等，但均非特异而恒定的征象。

4.右心导管检查

右心导管检查的特征性表现：是肺毛细血管压力、肺动脉舒张压力、右心室舒张末期压力、右心房压力均升高且都在相同或相近高水平，右心房压力曲线呈 M 或 W 波形，右心室收缩压轻度升高，舒张早期下陷及高原形曲线。

（四）治疗原则

1.外科治疗

应尽早施行心包剥离术。但通常在心包感染、结核被控制，即应手术并在术后继续用药1 年。

2.内科辅助治疗

应用利尿药和限盐缓解机体液体潴留，水肿症状；对于房颤伴心室率快的患者，可首选地高辛，之后再应用 β 受体阻滞药和钙拮抗药。

三、心包炎的护理

（一）一般护理

（1）积极治疗原发病，如抗结核、抗感染、抗风湿治疗和纠正尿毒症等。

（2）急性心包炎患者出现胸痛、发热及心包摩擦音时应卧床休息。待症状消失后，帮助患者逐渐增加活动量。缩窄性心包炎患者应注意休息，避免劳累，出现心脏压塞时应绝对卧床休息，应协助患者日常生活，做好晨晚间护理。

（3）给予患者高热量、高蛋白、高维生素和易消化饮食，以增强机体免疫力，补充分解代谢的消耗。对心功能不全及水肿者应予低盐饮食。

（4）对于合并水肿患者应准确记录 24 小时出入量，每天测腹围，每周测体重 2 次并予以记录。护理时保持皮肤干燥和清洁，注意翻身，定时按摩骨突处及受压处皮肤，严防皮肤破溃和感染。对于大量胸腔积液、腹水患者，护士应于穿刺前准备好穿刺器具等，并向患者耐心解释穿刺目的及注意事项，以消除其紧张情绪，取得配合。行胸腔穿刺前对咳嗽剧烈者可按医嘱给予镇咳药，术中协助医师操作，观察患者呼吸、血压、心率及一般情况等，准确留取标本，及时送检。胸腔穿刺后用多尾带包扎局部 6～8 小时。

（5）密切观察病情变化

①对发热者每天测量并记录体温 4 次。对高热患者可给予物理降温，如冷敷、32～34℃温水擦浴或 30%～50%乙醇擦浴双侧腋窝、腹股沟等大血管部位。无效时酌情给予退热药。物

理或药物降温 30 分钟后应重新测量体温并记录。对于出汗过多者，应注意有无面色苍白、四肢湿冷和心悸等症状，嘱患者适当多饮水。

②对心前区疼痛剧烈者，可给予镇痛药，必要时给予吗啡或行星状神经节封闭。

③注意患者有无心脏压塞症状，当出现时应当协助患者半卧位或前俯坐位。给予患者持续吸氧，氧流量视病情变化调节，在严密观察呼吸、心率、血压和意识的同时，立即通知医师并准备好抢救药物和心包穿刺用品等。对慢性心包炎患者，应定期行超声心动图、X 线及静脉压检查，以了解心包积液的变化及心包缩窄的程度。

④观察心率和心律变化，出现心律失常时，宜及时记录心电图，酌情予以心电监护，并及时报告医师处理。

(二)心包穿刺的护理

心包穿刺可引流心包积液以解除心脏压塞症状，并有助于鉴别诊断。穿刺前应先做超声检查，了解进针途径及刺入心包处的积液层厚度。穿刺部位：①常于左侧第 5 肋间，心浊音界内侧 1～2cm 处(或在心尖冲动以外 1～2cm 处进针)，穿刺针应向内、后推进，指向脊柱，患者取坐位；②胸骨剑突与左肋缘形成的角度处，刺入时针尖向上、略向后，紧贴胸骨后推进，患者取半坐位；③对疑有右侧或后侧包裹性积液者，可考虑选用右侧第 4 肋间胸骨缘处垂直刺入或于右背部第 7 或第 8 肋间肩胛中线处穿刺，为避免刺入心肌，穿刺时可将心电图机的胸前导联连接在穿刺针上。在心电图示波器及心脏 B 超监测下穿刺，如针尖触及心室肌则 ST 段抬高，但必须严密检查绝缘是否可靠，以免患者触电。另有使用有孔超声探头，穿刺针经由探头孔刺入，在超声波监测下进行穿刺，可观察穿刺针尖在积液中的位置及移动情况，使用完全可靠。

1.术前观察及护理

(1)心理护理：做好术前心理护理，耐心细致地向患者及其家属说明施术的目的和意义，解除其紧张恐惧心理，以取得配合。

(2)患者准备：①全面了解病史，护送患者行心脏超声检查和胸部 X 线检查，掌握适应证，明确其积液量，确定最佳穿刺部位，以甲紫标记；②监测血压、脉搏、呼吸及颈静脉怒张的程度，了解心脏压塞症状；③清洁皮肤，防止因备皮不慎损伤局部皮肤；④做好各种药物敏感试验；⑤常规检查血常规及出凝血时间等；⑥协助患者大小便、取半坐卧位、持续低流量吸氧，嘱患者在术中避免咳嗽，在心电图监护下密切观察心电图变化；⑦必要时对精神紧张患者术前给予镇静药。

(3)物品准备：带针芯的动静脉留置导管、50mL 注射器、利多卡因、无菌穿刺包、肝素帽。另备心电图机、除颤仪、无菌培养基和常规生化检验标本容器，备齐各种抢救器械、药品。

2.术中配合

(1)调节最佳位置，选择穿刺点，常规消毒、铺巾，配合医师进行穿刺。

(2)在心电监护下，严密观察患者的神志、面色、血压、脉搏、呼吸及心电图的变化，如有异常立即与医师联系，必要时终止穿刺。

(3)严格无菌操作，防止医源性感染。

(4)正确选择留置导管,避免导管过硬而损伤心肌,导管太软则不易引流,推荐选用国产带针芯的动静脉留置导管,取材便宜且实用。

(5)每次抽液量要缓慢且放出心包液量不超过500mL。放液后可根据病情需要注入药物。

3.置管术后观察及护理

(1)患者术后保持半卧位,安静休息,并持续低流量吸氧。

(2)持续心电监护24~48小时,严密观察体温、脉搏、呼吸、血压的变化,连续3天。

(3)准确记录心包引流量,并认真观察其颜色和黏稠度,做好采集标本的送检工作,为病因治疗提供依据。

(4)根据病情、心包积液的性质和量,复查心脏超声和胸部X线检查,采用间断开放引流,可采取每天1次、每2天1次、每3天1次的放液措施。

(5)妥善固定导管,防止脱落。采用二防线法,即将导管与近穿刺点处皮肤缝合一针后固定,外加无菌纱布固定,以防止患者活动时自行脱落或暴露外端的导管随负压吸入心包腔内而引起感染。

(6)防止感染,严格无菌操作。每次抽液后引流管与肝素帽接口处应用碘伏消毒。抽液后用肝素帽套紧,防止心包液漏出。每天更换无菌纱布,保持干燥。

(7)为防止引流管阻塞,每次抽液后向引流管内注入无菌生理盐水2~3mL或10U/mL肝素稀释液。

第三章　消化内科疾病护理

第一节　急性肠梗阻

一、概述

肠梗阻是由于多种原因引起的肠内容物不能正常运行的临床综合征，分急性和慢性两种，这里主要介绍急性肠梗阻，其病情发展快，常伴发水和电解质的丢失，如不及时处理，患者会因水电解质紊乱、酸碱平衡失调、肠穿孔、肠坏死、腹膜炎、休克导致死亡。

二、病因及发病机制

（一）病因

由于急性肠梗阻可由很多不同原因引起，处理方法也不尽相同，故诊断时不能笼统称为肠梗阻，必须弄清病因和分型，并给予针对性治疗。

1.根据发病的缓急

可分为急性和慢性肠梗阻。急性肠梗阻常合并较严重的水电解质紊乱、酸碱平衡失调等全身病理生理变化，慢性肠梗阻的全身变化则主要是营养不良。

2.根据梗阻部位

可分为小肠和结肠梗阻。小肠梗阻又可分为高位小肠梗阻和低位小肠梗阻。

3.根据梗阻肠管血供有无

肠管如无损害为单纯性肠梗阻，如肠系膜血管血供受阻则为绞窄性肠梗阻。单纯性和绞窄性的鉴别在临床上有重要意义，绞窄性肠梗阻若不及时解除，可很快导致肠壁坏死和穿孔，引起严重后果。

4.根据梗阻程度

可分为完全性和不完全性肠梗阻。

5.病因分类

肠梗阻可由不同的病因引起，按病因可分为以下 3 类：

（1）机械性肠梗阻：是临床上最常见的一类肠梗阻，是由于肠内、肠壁和肠外各种不同机械性因素引起肠腔变小、肠内容物通过受阻而产生的梗阻。

（2）动力性肠梗阻：肠道本身无器质性病变，无肠腔狭窄，但受全身或局部影响致肠壁肌肉运动功能失调,肠内容物通过受阻。动力性肠梗阻可分为麻痹性和痉挛性两种,前者是因交感神经反射性兴奋或毒素刺激肠管而失去蠕动能力,以致肠内容物不能运行,常见有低钾血症、腹膜炎或腹腔脓肿等;后者系肠管副交感神经过度兴奋,肠壁肌肉过度收缩所致,较少见,急性肠炎、肠道功能紊乱或铅中毒时可造成痉挛性肠梗阻。有时麻痹性和痉挛性可在同一患者不同肠段中并存,称为混合型动力性肠梗阻。

(3)血运性肠梗阻:当肠系膜动脉或静脉因栓塞或血栓形成而引起肠管血运障碍,可迅速地抑制肠管活动而导致肠内容物运行受阻,较少见,但病情凶险。

6.闭袢性肠梗阻

如一段肠管的两端均被阻塞,肠内容物既不能向远端运行,也不能向上反流减压,称为闭袢性肠梗阻。结肠梗阻时回盲瓣阻挡住逆流时可形成闭袢性肠梗阻。闭袢段肠管内压力可逐渐增高,当肠壁压力过度扩张时可坏死穿孔,应及早手术治疗。

腹部手术后早期(1～2 周内),由于肠壁水肿和渗出可导致一种机械性和动力性因素同时存在的粘连性肠梗阻,称之为术后早期炎症性肠梗阻。腹部手术的次数增加会导致术后粘连概率增加。粘连性肠梗阻已成为肠梗阻病因的第一位。

肠梗阻的分类是从不同角度来考虑的,并不是绝对孤立的。如肠扭转既可是机械性、完全性,也可是绞窄性、闭袢性。不同类型的肠梗阻在一定条件下可以转化,如单纯性肠梗阻治疗不及时,可发展为绞窄性肠梗阻。机械性肠梗阻近端肠管扩张,最后也可发展为麻痹性肠梗阻。不完全性肠梗阻时,由于炎症、水肿或治疗不及时,也可发展成完全性肠梗阻。

(二)发病机制

肠梗阻发生后,肠管局部和全身会出现一系列复杂的病理生理变化。不同类型的肠梗阻的病理生理变化各不相同。一般来说,急性肠梗阻可引起以下局部和全身的病理生理变化。

1.局部病理生理变化

(1)肠动力紊乱:梗阻近端肠管为克服肠内容物的通过受阻,肠蠕动的频率和强度均有增加。但随着病程延长和病情进展,肠扩张逐渐加剧,最后导致肠平滑肌收缩力逐渐减弱到完全麻痹,而远端肠管仍保持正常的动力,所以在肠梗阻病程中排出少量气体或干粪便并不说明梗阻解除,只有当排出大量稀便并伴有临床症状的全面好转才是真正的梗阻缓解。

(2)肠腔胀气、积液:肠梗阻时肠内气体中 68%是从吞咽而来,32%乃从血液中弥散入肠及肠内容物分解所产生。持续胃肠减压,保持胃空虚,就可能使肠胀气不再加剧。正常情况下,肠腔内液体和体内液体不断交换,肠梗阻时梗阻近端肠管不再自肠腔内吸收液体,而仍有液体自血液流向肠腔,可造成大量液体积聚在近端肠管。

(3)肠壁水肿、通透性增加:肠腔内压力增高导致肠壁静脉回流受阻,肠壁的毛细血管及小静脉瘀血,肠壁充血、水肿、增厚、呈暗红色。由于组织缺氧,毛细血管通透性增加,肠壁上有出血点,并有血性渗出液渗入肠腔和腹腔。

随着血运障碍的发展,继而出现动脉血运受阻,血栓形成,肠壁失去活力,肠管变成紫黑色。又由于肠壁变薄、缺血和通透性增加,腹腔内出现带有粪臭的渗出物。最终,肠管可缺血坏死而溃破穿孔。

2.全身病理生理变化

(1)水和电解质的丢失:体液丧失及因此引起的水、电解质紊乱与酸碱失衡,是肠梗阻非常重要的病理生理改变。胃肠道的分泌液每日约为8000mL,在正常情况下绝大部分被再吸收。急性肠梗阻患者由于不能进食及频繁呕吐,大量丢失胃肠道液,使水分及电解质大量丢失,尤以高位肠梗阻为甚。低位肠梗阻时,胃肠道液体不能被吸收而储留在肠腔内,等于丢失于体外。另外,肠管过度膨胀,影响肠壁静脉回流,使肠壁水肿和血浆向肠壁、肠腔和腹腔渗出。如有肠绞窄存在,更丢失大量血液。这些变化可以造成严重的缺水,导致血容量减少和血液浓缩,以及酸碱平衡失调。体液变化也因梗阻部位的不同而有差别,如十二指肠第一段梗阻,可因丢失大量氯离子和酸性胃液而产生碱中毒;小肠梗阻丧失的体液多为碱性或中性,钠、钾离子的丢失较氯离子为多,以及在低血容量和缺氧情况下酸性代谢物剧增,加之缺水、少尿可引起严重的代谢性酸中毒。严重的缺钾可加重肠膨胀,并可引起肌无力和心律失常。

(2)感染和中毒:在梗阻以上的肠腔内细菌数量显著增加,细菌大量繁殖而产生多种强烈的毒素。由于肠壁血运障碍或失去活力,通透性增加,细菌和毒素可渗透入腹腔,引起严重的腹膜炎和中毒。当肠坏死、穿孔,发生腹膜炎时,全身中毒尤为严重。

(3)休克:严重的缺水、血液浓缩、血容量减少、电解质紊乱、酸碱平衡失调、细菌感染、中毒等,可引起严重休克。

(4)多器官功能障碍:肠腔膨胀使腹压增高,膈肌上升,腹式呼吸减弱,影响肺内气体交换,同时妨碍下腔静脉血液回流,导致呼吸、循环功能障碍。最后可因多器官功能障碍乃至衰竭而死亡。

三、临床特征

尽管由于肠梗阻的原因、部位、病变程度、发病急慢的不同,可有不同的临床表现,但肠内容物不能顺利通过肠腔则是一致具有的,其共同表现是腹痛、呕吐、腹胀及肛门停止排气排便。

(一)四大特征

1.腹痛

单纯性机械性肠梗阻呈阵发性绞痛,有腹痛缓解间歇期,其时间长短因梗阻部位而异,高位梗阻间歇3~5分钟,低位梗阻间歇10~20分钟。腹痛部位可弥漫至全腹,也可偏于梗阻所在的部位。腹痛发作时可伴有肠鸣,自觉有"气块"在腹中窜动,并受阻于某一部位。有时能见到肠型和肠蠕动波。如果腹痛的间歇期不断缩短,以至成为剧烈的持续性腹痛,应该警惕可能是绞窄性肠梗阻。麻痹性肠梗阻呈持续性全腹胀痛,少有阵发性绞痛。

2.呕吐

在肠梗阻早期,呕吐呈反射性,吐出物为食物或胃液。此后,呕吐随梗阻部位高低而有所不同,一般是梗阻部位愈高,呕吐出现愈早、愈频繁。高位肠梗阻时呕吐物主要为胃及十二指肠内容物;低位肠梗阻时,呕吐出现迟而少,吐出物可呈粪样;结肠梗阻时,呕吐到晚期才出现;

呕吐物如呈棕褐色或血性，是肠管血运障碍的表现；麻痹性肠梗阻呕吐多呈溢出性。

3.腹胀

一般在梗阻发生一段时间后出现，其程度与梗阻部位有关。高位肠梗阻腹胀不明显，但有时可见胃型；低位肠梗阻及麻痹性肠梗阻腹胀显著，遍及全腹；结肠梗阻时，如果回盲瓣关闭良好，梗阻以上结肠可成闭袢，则腹部四周膨胀显著；腹部隆起不均匀对称，是肠扭转等闭袢性肠梗阻的特点。

4.停止排气排便

完全性肠梗阻发生后，患者多不再排气排便；但梗阻早期，尤其是高位肠梗阻，可因梗阻以下肠内尚残存的粪便和气体，仍可自行或在灌肠后排出，不能因此而否定肠梗阻的存在。某些绞窄性肠梗阻，如肠套叠、肠系膜血管栓塞或血栓形成，则可排出血性黏液样粪便。

（二）腹部体征

腹部视诊可见腹胀、肠型和肠蠕动波。肠扭转时腹胀多不对称；麻痹性肠梗阻则腹胀均匀。腹部触诊：单纯性肠梗阻因肠管膨胀，可有轻度压痛，但无腹膜刺激征；绞窄性肠梗阻可有固定压痛和腹膜刺激征；压痛的包块，常为受绞窄的肠袢；肿瘤或蛔虫引起的肠梗阻有时可在腹部触及包块或条索状团块；麻痹性肠梗阻腹部可无明显压痛。叩诊：绞窄性肠梗阻时，腹腔有渗液，当渗液大于 1000mL，移动性浊音可呈阳性。听诊：肠鸣音亢进，有气过水声或金属音，为机械性肠梗阻表现；麻痹性肠梗阻时，则肠鸣音减弱或消失。直肠指检如触及肿块，可能为直肠肿瘤、极度发展的肠套叠的套头或低位肠腔外肿瘤。

（三）全身表现

单纯性肠梗阻早期，患者全身情况多无明显改变。随着病情进展逐渐出现脱水，患者出现唇干舌燥、眼窝内陷、皮肤弹性消失，脉率增快，尿少或无尿等明显缺水征。绞窄性肠梗阻全身症状较严重，患者往往很快出现烦躁不安、发热、脉率加快、血压下降、休克等症状。

四、辅助检查

放射检查有助于肠梗阻的明确诊断及梗阻部位的确定。腹部卧位片上可显示肠管扩张的程度。扩张的小肠一般位于腹部中央，呈横向排列，空肠黏膜的皱襞呈鱼骨刺状，回肠影则无特征。扩张的结肠影多位于腹部四周或盆腔，具有袋影，可与小肠影相区别。立位片可见扩张的肠腔内多个液平。小肠梗阻时结肠在腹部平片上无或仅有少量气体。结肠梗阻时结肠内经常伴有大量气体使结肠明显扩张。如回盲瓣功能良好，小肠内气体极少，如回盲瓣功能不全，小肠亦有扩张、液平等小肠梗阻的表现。小肠梗阻时多个液平呈阶梯状排列，在立位或侧卧位上可表现为倒 U 形扩张肠曲影。有时小肠与结肠梗阻难以鉴别，可以作钡剂灌肠。

绞窄性肠梗阻的腹部平片表现有不因时间推移而改变的孤立胀大的肠袢，或肠间隙增宽，提示有腹腔积液，或有假性肿瘤影，或门静脉内有气体等，但这些征象仅见于少数患者。

如果肠梗阻的诊断仍无法明确，腹部 CT 检查有助于明确诊断及病因的判断。

五、治疗

肠梗阻治疗方法的选择取决于肠梗阻的部位、原因、类型以及有无水、电解质紊乱、低血容量和重要脏器功能障碍等全身情况，主要有非手术治疗和手术治疗两大类。动力性肠梗阻以处理原发病为主；绞窄性肠梗阻则需要紧急手术；完全性肠梗阻应及时手术；部分性肠梗阻可先进行非手术治疗，48～72 小时无效或恶化则改为手术治疗。

（一）非手术治疗

非手术治疗主要适用于麻痹性或痉挛性肠梗阻、早期单纯性粘连性肠梗阻、早期肠套叠以及炎性肠病引起的不完全性肠梗阻。同时，非手术治疗可纠正水、电解质紊乱和酸碱失衡，改善患者的全身情况，为手术创造条件。

1.禁食

是必需和重要的措施。

2.生长抑素联合胃肠减压

是治疗肠梗阻的重要方法之一。通过胃肠减压，吸出胃肠道内的气体和液体，可以减轻腹胀，降低肠腔内压力，减少肠腔内的细菌和毒素的产生，改善肠壁血循环，有利于改善局部病变和全身情况。有效的胃肠减压是肠梗阻保守治疗成功的重要保证。生长抑素可抑制各种胃肠、胰腺激素如胃泌素、血管活性肠肽、胰岛素、胰高血糖素的分泌，减少消化液的分泌。在全胃肠外营养基础上应用生长抑素，可使消化液分泌减少，从而减少梗阻以上肠管内液体积聚，有利于肠壁血液循环的恢复，加速炎症消退。近年来，生长抑素治疗术后早期炎性肠梗阻和恶性肿瘤引起的肠梗阻取得了较好的疗效。由于内镜技术的发展，内镜下置管技术日趋成熟，经鼻肠梗阻导管的临床应用有复苏和增加的趋势。对于粘连性肠梗阻，生长抑素联合肠梗阻导管应用应成为非手术治疗的重要方法。

3.纠正水、电解质紊乱和酸碱失衡

无论采用手术和非手术治疗，纠正水、电解质紊乱和酸碱失衡是极重要的。输液所需容量和种类须根据呕吐情况、缺水体征、血液浓缩程度、尿排出量和比重，并结合血清钾、钠、氯和血气分析监测结果而定。单纯性肠梗阻，特别是早期，上述生理紊乱较易纠正。单纯性肠梗阻晚期和绞窄性肠梗阻，尚须输给血浆、全血或血浆代用品，以补偿丧失至肠腔或腹腔内的血浆和血液。

4.抗感染

肠梗阻时肠壁水肿，组织缺氧，毛细血管通透性增加，细菌及毒素渗入腹腔，以及菌群失调，菌群移位，应予抗生素抗感染治疗。选用抗生素应包括对需氧菌和厌氧菌有效的药物。

5.营养支持治疗

由于炎性肠梗阻患者完全依赖肠外营养，同时还需使用生长抑素抑制消化液的分泌，容易出现胆汁淤积。一旦出现胆汁淤积，静脉营养无法实施，患者的营养状况和低蛋白血症得不到纠正，肠功能的恢复将被推迟，治疗陷于困境。应尽量避免淤胆的发生，包括避免过高的热卡摄入、制定合适的糖脂比、采用合理的氨基酸配方、采用“全合一”方式输注。

对非手术治疗的患者应严密观察病情变化，包括全身情况、腹部体征和临床症状等，每24小时可重复腹部X线检查。如有肠绞窄现象，应立即改用手术治疗。另外，如非手术疗法无效者亦应改作手术治疗。

（二）手术治疗

各种类型的绞窄性肠梗阻、肿瘤及先天性肠道畸形引起的肠梗阻，以及非手术治疗无效的患者，适用手术治疗。

对于绞窄性肠梗阻，应争取在肠坏死之前解除梗阻，恢复肠管血液循环，因此正确判断肠管的生机十分重要。如在解除梗阻原因后有下列表现，则说明肠管已无生机：①肠壁已呈黑色并塌陷；②肠壁已失去张力和蠕动能力，肠管麻痹、扩大、对刺激无收缩反应；③相应的肠系膜终末小动脉无搏动。如有可疑，可用等渗盐水浸纱布热敷，或用0.5%普鲁卡因溶液作肠系膜根部封闭等，倘若观察10～30分钟，仍无好转，说明肠管已坏死，应做肠切除术。若肠管生机一时难以肯定，特别当病变肠管过长，切除后会导致短肠综合征的危险，则可将其回纳入腹腔，缝合腹壁，于18～24小时后再次行剖腹探查术。但在此期间内必须严密观察，一旦病情恶化，即应随时行再次剖腹探查，加以处理。

由于急性肠梗阻患者的全身情况常较严重，因此手术的原则和目的是：在最短手术时间内，以最简单的方法解除梗阻或恢复肠腔的通畅。

六、护理措施

1.密切观察病情变化

(1)意识表情变化能够反映中枢神经系统血液灌注情况。意识由清醒变模糊或昏迷提示病情加重。

(2)监测患者血压、脉搏、呼吸、体温，每15～30分钟1次，记录尿量，观察腹痛、腹胀、呕吐、肛门排气排便情况。如果患者有口渴、尿量减少、脉率增快、脉压缩小、烦躁不安、面色苍白等表现，为早期休克征象，应加快输液速度，配合医生进行抢救。早期单纯性肠梗阻患者，全身情况无明显变化，后因呕吐，水、电解质紊乱，可出现脉搏细速、血压下降、面色苍白、眼球凹陷、皮肤弹性减退，四肢发凉等中毒和休克征象，尤以绞窄性肠梗阻更为严重。

(3)注意有无突发的剧烈腹痛、腹胀明显加重等异常情况。若出现持续剧烈的腹痛，频繁的呕吐，非手术治疗疗效不明显，有明显的腹膜炎表现以及呕血、便血等症状为绞窄性肠梗阻表现，应尽早配合医生行手术治疗。

(4)术后密切观察患者术后一般情况，应30～60分钟测血压、脉搏1次，平稳后可根据医嘱延长测定时间。对重症患者进行心电监护，预防中毒性休克。如发现异常情况要及时通知医生，做好抢救工作。

(5)保持各引流管通畅，妥善固定，防止挤压扭曲，同时密切观察引流液的性状，如量、颜色、气味等。

2.胃肠减压的护理

(1)肠梗阻的急性期须禁食,并保持有效的胃肠减压。胃肠减压可吸出肠道内气体和液体,减轻腹胀,降低肠腔内压力,改善肠壁血液循环,有利于改善局部病变及全身情况。关心安慰患者,讲解胃肠减压的作用及重要性,使患者重视胃肠减压的作用。

(2)妥善固定胃管,每 2 小时抽吸 1 次,避免折曲或脱出,保持引流通畅,若引流不畅时可用等渗盐水冲洗胃管,观察引出物的色、质、量并记录。

(3)避免胃内存留大量的液体和气体影响药物的保存和吸收。注药操作时,动作要轻柔,避免牵拉胃管引起患者不适,注射完毕,一定要夹紧胃管 2～3 小时,以利于药物吸收及进入肠道。

(4)动态观察胃肠吸出物的颜色及量。若吸出物减少及变清,肠鸣音恢复,表示梗阻正在缓解;若吸出物的量较多,有粪臭味或呈血性,表示肠梗阻未解除,促使细菌繁殖或者引起肠管血循环障碍,应及早通知医生,采取合理手术治疗。

(5)术后更应加强胃肠减压的护理。每天记录胃液量,便于医生参考补液治疗。注意胃液性质,发现有大量血性液体引出时,应及时报告医生处理。

3.体位和活动的护理

(1)非手术患者卧床休息。在血压稳定的情况下,可采取半卧位,以减轻腹痛、腹胀,并有利于呼吸。

(2)术后待生命体征平稳后采用半卧位,以利于腹腔内渗出液流向盆腔而利于吸收(盆腔内腹膜吸收能力较强),使感染局限化,减少膈下感染,减轻腹部张力,减轻切口疼痛,有利于切口愈合。有造瘘口者应向造瘘口侧侧卧,以防肠内大便或肠液流出污染腹部切口或从造瘘口基底部刀口流入肠腔而致感染。护理人员应经常协助患者维持好半卧位。

(3)指导和协助患者活动。术后 6 小时血压平稳后可在床上翻身,动作宜小且轻缓,术后第一天可协助坐起并拍背促进排痰。同时鼓励患者早期下床活动,有利于肠蠕动恢复,防止肠粘连,促进生理功能和体力的恢复,防止肺不张。

(4)被动、主动活动双下肢,防止下肢静脉血栓形成。瘦、弱、年老的患者同时要特别注意骶尾部的皮肤护理,防止因受压过久发生压疮。

4.腹痛的护理

(1)患者主诉疼痛时应立即采取相应的处理措施,如给予舒适的体位、同情安慰患者、让患者做深呼吸。但在明确诊断前禁用强镇痛药物。

(2)禁食,保持有效的胃肠减压。

(3)观察腹疼的部位、性质、程度、进展情况。单纯性机械性肠梗阻一般为阵发性剧烈绞痛;绞窄性肠梗阻腹痛往往为持续性腹痛伴有阵发性加重,疼痛也较剧烈;麻痹性肠梗阻腹痛往往不明显,阵发性绞痛尤为少见;结肠梗阻一般为胀痛。要观察生命体征变化,判断有无绞窄性肠梗阻及休克的发生,为治疗时机选择提供依据。

5.呕吐的观察及护理

(1)呕吐时,协助患者坐起或使其头侧向一边,及时清理呕吐物,防止窒息和引起吸入性肺炎。

(2)呕吐后用温开水漱口,保持口腔清洁,清洁颜面部,并观察记录呕吐时间、次数、性质、量等。维持口腔清洁卫生,口腔护理每天2次,防止口腔感染。

(3)若留置胃肠减压后仍出现呕吐者,应考虑是否存在引流不畅,检查胃管的深度是否移位或脱出,管道是否打折、扭曲,管腔是否堵塞,应及时给予相应的处理。

6.腹部体征的观察及护理

(1)评估、记录腹胀的程度,观察病情变化。观察腹部外形,每小时听诊肠鸣音1次,腹胀伴有阵发性腹绞痛,肠鸣音亢进,甚至有气过水声或金属音,应严密观察。麻痹性肠梗阻时全腹膨胀显著,但不伴有肠型;闭袢性肠梗阻可以出现局部膨胀;结肠梗阻因回盲瓣关闭可以显示腹部高度膨胀,而且往往不对称。

(2)动态观察是否有肛门排气、排便。

(3)减轻腹胀的措施有胃管引流,保持有效负压吸引。热敷或按摩腹部。如无绞窄性肠梗阻,可从胃管注入石蜡油,每次20～30mL,促进排气、排便。

7.加强水、电解质管理

(1)准确记录24小时出入量、每小时尿量,作为调整输液量的参考指标。

(2)遵医嘱尽快补充水和电解质的丢失。护士应科学、合理地安排补液顺序。危及生命的电解质紊乱,如低钾,要优先补给。

(3)维持有效的静脉通道,必要时建立中心静脉通道。加强局部护理。

8.预防感染的护理

(1)为患者执行各项治疗、操作时严格遵守无菌技术原则。接触患者前后均用流水洗手,防止交叉感染。

(2)有引流管者,应每天更换引流袋,保持引流通畅。

(3)禁食和胃肠减压期间应用生理盐水或漱口液口腔护理,每天3次,防止口腔炎的发生。

(4)留置导尿管者应用0.1%苯扎溴铵消毒尿道口或抹洗外阴,每天3次。

(5)加强皮肤护理,及时擦干汗液、清理呕吐物、更换衣被。每2小时变换体位1次,按摩骨突部位,防止压疮的发生。

9.引流管的护理

(1)术后因病情需要放置腹腔引流管,护士应明确引流管的放置位置及作用,注意引流管是否固定牢固,有无扭曲、阻塞等。

(2)术后每30分钟挤压1次引流管,以避免管腔被血块堵塞,保持引流管通畅。

(3)注意观察引流液的量及性质,及时准确地向医生报告病情。

(4)在操作过程中注意无菌操作,防止逆行感染。

10.饮食护理

待胃肠功能恢复,肛门排气后给患者少量流质饮食。肠切除者,应在肛门排气后1～2天后才能开始进食流质饮食。进食后如无不适,逐渐过渡至半流、软质、普通饮食。给予无刺激、易消化、营养丰富及富含纤维素的食物。有造瘘口者避免进食产气、产酸和刺激性食物如蛋、洋葱、芹菜、蒜或含糖高的食物，以免产生臭气。随着病情恢复，造瘘口功能的健全，2 周左右可进容易消化的少渣普食及含纤维素高的食物，不但可使粪便成形，便于护理，而且起到扩张造瘘口的作用。

11.心理护理

肠梗阻发病急，疼痛剧烈，患者一般有紧张、恐惧、焦虑等不良情绪，入院后急于想得到治疗，缓解疼痛。护士耐心安慰解释，与家属做好沟通工作，共同鼓励、关心患者。

(1)介绍环境及负责医生、护士，协助患者适应新环境。为患者提供安静、整洁、舒适的环境，避免不良刺激。

(2)治疗操作前简单解释，操作轻柔，尽量减少引起患者恐惧的医源性因素。

(3)用浅显的语言向患者解释疾病的原因、治疗措施、手术需要的配合。

(4)对患者的感受表示理解，耐心倾听，鼓励其说出自己心中的感受，给予帮助。

(5)避免在与医生、家属充分沟通前，直接同患者谈论病情的严重性。

12.健康教育

(1)养成良好的生活习惯，如生活起居要有规律，每天定时排便，排便时精力集中，即使无便意也要做排便动作，保持大便通畅。

(2)饱餐后不宜剧烈运动和劳动，防止发生肠扭转。

(3)定期复诊。有腹胀、腹痛等不适时，及时到医院检查。及早发现引起肠梗阻的因素，早诊断、早治疗。

第二节　急性腹膜炎

一、概述

急性腹膜炎是由细菌感染、化学刺激或损伤腹膜腔所引起的一种外科常见的严重疾病。多数是继发性腹膜炎，源于腹腔的脏器感染、坏死穿孔、外伤等。严重时可致血压下降和全身中毒反应，如未能及时治疗可死于中毒性休克。

二、病因及分类

1.根据腹膜炎的发病机制分类

(1)原发性腹膜炎：较少见，是指腹腔内无原发病灶，病原菌经由血循、淋巴途径或女性生殖系等而感染腹腔所致。

(2)继发性腹膜炎：是最常见的急性腹膜炎，继发于腹腔内的脏器穿孔、脏器的损伤破裂、炎症和手术污染。

2.根据病变范围分类

根据病变范围分为局限性腹膜炎、弥散性腹膜炎。弥散性腹膜炎临床症状较重,若治疗不及时可造成严重后果。

3.根据炎症性质分类

根据炎症性质分化学性腹膜炎、细菌性腹膜炎。

三、临床表现

急性腹膜炎的主要临床表现,早期为腹膜刺激症状(如腹痛、压痛、腹肌紧张和反跳痛等)、恶心、呕吐。腹式呼吸减弱或消失,并伴有明显腹胀。后期由于感染和毒素吸收,常出现高热、大汗、脉快、呼吸浅促、表情淡漠、面容憔悴、眼窝凹陷、口唇发绀、肢体冰冷、脉搏细弱、体温剧烈升高或下降、血压下降等全身感染中毒症状和休克表现。若病情继续恶化,终因肝肾衰竭及呼吸循环衰竭而死亡。

四、治疗

治疗原则是消除病因,彻底消除腹腔内的脓液和渗出液或促使渗出液尽快吸收、局限。

1.非手术治疗

应在严密观察及做好手术准备的情况下进行。适用于:①原发性腹膜炎或盆腔器官感染引起的腹膜炎。②急性腹膜炎初期尚未遍及全腹。③炎症已局限、临床症状轻、全身情况较好、腹腔积液不多者,可暂时不手术,进行非手术观察、治疗。

非手术治疗方法:①体位无休克时取半卧位。②禁食。③胃肠减压。④补液、补充热量与营养。⑤应用抗生素。⑥镇痛等对症处理。

2.手术治疗

通常适用于病情严重,非手术疗法无效者。适用于:①腹腔内原发病灶严重者。②弥散性腹膜炎较重而无局限趋势者。③患者一般情况差,腹腔积液多,肠麻痹重或中毒症状明显,尤其是有休克者。④经保守治疗(一般不超过 12 小时),症状与体征不缓解或反而加重者。⑤原发病必须手术解决的。

手术治疗的重点是:①处理病灶,清除腹膜炎的病因。②清理腹腔。③引流,防止发生腹腔脓肿。

五、护理措施

(1)严密观察病情变化。①意识表情变化能够反映中枢神经系统血液灌注情况。②监测患者血压、脉搏、呼吸,每 15～30 分钟 1 次,注意有无突发的剧烈腹痛、腹胀明显加重等异常情况。③预防出血的发生严密观察记录患者呕血、便血、伤口出血的色、量,协助医师积极处理。给予输液、止血、输血治疗,观察止血药物的疗效。④观察患者末梢循环情况。⑤保持各引流管通畅,妥善固定,防止挤压扭曲,同时密切观察引流液的性状,如量、颜色、气味等。

(2)急性腹膜炎患者疼痛一般都很剧烈,不能忍受,且呈持续性。深呼吸、咳嗽、转动身体时都可加剧疼痛。所以,我们应及时采取相应的护理措施,缓解患者的痛苦。①患者主诉疼痛时应立即采取相应的处理措施,如给予舒适的体位、同情安慰患者、让患者做深呼吸。②禁食,保持有效的胃肠减压。③观察生命体征变化,腹疼的部位、性质、程度、进展情况。④解释疼痛的原因,寻找缓解疼痛的方法。⑤按医嘱使用抗生素,预防和控制感染。⑥严密观察病情变化,尽早确诊,积极完善术前准备,有异常情况及时通知医师处理,但在明确诊断前禁用强镇痛药物。

(3)心理护理:此类患者都是急诊入院,多毫无思想准备,入院后应进行心理疏导,与之建立良好的护患关系,要引导患者使其心理状态稳定,适应环境,正确对待疾病,并调动其积极性,同时取得家属的协助。①介绍环境及负责医生、护士、协助患者尽快进入角色。②提供安静、整洁、舒适的环境,避免各种不良刺激。③操作轻柔,尽量减少引起患者恐惧的医源性因素。④用浅显易懂的语言向患者解释该病的原因、临床表现及手术和术后情况,解释各种检查、治疗的目的,指导手术配合知识。⑤做好家属的思想工作,取得配合。⑥对患者的恐惧表示理解和同情,鼓励其说出自己心中的感受,并耐心倾听,给予帮助。

(4)水、电解质处于平衡状态。①按医嘱合理安排液体的输入。②密切观察患者血压、脉搏、呼吸是否有心律失常、腹胀。③准确记录出入水量,作为调整输液量的参考指标。

(5)预防感染的发生。①为患者执行各项治疗、操作时严格遵守无菌技术。②接触患者前、后注意消毒隔离,防止交叉感染。③保持敷料清洁、无渗出、无脱落及移位。有引流管者,应每天更换引流袋,防止管道扭曲、受压,保持引流通畅。④禁食、发热、持续胃肠减压者,应用生理盐水或漱口液做口腔护理,每天 3 次,防止口腔炎的发生。⑤协助翻身叩背、雾化吸入,鼓励有效咳嗽、咳痰及床上运动。病情许可的情况下,适当进行室内活动,做深呼吸,防止坠积性肺炎、下肢静脉血栓形成。⑥留置导尿管者应常规消毒尿道口。⑦加强皮肤护理,多汗者及时擦干汗液、更换衣被,经常变换体位,按摩骨突部位,防止压疮的发生。⑧按医嘱使用抗生素。⑨监测体温,每天 3 次,发热者应增加测量次数并及时给予降温处理。

(6)采取适当的体位。①化脓性腹膜炎时或手术后的患者均取半卧位,可避免大腹腔的感染液流存于膈下区或流存于小腹腔形成脓肿。②尽量减少搬动患者,保持适宜体位,防止窒息或加重休克。③如患者有出血倾向,嘱患者绝对卧床休息。④术后根据麻醉种类的不同、病情的轻重程度而采取不同的体位,硬膜外麻醉者术后可以不去枕,腰麻者术后去枕平卧 6～8 小时,全麻者清醒后如生命体征平稳可取半坐卧位。手术后 6～8 小时取半坐位,24～48 小时进行床上或下床活动,以预防肠粘连。

(7)术后禁食、禁水和持续胃肠减压,可减轻肠道胀气和改善肠壁的血液循环,有利于切口愈合,如胃内食物残渣多或黏稠时,可用生理盐水 200～300mL 从胃管末端注入稀释胃内容物或降低黏稠度,以达到有效减压的目的。能进食者由流质→半流质→软质。

(8)引起老年急性腹膜炎患者死亡的常见原因为一些重要生命脏器功能的衰竭,尤以心、肺功能的维护更为重要。

①心功能的护理：护士应熟悉影响老年人心功能的一些常见疾病，如高血压、冠心病、心律失常等，合并急性腹膜炎时，严重感染常导致缺氧和酸中毒，心肌收缩必然受到影响。

护理中应重点关注心功能的微小变化以及影响心功能的各种因素，密切监测血压的变化，尤其是有高血压病史者，麻醉过程中和术后有血压剧升，常给予降压药调控血压，一般以血压维持在 140mmHg/90mmHg 左右为宜。

护理中要根据血压的情况调整降压药的滴数，尤其应避免滴数过快所致血压骤降。

疑有冠心病或已确诊为冠心病的患者，护理的关键为注意心肌供氧和需氧之间的平衡，防止心肌梗死的发生。

监测生命体征、血氧饱和度以及心电图的可疑改变。

当有心力衰竭(心衰)出现时，不仅应继续监测心电、血压、血氧、尿量、中心静脉压的改变，更应注意心衰所致的各种并发症，随时与心内科、麻醉科等联系。

②肺功能的护理：老年患者肺功能多减退，常伴有程度不等的肺疾患，加之急性腹膜炎时行剖腹探查术，特别容易发生肺不张、肺部感染等并发症，应加强防治。

护理中首先要保持呼吸道通畅，防止误吸，及时变换体位和进行深呼吸运动，有规律地叩打胸壁，呼气时压迫腹壁，扶持切口助咳，鼓励自主性咳嗽。

定时行雾化吸入，已行气管切开者做好气管切开护理。

发生呼吸衰竭时，常需呼吸机辅助呼吸，并保证吸入气体充分湿化。

加强口腔护理，遵医嘱合理使用抗生素。

(8)健康教育。

①术前健康教育。a.在护理过程中，首先要做好患者的心理护理，向患者讲解疾病有关知识、注意事项、治疗方法和治疗效果，解除患者的恐惧感，提高患者战胜疾病的信心。b.通过健康教育使患者了解各项检查的目的、意义和注意事项。能配合做好血常规、凝血常规、肝功能、心电图等术前检查，了解脏器受累情况。c.加强基础护理，密切观察病情，急性腹膜炎患者的观察、护理，必须在医护人员的监护下进行，家属要积极配合，不要擅自处理，以免贻误病情。d.观察期间不宜用吗啡类止痛剂，以免掩盖病情。禁止灌肠，以免消化道内容物自穿孔处向腹腔内广泛扩散，加重腹腔污染。e.通过宣教，患者和家属能了解口腔护理的重要性。勤用棉棒蘸温开水湿润口唇，口唇干裂时用石蜡油湿润，呕吐后用冷开水漱口。f.对伴有高血压、心脏病、糖尿病的患者，还要做好相关疾病知识的健康教育。g.采取合理的体位，减少毒素的吸收、膈下脓肿的形成。②术后健康教育。a.饮食指导：待胃肠功能恢复，肛门排气后嘱患者开始进食少量流质饮食，进食后如无不适，逐渐过渡至半流、软质、普通饮食。指导患者合理进食，掌握由少到多、由稀到稠、少量多次的原则，避免吃生冷、刺激性食物，饮食要有规律。b.活动指导：指导患者术后 6 小时血压平稳后可在床上翻身，动作宜小且轻缓，术后第一天可协助坐起并拍背促进排痰，有引流管者可取半卧位以利于腹腔充分引流，减轻切口疼痛，利于切口愈合。同时鼓励患者早期下床活动，有利于肠蠕动恢复，防止肠粘连的发生。通过宣教，患者能主动积极配合术后早期活动。c.老年的体弱患者要勤做双下肢活动和经常翻身，避免局部受压，并

进行按摩，防止下肢静脉栓塞和压疮发生。d.恢复期针对不同的病因及个体差异做必要的康复护理。③出院指导。a.养成良好的生活习惯，如生活起居要有规律，进食应少量多餐，避免吃生冷、刺激性食物，饮食要有规律，保持大便通畅。b.避免重体力劳动。c.定期查体，有腹胀、腹痛等不适时，应及时到医院检查。d.嘱患者要精神愉快，心情舒畅，保持乐观的情绪。

第三节　上消化道大出血

一、概述

上消化道出血(UGIH)是指屈氏韧带以上的消化道(食管、胃、十二指肠、胰腺、胆道)疾病引起的出血，也包括胃-空肠吻合术后的上段空肠等部位的病变引起的出血。上消化道出血分为食管胃静脉曲张出血与急性非静脉曲张性上消化道出血。上消化道大出血一般指在数小时内失血量超过 1000mL 或循环血量的 20%以上；或一次出血量 500mL 以上，出现直立性头晕，心率＞120 次/分，收缩压＜90mmHg，比原来基础血压低 25%以上；或 24 小时内需输血 2000mL 以上；或 1～2 天内血红蛋白(Hb)＜70g/L，红细胞计数(RBC)＜3×10^{12}/L，红细胞比容＜0.25L。上消化道大出血的临床表现主要是呕血和黑便，常伴血容量减少引起的急性周围循环衰竭。上消化道大出血是上消化道及全身疾病常见的严重并发症之一，如不及时诊治，尤其是高龄、有严重伴随病的患者易致死亡，病死率约为 10%。因此，迅速确定病因、出血部位，准确估计出血量和及时处理，对预后有重要意义。

二、病因及发病机制

(一)病因

1.上消化道疾病

①食管疾病：如食管癌、食管炎、食管贲门黏膜撕裂综合征(Mallory-Weiss 综合征)、食管裂孔疝、食管器械损伤、食管化学损伤等；②胃、十二指肠疾病：如消化性溃疡、急性糜烂出血性胃炎或十二指肠炎、胃癌、胃血管异常、胃手术后病变、胃黏膜脱垂、胃黏膜平滑肌瘤、淋巴瘤、壶腹周围癌等。

2.上消化道邻近器官与组织的病变

①胆道疾病：如胆道感染、胆囊或胆管癌、胆道受压坏死等；②肝脏疾病：如肝硬化、肝癌、肝脓肿或肝血管瘤、肝外伤等；③胰腺疾病：如急性胰腺炎、胰腺癌等；④其他：如主动脉瘤破入食管、胃或十二指肠、纵隔肿瘤或脓肿破入食管等。

3.全身性疾病

①血液病：如血友病、血小板减少性紫癜、白血病、弥散性血管内凝血；②血管性疾病：如过敏性紫癜、动脉粥样硬化、多种原因引起的血管炎等；③其他：如急性胃黏膜损伤(多因酒精、非甾体类抗炎药以及严重创伤、烧伤、大手术后、休克等各种应激引起)、尿毒症、结节性多动脉

炎、流行性出血热、钩端螺旋体病等。

按照发病率高低，常见急性 UGIH 的病因依次为：消化性溃疡、食管胃底静脉曲张破裂、应激性胃黏膜病变（如糜烂性出血性胃炎）和消化道肿瘤，其中消化性溃疡大约占所有急性 UGIH 的 50%。

（二）发病机制

UGIH 的基本病理改变是消化道黏膜、基层，甚或浆膜层的血管因糜烂、坏死、溃疡或破裂而出血。由于病因不同，其出血机制也不尽相同。①消化性溃疡出血，多为十二指肠球后溃疡或胃小弯穿透性溃疡侵蚀较大血管所致；②肝硬化引起的 UGIH，主要是食管胃底静脉曲张破裂出血，其次为门脉高压性胃病及肝源性溃疡，均与门脉高压有关。此外，因肝脏合成凝血因子减少或脾功能亢进时血小板减少以及毛细血管脆性增加所致的凝血机制异常，直接或间接促进了 UGIH。③急性胃黏膜病变引起的 UGIH，主要是因药物及各种应激因素破坏了胃黏膜屏障功能，氢离子逆弥散，侵袭血管，产生多发性糜烂和表浅溃疡所致；④上消化道肿瘤发生缺血性坏死、表面糜烂或溃疡、侵袭血管而出血；⑤其他原因引起的 UGIH 也是因病变侵袭血管或血管破裂或血管功能受损、血小板减少、凝血因子减少而致的出、凝血功能障碍引起。

三、临床表现

（一）症状与体征

上消化道大出血的临床表现主要取决于病变的性质、部位、出血量和速度。

1.呕血与黑便

呕血与黑便是 UGIH 的特征性表现。不管出血部位在幽门上或下，只要出血量大，就可出现呕血与黑便。大出血时呕出的血液呈鲜红或暗红色，兼有血块。如在胃内停留时间长，多为棕褐色或咖啡色，系血液经胃酸作用而形成正铁血红素所致。黑便可呈柏油样，黏稠而发亮，系血红蛋白中的铁经肠内硫化物作用而形成硫化铁所致。出血量很大时，粪便可呈暗红色甚至鲜红色，酷似下消化道出血，大便性状为血量多、粪质少、血与粪便均匀混合。食管胃底静脉曲张破裂出血具有突然起病，出血量大，易反复，难以控制的特点。

2.其他表现

可有上腹部不适、急性上腹疼痛、反酸、饱胀、恶心、肠鸣音亢进等表现。在休克控制后常伴有低热，一般<38.5℃，可持续 3～5 天。发热可能是失血性周围循环衰竭后引起丘脑下部体温调节中枢功能不稳定所致。但其确切发热机理尚不清楚。

（二）并发症

1.急性周围循环衰竭

出血量较大，若在短时间内出血量超过 1000mL 以上时，患者常出现周围循环衰竭的症状，除头晕、乏力、心悸外，常伴冷汗、四肢厥冷、脉搏细弱、心跳加速、心音低钝、呼吸气促、血压下降等失血性休克表现。少数患者在出血后有一过性晕厥或意识障碍（系暂时性或一过性脑缺血所致）。部分患者，尤其是老年患者可有烦躁不安的表现，系脑缺氧所致。应特别注意，老年患者因动脉硬化，即使出血量不大，也可出现意识障碍。

2.失血性贫血

大量出血后，因血管及脾脏代偿性收缩，红细胞比容及血红蛋白可暂时无明显改变。随后，组织液渗入血管内，使血液稀释，一般经3～4小时可出现贫血。

3.其他

肝硬化引起的大出血极易引起水、电解质紊乱、肝性脑病等并发症。

四、辅助检查

1.血常规

血红蛋白、红细胞计数、红细胞比容降低，呈正细胞、正色素性贫血，可出现晚幼红细胞。出血24小时内网织红细胞增高，至出血后4～7天可高达5%～15%，止血后逐渐降至正常。UGIH后2～5小时，白细胞增高，止血后2～3天恢复正常，若伴有脾功能亢进者，白细胞计数可不增高。

2.血尿素氮

UGIH后，血液中蛋白分解产物在肠道吸收，致血尿素氮升高，一般在大出血后数小时开始上升，24～48小时达高峰，大多>14.3mmol/L，若无明显脱水或肾功能不全的证据，仅血尿素氮升高或持续超过3～4天，提示上消化道仍有出血。此外，因血容量不足，肾血流减少，肾小球滤过率下降，氮质潴留，亦可使血尿素氮增高。如无活动性出血的证据，血容量已补足，但尿量少，血尿素氮持续增高，提示肾性氮质血症、肾衰竭。

3.内镜检查

内镜检查是病因诊断、确定出血部位和性质的关键，诊断准确率为80%～94%。还可预测再出血的危险性，并能进行镜下止血治疗。一般主张在出血后24～48小时内进行急诊胃镜检查。检查前先建立静脉通道，纠正休克，充分补充血容量，改善贫血（Hb上升至70g/L），在备血、监护及相应止血措施下进行。食管胃静脉曲张并非内镜检查禁忌。

4.选择性动脉造影检查

对内镜检查无阳性发现，有活动性出血又不适宜进行内镜检查者，可选择血管造影，还可同时做栓塞止血治疗。可进行选择肠系膜上动脉插管造影检查。多主张在出血的情况下立即行造影检查，其出血的部位或病变的性质多数可获得诊断，如发现造影剂从某破裂的血管处溢出，则该血管处即是出血的部位。当发现异常的病变血管时，可根据该异常血管影做出是否有血管畸形的病因诊断。血管造影属侵袭性检查，有发生严重并发症风险，对严重动脉硬化、碘过敏和老年患者禁用。

5.B型超声波检查

如发现肝硬化、门静脉高压的特征性改变，即有利于肝硬化的诊断；如发现局部胃黏膜显著增厚则有利于胃癌的诊断。

6.CT或MRI检查

对诊断肝硬化、胆道病变及胰腺病变有较大的帮助，也有利于中、晚期胃癌的诊断。

7.X 线钡餐检查

一般而言,在大出血时不宜行 X 线钡餐检查,因有可能加重出血或再出血,故多主张钡餐检查在出血停止、病情稍稳定后进行。但此时钡餐检查的诊断阳性率明显降低,如对急性胃黏膜病变、应激性溃疡等的诊断会发生困难,因为这些病变可在短期内恢复正常,但是钡餐检查对于食管静脉曲张、消化性溃疡或胃癌等病变,仍有重要的诊断价值。

五、治疗

(一)一般治疗

患者应绝对卧床休息,保持安静,平卧并将下肢抬高。头偏向一侧、保持呼吸道通畅,避免将血液误吸入气管。吸氧,禁食,密切观察呕血、黑便、尿量、神志、皮肤与甲床色泽、肢体温度、周围静脉特别是颈静脉充盈情况。定时复查红细胞计数、血红蛋白、血细胞比容与血尿素氮,心电监护,尽可能进行中心静脉压测定,以指导液体输入量。必要时留置胃管,观察出血情况。

(二)补充血容量

1.紧急输液

①立即配血;②尽快建立静脉通道,最好经锁骨下静脉插管;③输液速度:先快后慢;④液体种类及选择:可用生理盐水、平衡液、等渗葡萄糖液、血浆或其他血浆代用品、浓缩红细胞、全血。失血后因血液浓缩,应首先静脉快速滴注平衡液或胶体液,最好维持血红蛋白浓度在 100g/L、红细胞比容在 30%;若失血量较大,Hb 浓度<70g/L 时,可输浓缩红细胞;严重活动性大出血(急性失血量超过总量的 30%)时,应尽早输入足量新鲜全血;⑤输液量:输入液体或血的量应根据病因、尿量、血压,心肺病史。有条件的最好结合中心静脉压调整输液、输血的量及速度。

2.输血指征

①收缩压<90mmHg,较基础收缩压降低幅度>30mmHg;②血红蛋白<70g/L,红细胞比容<25%;③心率>120 次/分。血容量已补足的指征有:四肢末端由湿冷青紫转为温暖、红润;脉搏由快、弱转为正常、有力;收缩压接近正常,脉压大于 30mmHg;肛温与皮温差从大于 3℃转为小于 1℃;中心静脉压(5~13cmH_2O)。UGIH 的死亡很大程度上与年龄和严重并发症的临床表现有关。

(三)止血

1.内镜下止血

对于急性非静脉曲张性上消化道大出血内镜下止血为首选,可对出血灶喷洒凝血酶或 0.1%肾上腺素、巴曲酶等,适用于胃黏膜糜烂、渗血、活检后出血、溃疡出血等,对出血量大者效果较差。还可用热探头、电凝、激光、微波止血或上止血夹。对于食管胃静脉曲张出血,内镜下止血是控制活动性出血和预防再出血的主要措施,可局部注射硬化剂、套扎疗法,胃底静脉曲张可局部注射组织黏合剂,为手术创造条件。

2.药物止血

适用于无法内镜治疗或止血失败者，与内镜治疗联合运用。

(1)抑酸药：抑制胃酸分泌的药物可提高胃内 pH，促进血小板聚集和纤维蛋白凝块的形成，避免血块过早溶解，有利于止血和预防再出血，又可治疗消化性溃疡。常用质子泵抑制剂(PPI)有埃索美拉唑、奥美拉唑、泮托拉唑、兰索拉唑、雷贝拉唑。用法：奥美拉唑 80mg 静脉推注，继以 8mg/h 的速度滴注 72 小时，也可用泮托拉唑等。根据 2010 年急性非静脉曲张性 UGIH 国际共识认为，内镜治疗前 PPI 治疗并不能降低再出血率、手术率和死亡率，但可有效减少干预措施、降低成本、提高安全性，尤其对高风险征象者，因此可考虑内镜检查前行 PPI 治疗以降低病灶级别、减少内镜干预，但不应延迟内镜检查。2012 年《美国消化性溃疡出血诊治指南》指出，内镜检查前使用 PPI 可降低病灶级别，尤其是在不能早期进行内镜检查或内镜医师技术有限的情况下——对内镜治疗前 PPI 的治疗提出了有条件的推荐。内镜治疗后，基本药物治疗是用抑酸药，PPI 为目前推荐药物，疗效较为确切，要尽早应用。此外，还可用 H_2 受体拮抗剂(H_2RA)，如雷尼替丁、法莫替丁等。

(2)止血药：止血药物的疗效尚未证实，不推荐作为一线药物使用。可口服凝血酶、云南白药等，也可静脉注射维生素 K_1；或用去甲肾上腺素 8mg 加入 100～200mL 冰生理盐水口服或鼻胃管灌注；或肌内注射或皮下注射巴曲酶 1U，严重出血时同时静脉注射 1U 的巴曲酶。

(3)生长抑素及其衍生物：该药主要作用机制是，减少内脏血流、降低门静脉阻力；抑制胃酸和胃蛋白酶分泌；抑制胃肠道及胰腺肽类激素分泌。是肝硬化急性食道胃底静脉曲张出血的首选药物之一，亦可用于急性非静脉曲张出血的治疗。其特点：可迅速有效控制急性上消化道出血；预防早期再出血的发生；有效预防内镜治疗后的肝静脉压力梯度(HVPG)升高，从而提高内镜治疗的成功率；可显著降低消化性溃疡出血患者的手术率；对于高危患者，选用高剂量生长抑素在改善患者内脏血流动力学、出血控制率和存活率方面均优于常规剂量。因不伴全身血流动力学的改变，该类药物可安全应用于消化道出血患者，止血率为 80%～90%，无明显不良反应。目前推荐：14 肽的天然(或人工合成)生长抑素(ST)和人工合成的 8 肽生长抑素奥曲肽(OT)。生长抑素的用法：静脉给予 250μg 的负荷剂量后，继之以 250μg/h 持续静脉滴注，维持 5 天，注意该药在滴注过程中不能中断，如中断超过 5 分钟要重新给予负荷剂量。对高危患者可高剂量(500μg/h)输注，这个剂量在改善患者内脏血流动力学、出血控制率和存活率方面均优于常规剂量，可根据患者病情多次重复 250μg 冲击剂量快速静脉滴注，最多可达 3 次。奥曲肽的负荷用量为 100μg，继之以25～50μg/h 持续静脉滴注，维持 5 天。尽管生长抑素对非食道胃底曲张静脉出血疗效不确切，由于生长抑素无明显不良反应，美国学者对等待内窥镜检查不明病因的 UGIH 患者仍推荐使用。

(4)血管加压素及其衍生物：该类药物通过收缩内脏血管，减少门脉血流量，降低门脉压，达到止血目的。常用的药物包括垂体后叶素、血管加压素、特利加压素。一般推荐血管加压素 10U 缓慢静脉推注，之后以 0.2～0.4U/min 持续静脉滴注 72 小时，根据血压调整剂量。常见不良反应有腹痛、血压升高、心律失常、心绞痛，甚至心肌梗死等(高血压、冠心病者忌用)。但由于其较重不良反应，限制临床应用，尽管其衍生物特利加压素已被证实可以提高 UGIH 生存率，在欧洲已广泛应用到临床，但在美国并未被批准应用于治疗上消化道出血。常联用硝酸甘油 10～15μg/min 静脉点滴，舌下含服硝酸甘油 0.6mg，每 30 分钟一次，以减少血管加压素的不良反应及协同降低门静脉压。国内仍可用垂体后叶素替代血管加压素。

(5)抗生素：应当指出的是，美国肝病协会将抗生素应用 7 天作为预防再发食道胃底曲张静脉出血重要手段，可见肝硬化合并出血的患者预防性使用抗菌药物的重要性。肝硬化合并静脉曲张出血的患者(35%～66%)出现细菌感染的症状与非肝硬化住院患者(5%～7%)相比更为常见。在此类的患者中，预防细菌感染可降低静脉曲张再出血的风险，并可改善生存率。肝硬化合并静脉曲张出血的患者细菌感染的最主要的起因包括自发性腹膜炎、尿道感染和肺炎，常见革兰阴性菌感染。因此，对于肝硬化合并静脉曲张出血的患者应当给予 7 天的抗菌药物。选用喹诺酮类抗生素，对喹诺酮类耐药者可使用头孢类抗生素。

3.三腔二囊管压迫止血

气囊压迫止血适用于食管静脉及近贲门部的胃底静脉破裂出血，有确切的近期止血效果。由于患者痛苦大，并发症多(如吸入性肺炎、窒息、食管炎、食管黏膜坏死、心律失常等)，且近年来药物治疗和内镜治疗的进步，目前已不推荐气囊压迫止血作为首选措施，其应用限于药物不能控制出血时，作为暂时止血用，以赢得时间去准备更好的止血措施。三腔管压迫时间一般为 24 小时，若出血不止可适当延长至 72 小时，但不宜过长。

4.介入治疗

经药物和内镜治疗无效时，可选择介入治疗。

(1)持续动脉注射法和动脉栓塞疗法：上消化道动脉出血的介入治疗包括持续动脉注射法和动脉栓塞疗法。持续动脉注射法是经导管持续灌注血管收缩剂，而动脉栓塞疗法是用栓塞剂阻塞出血动脉。常用的栓塞剂有自体凝血块、吸收性明胶海绵、聚乙烯醇以及无水乙醇等。

(2)部分脾动脉栓塞术：目前普遍认为食管胃底静脉曲张与门静脉压力增高相关，而肝硬化患者门静脉血约 1/3 来自脾静脉，部分脾动脉栓塞术(PSE)通过栓塞脾动脉分支减少了脾脏到门静脉的血流量，继而降低门静脉压力。与脾切除相比，部分脾动脉栓塞更安全有效，主要表现在手术过程简单快捷，局麻下就可完成。由于保留了部分脾脏功能从而保存了脾脏。

(3)经皮经颈静脉肝内门-体分流术(TIPS)：对于反复出血且应用内镜治疗或者药物治疗无效，可以考虑 TIPS，但由于可以引起肝性脑病和置管阻塞，不推荐为食管胃底静脉曲张出血的首选。

5.手术治疗

经上述治疗，上消化道大出血仍不能得到有效控制，脉率、血压不稳定，诊断不明且无禁忌证者，可考虑手术治疗。对于食管胃静脉曲张出血仅在药物和内镜治疗无效，无法进行经颈静脉肝内门-体分流术情况下使用。

有关资料显示：首次大出血病死率为 28.7%，曲张静脉一旦发生出血，短时间内再出血概率很大，再出血死亡率明显增高，大出血后 24 小时、48 小时内手术病死率分别为 20%、38%，

48 小时以后手术者为 45%。因此，不失时机地对部分大出血患者果断施行手术治疗是抢救患者生命的重要措施。

手术指征是：大量出血并穿孔，幽门梗阻或疑有癌变者；年龄在 50 岁以上，有心肾疾病，经治疗 24 小时以上仍出血不止者；短时间内出血量很大，出现休克征象者；急性大出血，经积极应用各种止血方法仍出血不止，且血压难以维持正常者；近期反复出血，其溃疡长期不愈合；门静脉高压，反复大出血或出血不止者。

六、护理措施

（一）基础护理

1.卧床休息

大量出血患者应绝对卧床休息，可将下肢略抬高，以保证脑部供血。呕血时头偏一侧，避免误吸。

2.饮食护理

对急性大出血患者应禁食。对少量出血而无呕吐、无明显活动出血者，可遵医嘱给予温凉、清淡无刺激性流食，这对消化性溃疡患者常常采用，因进食可减少胃收缩运动并可中和胃酸，促进溃疡愈合。出血停止后改用营养丰富、易消化的半流食、软食，开始少量多餐，以后改为正常饮食。

3.心理护理

护理人员对于大量出血患者应给予陪伴，以增加患者安全感，及时消除血迹并向患者及家属解释检查、治疗的目的，使患者保持心情平静。

（二）疾病护理

1.密切观察病情

(1)观察内容：体温、脉搏、呼吸和血压；精神和意识状态；呕血、黑粪的量、性状、次数以及伴随症状；皮肤、指甲、肢端色泽、温暖与否以及静脉充盈情况；记录 24 小时出入量，尤其是尿量；原发病有关症状和体征的观察，及早发现并发症。

(2)出血量的估计。

①根据呕血与黑粪的情况估计：粪便隐血试验阳性提示每日出血量＞5～10mL；出现成形黑粪者，提示每日出血量在 50～100mL；胃内积血量达 250～300mL 可引起呕血。

②根据全身症状估计：出血后 15 分钟内无症状，提示出血量较少；一次出血量少于 400mL 时为血容量轻度减少，可由组织间液与脾脏贮存的血液所补充，一般不引起全身症状；出血量超过 400～500mL，可出现全身症状，如头晕、心悸、乏力等；若短时间内出血量超过全身血量的 20%(1000mL)时，可出现口渴、出冷汗、脉速、血压下降等周围循环衰竭的表现。

③动态观察血压、心率：若患者由平卧位改为坐位时出现血压下降(下降幅度大于 15～20mL)、心率加快(上升幅度大于 10/min)，则提示血容量明显不足，是紧急输血的指征。若收缩压低于 80mmHg，心率大于 120/min，往往提示已进入休克状态，需积极抢救。

(3)继续出血或再出血的征象。

①反复呕血和(或)黑粪次数增多,粪质稀薄;甚至呕血转为鲜红色、黑粪变成暗红色,伴肠鸣音亢进。

②虽经输血、补液,临床观察或中心静脉压监护发现周围循环衰竭未能改善。

③红细胞计数、血红蛋白测定与血细胞比容继续下降,网织红细胞计数持续增加。

④无脱水或肾功能不全依据而氮质血症持续升高超过3~4天者或再次升高。

2.输液、输血及药物护理

迅速建立静脉通道,立即配血。配合医师迅速、准确地实施补充血容量、给予各种止血药物等。输液开始时宜快,定时观察输液、输血滴注速度,避免引起急性肺水肿。遵医嘱给予止血药,依病因不同予以垂体后叶素、西咪替丁等。

3.应用气囊压迫止血,三(四)腔管的护理

插管前应配合医师做好准备工作,解释操作的过程及目的,如何配合等,使其减轻恐惧心理,更好地配合。仔细检查三(四)腔管,确保管腔通畅,气囊无漏气,然后抽尽囊内气体备用。

留置三(四)腔管期间:①应定时测气囊内压力,是否达止血要求。②当胃囊充气不足或破裂时,食管囊可向上移动,阻塞喉部可引起窒息,一旦发生应立即通知医师进行紧急处理。③定时抽吸食管引流管、胃管,观察出血是否停止,并记录引流液的性状、颜色及量。④放置三(四)腔管24小时后应放气数分钟再注气加压,以免黏膜受压过久。⑤保持插管侧鼻腔的清洁湿润,每日向鼻腔内滴3次液状石蜡。

出血停止后,放出囊内气体,继续观察24小时,未再出血可考虑拔管。拔管前口服液状石蜡20~30mL,抽尽囊内气体,以缓慢、轻巧的动作拔管。气囊压迫一般以3~4天为限,继续出血者可适当延长。

(三)健康指导

(1)解释上消化道出血的原因及诱因。

(2)饮食知识:溃疡病应定时进餐,避免过饥、过饱;避免粗糙食物;避免刺激性食物,如醋、辣椒、蒜、浓茶等;避免食用过冷、过热食物。肝硬化不可进食粗糙、坚硬带刺食物,以营养丰富软食为主。

(3)戒酒、戒烟,避免劳累、精神紧张,保持乐观情绪。

(4)溃疡病避免服用阿司匹林、吲哚美辛、激素类药物等,肝硬化禁用损害肝脏的药物。

(5)坚持遵医嘱服药治疗溃疡病或肝硬化。定期门诊复查,如发现呕血、黑粪时立即到医院就诊。

第四节 肝性脑病

一、概述

肝性脑病(HE),又称肝昏迷,是严重肝病引起的、以代谢紊乱为基础的中枢神经系统功能失调的综合征,以意识障碍、行为失常和昏迷为主要临床表现。

二、病因及发病机制

(一)病因

肝性脑病主要见于各型肝硬化(肝炎后肝硬化最多见),也可由门体分流手术引起。肝性脑病尤其是门体分流性脑病常有明显的诱因,常见的有上消化道出血、大量排钾利尿、放腹水、高蛋白饮食、感染、药物、便秘及其他(腹泻、外科手术、尿毒症、分娩等)。

(二)发病机制

肝性脑病的发病机制迄今未完全明了。一般认为产生肝性脑病的病理生理基础是肝细胞功能衰竭和门腔静脉之间有手术造成的或自然形成的侧支分流。来自肠道的许多毒性代谢产物,未被肝解毒和清除,经侧支进入体循环,透过血脑屏障而至脑部,引起大脑功能紊乱。肝性脑病时体内代谢紊乱是多方面的,脑病的发生可能是多种因素综合作用的结果,但含氮物质包括蛋白质、氨基酸、氨硫醇的代谢障碍和抑制性神经递质的积聚可能起主要作用。糖和水、电解质代谢紊乱以及缺氧可干扰大脑的能量代谢,从而加重脑病;脂肪代谢异常,特别是短链脂肪酸的增多也起重要作用;此外,慢性肝病患者大脑敏感性增加也是重要因素。

三、临床表现

一般根据意识障碍程度、神经系统表现和脑电图改变,将肝性脑病分为四期。

1.一期(前驱期)

轻度性格改变和行为失常,如欣快激动或淡漠少言,衣冠不整或随地便溺。患者应答尚准确,但有时吐词不清且较缓慢。可有扑翼(击)样震颤,也称肝震颤,即嘱患者两臂平伸,肘关节固定,手掌向背侧伸展,手指分开时,可见到手向外侧偏斜,掌指关节、腕关节,甚至肘与肩关节急促而不规则地扑击样抖动。脑电图多数正常。此期历时数日或数周,有时症状不明显,易被忽视。

2.二期(昏迷前期)

以意识错乱、睡眠障碍、行为失常为主。前一期症状加重,定向力和理解力均减退,对时、地、人的概念混乱,不能完成简单计算和智力构图(如搭积木)。可有言语不清,举止反常,多有睡眠时间倒错,昼睡夜醒,甚至有幻觉、恐惧、狂躁。此期患者有明显神经系统体征,如腱反射亢进、肌张力增高、巴宾斯基征阳性。有扑翼样震颤,脑电图有特征性异常。患者可出现不随意运动及运动失调。

3.三期(昏睡期)

以昏睡和精神错乱为主。各种神经体征持续存在或加重,患者大部分时间呈昏睡状态,但可唤醒,醒时可应答问话,但常有神志不清和幻觉。扑翼样震颤仍可引出,脑电图有异常表现,锥体束征常呈阳性。

4.四期(昏迷期)

神志完全丧失,不能唤醒。浅昏迷时,对疼痛刺激有反应,腱反射和肌张力仍亢进;由于患者不能合作，扑翼样震颤无法引出。深昏迷时，各种反射消失，肌张力降低，瞳孔散大，脑电图明显异常。

以上各期的分界不很清楚，前后期临床可有重叠。肝功能损害严重的肝性脑病常有明显黄疸、出血倾向和肝臭，易并发各种感染，肝肾综合征和脑水肿等情况，使临床表现更加复杂。

四、辅助检查

1.血氨

慢性肝性脑病尤其是门体分流性脑病患者多有血氨增高。急性肝衰竭所致脑病的血氨多正常。

2.脑电图检查

肝性脑病前驱期脑电图正常，昏迷前期到昏迷期，脑电图明显异常。典型的改变为节律变慢，出现每秒4～7次的θ波和每秒1～3次的δ波。

3.诱发电位

诱发电位是体外可记录的电位，由各种外部刺激经感觉器传入大脑神经元网络后产生的同步放电反应，可用于亚临床或临床肝性脑病的诊断。

4.简单智力测验

目前认为心理智能测验对于诊断早期肝性脑病包括亚临床脑病最有用。内容包括数数字、数字连接、简单计算、书写、构词、画图、搭积木、用火柴杆搭五角星等，其中以数字连接试验最常用，其结果容易计量，便于随访。

五、治疗

（一）消除诱因

尽量避免使用麻醉、止痛、安眠、镇静等类药物，可减量使用（常量的1/2或1/3）地西泮、东莨菪碱，并减少给药次数或用异丙嗪、氯苯那敏等抗组胺药代替。必须及时控制感染和上消化道出血，避免快速和大量的排钾利尿和放腹水。注意纠正水、电解质和酸碱平衡失调。

（二）减少肠内毒物的生成和吸收

1.饮食

限制蛋白质摄入量。

2.灌肠或导泻

保持大便通畅，清除肠内积食、积血或其他含氮物质以减少氨的生成和吸收。可用生理盐水或弱酸溶液（生理盐水500mL加食醋50g）灌肠或用50％山梨醇10～20mL或25％硫酸镁40～60mL导泻。

3.抑制肠菌生长

口服新霉素每日4g或先用氨苄西林、卡那霉素等，可抑制大肠埃希菌生长而减少氨的产生，同时用甲硝唑0.2g，每日4次，可能收到更好效果。

4.乳果糖

是一种合成的双糖，口服后不被吸收，在结肠内细菌分解为乳酸和醋酸，使肠内呈酸性而减少氨的形成和吸收。在有肾功能损害或听觉障碍、忌用新霉素时或需长期治疗者，乳果糖为首选药物。不良反应有饱胀、腹痛、恶心、呕吐等。

（三）促进有毒物质的代谢与清除，纠正氨基酸代谢的紊乱

1.降氨药物

(1)谷氨酸钾或谷氨酸钠：其机制是与游离氨结合形成谷氨酰胺，从而降低血氨。每次用4支加入葡萄糖液中静脉滴注，每天1～2次。该药偏碱性，碱中毒时要慎用。根据电解质情况选钠盐或钾盐。本药静脉滴注过快可引起呕吐、流涎及面部潮红。

(2)精氨酸：可与氨合成尿素和鸟氨酸，从而降血氨。该药酸性，适用于碱中毒时，常用剂量为10～20g加入葡萄糖液中静脉滴注，每天1次。

2.纠正氨基酸代谢的紊乱

静脉输注支链氨基酸混合液，每次用量500～1000mL，提高支链氨基酸芳香族氨基酸比值，使之恢复到3左右。

3.纠正假性神经递质

左旋多巴，本品能通过血脑屏障变为多巴胺，进而形成去甲肾上腺素，恢复中枢神经系统的正常兴奋性递质，以恢复神志。一般每日2～4g，分次口服或鼻饲或以200～500mg加入葡萄糖液中静脉滴注，疗效不肯定。

4.苯二氮受体拮抗药

氟马西尼是第一个特异性苯二氮(BZ)类药物的拮抗药，通过与中枢BZ受体结合，逆转其中枢药理作用。一般认为氟马西尼治疗肝性脑病具有作用快、时间短、治疗指数高的特点，无明显不良反应，只是部分患者在静脉注射后可引起轻微和短暂的恶心、呕吐，无明显的心肺后遗症。

（四）人工肝和肝移植

用活性炭、树脂等进行血液灌注或用聚丙烯腈进行透析，清除血氨和其他毒物，对急、慢性肝性脑病有一定疗效。原位肝移植为各种终末期肝病患者提供了新的治疗途径。

（五）其他对症治疗

1.纠正水、电解质和酸碱平衡失调

每日入液总量以不超过2500mL为宜。肝硬化腹水患者的入液量一般控制在尿量加1000mL内。

2.保护脑细胞功能

用冰帽降低颅内温度，以减少能量消耗，保护脑细胞功能。

3.保持呼吸道通畅

深昏迷者，应做气管切开排痰给氧。

4.防治脑水肿

积极利尿，20%甘露醇250mL静脉快滴或推注为目前较多采用的脱水治疗措施。50%葡

萄糖静脉推注或口服50%甘油可作为辅助脱水方法。

5.防止出血与休克

有出血倾向者，可静脉滴注维生素 K_1 或输鲜血，以纠正休克，缺氧和肾前性尿毒症。

六、护理措施

1.常规护理

（1）环境与休息：保持患者的病室环境安静整洁，避免一切不良刺激。

（2）饮食护理：禁食或限食者，避免发生低血糖。因低血糖可使大脑能量减少，致脑内去氨活动停滞，氨毒性增加。

（3）减少蛋白质的摄入量：昏迷开始数日内禁食蛋白质，每天供给足够的热量和维生素，以碳水化合物为主。神志清醒后可逐步增加蛋白质的量，每天20g，以后每3～5天增加10g，但短期内不能超过40～50g/d，以植物蛋白为主。

2.专科护理

（1）加强护理：如有烦躁者应加床档，必要时使用约束带，防止发生坠床及撞伤等意外。

（2）保持大便通畅：便秘使氨及其他有毒物质在肠道内停留时间过长，促进毒物吸收，可用生理盐水加食醋保留灌肠。忌用肥皂水灌肠，因其为碱性，可增加氨的吸收。

（3）做好昏迷患者的护理：①保持呼吸道通畅，保证氧气的供给。②做好口腔、眼部的护理，对眼睑闭合不全者可用生理盐水纱布覆盖。③尿潴留者留置导尿管并详细记录尿的量、性状、气味等。④预防压疮：定时翻身，保持床铺干燥、平整。⑤给患者做肢体的被动运动，防止静脉血栓形成及肌肉萎缩。

（4）用药护理：①使用谷氨酸钠或谷氨酸钾时，应注意观察尿量、腹水和水肿状况，尿少时慎用钾剂，明显腹水和水肿时慎用钠盐。应用精氨酸时，滴注速度不宜过快，以免引起流涎、面色潮红与呕吐。②应用苯甲酸钠时注意有无饱胀、腹绞痛、恶心、呕吐等。③根据医嘱及时纠正水、电解质紊乱及酸、碱平衡失调，做好出入量的记录。④保护脑细胞功能，可用冰帽降低颅内温度，以减少耗氧量。遵医嘱快速滴注高渗葡萄糖、甘露醇以防治脑水肿。

3.病情观察

严密观察患者思维、认知的变化，以判断意识障碍的程度。加强对患者生命体征及瞳孔的监测并记录。

4.健康指导

（1）严密监测病情密切注意肝性脑病的早期征象，观察患者思维及认识改变，识别意识障碍的程度，观察并记录患者的生命体征瞳孔大小，对光反射等，如有异常应及时报告医生，以便及时处理。

（2）避免各种诱发因素：①禁止给患者应用安眠药和镇静药物，如临床确实需要，遵医嘱可用地西泮、氯苯那敏等，也只用常量的1/3～1/2量。②防止感染：加强基础护理，观察体温变化，保持口腔、会阴部皮肤的清洁，注意预防肺部感染，如有感染症状出现，应及时报告医师并遵医嘱及时,准确地给予抗生素。③防止大量进液或输液:过多液体可引起低血钾,稀释性低血钠,脑水肿等,可加重肝性脑病。④避免快速利尿和大量放腹水,及时纠正频繁的腹泻和呕吐,防止有效循环血容量减少,水、电解质紊乱及酸、碱平衡失调。⑤保持大便通畅:大便通畅有利于清除肠内含氮物质。便秘者,可口服或鼻饲50%硫酸镁30～50mL导泻,也可用生理盐水或弱酸溶液洗肠。弱酸溶液洗肠可使肠内的pH值保持于5～6,有利于血中NH_3逸出进入肠腔随粪便排出。忌用肥皂水灌肠,因其可使肠腔内呈碱性,使氨离子弥散入肠黏膜进入血液循环至脑组织,使肝昏迷加重。

(3)饮食护理:限制蛋白质摄入,发病开始数日内禁食蛋白质,供给足够的热量和维生素,以糖类为主要食物。昏迷者应忌食蛋白质,可鼻饲或静脉补充葡萄糖供给热量。足量的葡萄糖除提供热量和减少组织蛋白分解产氨外,又有利于促进氨与谷氨酸结合形成谷氨酰胺而降低血氨。清醒后可逐渐增加蛋白饮食,最好给予植物蛋白,如豆制品。植物蛋白质含支链氨基酸,含蛋氨酸,芳香族氨基酸少,适用于肝性脑病。显著腹水患者应限制钠、水量,水入量一般为尿量加100mL/d。脂肪类物质延缓胃的排空,应尽量少食用。

(4)意识障碍患者的护理:以理解的态度对待患者的某些不正常的行为,避免嘲笑。向其同室病友,家属等作解释工作,使其了解这是疾病的表现,让他们正确对待患者。对于躁动不安者须加床档,必要时宜用保护带,以防坠床。经常帮助患者剪指甲,以防抓伤皮肤。

(5)昏迷患者的护理:保持患者卧姿舒适,头偏向一侧,保证患者呼吸道通畅,必要时给予吸氧。可用冰帽降低颅内温度,使脑细胞代谢降低,以保护脑细胞功能。作好患者的口腔、皮肤护理,保持床单位整洁,协助患者翻身,防止感染、压疮。同时,注意肢体的被动活动,防止血栓形成和肌肉萎缩。

(6)用药护理:遵医嘱迅速给予降氨药物,并注意观察药物的疗效及不良反应。静脉滴注精氨酸时速度不宜过快,以免出现流涎、面色潮红与呕吐等不良反应。

第四章　神经外科疾病护理

第一节　颅内压增高

颅内压增高指各种疾病如颅脑损伤、脑出血、脑肿瘤、脑积水等使颅腔内容物体积增加或颅腔容积减少超过颅腔可代偿的容量，导致颅内压持续在 1.96kPa（200mmH_2O）以上，并出现头痛、呕吐和视盘水肿等临床表现的综合征。持续颅内压增高可导致部分脑组织被挤嵌入颅腔裂隙或孔道，形成脑疝，是颅脑疾病致死的重要原因。

一、病因和分类

1.病因

（1）颅腔内容物体积或量增加

①脑体积增加：脑组织损伤、炎症、缺血缺氧、中毒导致脑水肿。

②脑脊液增多：脑脊液分泌增加、吸收障碍或脑脊液循环受阻导致脑积水。

③脑血流量增加：如恶性高血压、颅内动静脉畸形、体内二氧化碳潴留、高碳酸血症，脑血管扩张导致脑血流量增加。

（2）颅内空间或颅腔容积缩小

①先天因素：如狭颅症、颅底凹陷症等先天性畸形使颅腔容积变小。

②后天因素：颅内占位性病变如颅内血肿、脑肿瘤、脑脓肿等，或大片凹陷性骨折，导致颅内空间相对变小。

2.分类

（1）根据病因分类

①弥散性颅内压增高：如颅腔狭窄或脑实质体积增大，颅腔内各部分及分腔内压力增高，无压力差，脑组织无明显移位。如弥散性脑水肿、弥漫脑膜炎等。

②局灶性颅内压增高：局部病变导致病变部位压力首先增高，周围脑组织受压移位，颅内各个腔隙出现压力差，导致脑组织移位，局部受压。局部受压过久导致该处血管的张力消失，血管壁肌群失去正常的舒缩力，当颅内压下降脑血管扩张，血管壁的通透性增加出现渗出，脑实质出现出血性水肿。

（2）根据病情进展速度分类

①急性颅内压增高：病情进展快，生命体征变化明显，颅内压增高引起的症状和体征严重。

如高血压性脑出血、急性硬膜下血肿等。

②亚急性颅内压增高：病情进展较快，颅内压增高反应较轻或不明显。如颅内恶性肿瘤、颅内炎症等。

③慢性颅内压增高：病情进展缓慢，时好时坏。如慢性硬膜下血肿、颅内良性肿瘤等。

二、病理生理

1.颅内压的形成

颅内压(ICP)是指颅腔内容物对颅腔壁所产生的压力，颅腔是由颅骨组成的半封闭，成年后总体积固定不变的体腔。颅腔内容物包括脑组织、脑脊液及供应脑的血液，它们的总体积和颅腔容积是相适应的，通过生理调节来维持动态的平衡。通常以脑脊液的静水压代表颅内压力。成人正常值为 0.69～1.96kPa(70～200mmH_2O)，儿童为 0.49～0.98kPa(50～100mmH_2O)。

2.颅内压的调节

正常颅内压有一定的波动范围，随心脏搏动、血压、呼吸有细微波动，咳嗽、喷嚏、憋气、用力等均可引起 ICP 明显的波动。颅内压调节主要依靠脑脊液量的增减来实现。当颅内压增高时，脑脊液被挤入蛛网膜下隙并被吸收，同时脑脊液的分泌减少，吸收增加；当颅内压降低时，脑脊液分泌增加，吸收减少，以维持颅内压。

3.颅内压增高的后果

引发一系列中枢神经系统功能紊乱和病理生理改变。主要导致脑血流量减少，脑组织缺血、缺氧加剧颅内压的增高，导致脑灌注压下降，当脑灌注压低于 40mmHg，脑血流调节作用消失，当颅内压接近平均动脉压脑灌注几乎停止。组织缺血、缺氧，加重脑水肿和颅内压增高，脑疝形成，导致脑组织移位，压迫脑干、抑制循环和呼吸中枢。

三、临床表现

头痛、呕吐、视盘水肿是 ICP 的“三主征”，但出现的时间有所不同。

1.头痛

常见症状，是脑膜、血管或神经受牵扯或挤压所致。初始较轻，呈持续性疼痛，进行性加重。头痛的部位及特性与颅内原发病变的部位和性质有一定关系，多在前额及双颞，后颅窝占位性病变的后枕部疼痛。常呈搏动性，改变体位时、咳嗽、喷嚏、用力、弯腰、低头、清晨或傍晚时分头痛程度加重。

2.呕吐

常在头痛剧烈时出现，多呈喷射性呕吐，与进食无关，但常在饭后发生，因迷走神经受激惹所致，呕吐后头痛可有所缓解。

3.视盘水肿

为颅内压增高的客观征象。因神经受压、眼底静脉回流受阻导致。出现视盘充血、边缘模糊、中央凹陷变浅或消失，视网膜静脉怒张、迂曲、搏动消失。严重可致视盘周围火焰状出血。

早期无明显视力障碍，仅有视野缩小。持续视盘水肿，可致视神经萎缩，甚至失明。

4.意识障碍及生命体征变化

慢性颅内压增高的患者会出现神志淡漠、反应迟钝；急性颅内压增高者常有进行性意识障碍甚至昏迷。患者可伴有典型的生命体征改变，出现Cushing综合征，即血压升高、心跳和脉搏缓慢、呼吸减慢（两慢一高）。后期失代偿出现血压下降，脉搏细速，呼吸浅而不规则，甚至呼吸停止。

5.脑疝

脑疝是颅内压增高的严重后果，当颅腔内某一分腔存在占位性病变，该分腔压力就高于邻近分腔，脑组织从高压区向低压区移位，其中部分脑组织被挤入颅内生理空间或裂隙，出现相应的受压症状和体征，称为脑疝。常见的有小脑幕切迹疝、枕骨大孔疝及大脑镰下疝。

（1）小脑幕切迹疝：又称颞叶沟回疝，经小脑幕切迹缘颞叶的海马回和沟回疝入小脑幕裂孔下方。

①颅内压增高：进行性加剧的头疼，伴频繁呕吐；②进行性意识障碍：脑干内网的上行激活系统被阻断，随着脑疝的加重患者出现进行性意识障碍；③瞳孔变化：初期患侧动眼神经受刺激出现患侧瞳孔缩小，随着脑疝加重受压动眼神经麻痹，患侧瞳孔开始散大，直接及间接对光反射消失；晚期，对侧动眼神经受压，出现类似改变；④运动障碍：沟回压迫大脑脚，导致锥体束受累。出现病变对侧肢体肌力下降或麻痹，病理征阳性；⑤生命体征改变：如不及时解除脑疝，患者出现深昏迷，双侧瞳孔散大固定，去皮质强直，血压下降，脉搏细速，呼吸浅弱且不规则，相继出现呼吸、心跳停止而亡。

（2）枕骨大孔疝：又称小脑扁桃体疝，小脑扁桃体及延髓经枕骨大孔被挤入椎管内。脑脊液循环通路被堵塞，后颅窝体积较小，颅内压迅速增高，患者表现为后枕部剧烈头痛、频繁呕吐、颈项强直或强迫头位、肌张力减退、四肢呈弛缓性瘫痪。因脑干缺氧，瞳孔可忽大忽小。早期出现生命体征紊乱，意识障碍出现较晚。位于延髓的呼吸中枢严重受损，患者可早期突发呼吸骤停而亡。

（3）大脑镰下疝：又称扣带回疝，为一侧大脑半球扣带回经镰下孔被挤入对侧。出现对侧肢体轻瘫及排尿困难等。

6.其他症状

如头晕、复视、耳鸣、猝倒。婴儿头皮静脉怒张、囟门饱满及骨缝分离。

四、辅助检查

1.头颅X线

可发现骨缝分离、颅骨局部破坏或增生、颅骨内板变薄，蝶鞍扩大等。

2.CT和MRI

颅内占位性病变首选方法是CT，能显示病变的部位和范围。当CT不能确诊时采用MRI，有助确诊。

3.脑血管造影

主要用于动脉瘤和脑血管畸形的诊断。

4.腰椎穿刺

可测量颅内压和治疗,同时取脑脊液检查。但颅内压增高症状体征明显者应禁做腰穿,以免发生脑疝。

五、治疗要点

原则是首先处理原发病,抢救生命。若发生急性脑疝应该立即手术。

1.非手术治疗

(1)脱水治疗:适用于暂不明原因的或明确病因但目前不能手术的患者。临床常用高渗性和利尿性脱水剂,通过渗透作用使脑组织水分进入血液循环经肾脏排出体外。首选的高渗性脱水剂为20%甘露醇,15～30分钟快速静脉滴注,2～4次/天。利尿剂有速尿(呋塞米)20～40mg,口服、肌内注射或静脉注射。2～4次/天。目前临床对降颅压、减轻脑水肿还使用20%白蛋白20～40mL静脉注射。

(2)糖皮质激素治疗:糖皮质激素可改善毛细血管通透性缓解脑水肿。地塞米松5～10mg静脉或肌内注射;氢化可的松100mg静脉注射;泼尼松5～10mg口服。注意观察有无消化性溃疡出血。

(3)抗感染:根据药敏试验选用合适的抗生素,伴颅内感染患者应早期使用抗生素控制感染。

(4)冬眠低温治疗:通过药物和物理降温来降低机体的温度,从而降低脑组织的代谢率、耗氧量和血流量,增加脑组织对缺氧的耐受力,防治脑水肿,降低颅内压。

(5)对症治疗:疼痛者可遵医嘱给予镇痛剂,但忌用吗啡和哌替啶等,防止呼吸中枢受抑制,导致患者死亡;抽搐患者,可给予抗癫痫药物;躁动患者可给予镇静剂。

2.手术治疗

对于颅内占位性病变应尽早手术切除;对暂时不能确诊的患者可采用脑脊液分流术、脑室穿刺外引流、颞肌下减压术等手术方式降颅压争取时间,暂缓病情。

六、护理评估

1.术前评估

(1)健康史:通过收集资料,评估以下内容。

①基本资料。

②颅内压增高的相关因素,如评估患者有无脑外伤、高血压、动脉硬化等。

③诱发颅内压骤升的因素,评估患者有无便秘、咳嗽等。

(2)身体状况

①局部:评估患者头痛的性质、程度、持续时间。

②全身表现：评估患者是否因头痛出现喷射状呕吐，患者进食情况和水、电解质情况，有无视力减退和意识障碍等。

(3)辅助检查：CT、MRI可证实颅内占位性病变；血生化可反映是否存在电解质紊乱等。

(4)心理-社会支持状况

①头痛、呕吐等不适会引发患者焦虑、烦躁的心情。

②亲属对患者的疾病的认知程度，对患者的关心程度、支持力度，家庭对手术的经济承受能力。

2.术后评估

(1)术中情况：了解手术、麻醉方式与效果、术中出血、补液、输血情况和术后诊断。

(2)全身情况：着重了解患者的生命体征是否平稳、意识状况以及瞳孔变化。

(3)术后恢复情况：了解患者术后颅内压的变化，恢复是否顺利，有无并发症发生。

(4)预后判断：根据患者的临床症状、手术情况、辅助检查及术后恢复情况，评估预后情况。

七、常见护理问题

1.头疼

与颅内压增高引起的脑膜、血管或神经受牵扯，挤压有关。

2.脑组织灌注异常

与颅内高压有关。

3.有体液不足的危险

与频繁呕吐有关。

4.有受伤的危险

与意识障碍有关。

5.潜在并发症

脑疝、误吸、感染等。

八、护理措施

(一)一般护理

1.体位

抬高床头15°～30°，利于颅内静脉回流，减轻脑水肿。

2.给氧

持续或间断吸氧，改善脑缺氧，使脑血管收缩，降低脑血流量。

3.适当限制入液量

不能进食者，成人每日补液量不超过2000mL，每日尿量不少于600mL。神志清醒者，可予普通饮食，适当限盐，注意水、电解质平衡。

4.维持正常体温和防治感染

高热可使机体代谢率增高,加重脑缺氧,故应及时给予高热患者有效的降温措施。遵医嘱应用抗生素预防和控制感染。

(二)病情观察

密切观察病情变化,预防及处理并发症,注意观察患者的意识状态、生命体征及瞳孔变化及肢体功能,警惕颅内压增高危象的发生。有条件者可做颅内压监测。

1.意识状态

目前临床对意识障碍的分级方法不一。传统方法分为清醒、模糊、浅昏迷、昏迷和深昏迷五级(表 4-1-1)。

表 4-1-1 意识状态的分级

意识状态	语言刺激反应	痛刺激反应	生理反应	大小便自理	配合检查
清醒	灵敏	灵敏	正常	能	能
模糊	迟钝	不灵敏	正常	有时不能	尚能
浅昏迷	无	迟钝	正常	不能	不能
昏迷	无	无防御	减弱	不能	不能
深昏迷	无	无	无	不能	不能

Glasgow 昏迷评分法:评定睁眼、语言及运动反应,三者得分相加表示意识障碍程度,最高 15 分,表示意识清醒,8 分以下为昏迷,最低 3 分,分数越低表明意识障碍越严重。

2.生命体征

注意呼吸节律和深度、脉搏快慢和强弱以及血压和脉压的变化。若血压上升、脉搏缓慢有力、呼吸深慢,提示颅内压增高。

3.瞳孔变化

正常瞳孔等大、圆形,在自然光线下直径 3～4mm,直接、间接对光反应灵敏。颅内压增高时注意观察双侧瞳孔是否等大、等圆,有否扩大或缩小,有无对光反射。

4.肢体功能

观察病变对侧肢体肌力是否减退和麻痹,双侧肢体自主活动是否消失,有无阳性病理征。

5.颅内压监护

将导管或微型压力感受器探头安置于颅腔内,另一端与 ICP 监护仪连接,将 ICP 压力变化动态转变为电信号,显示于示波屏或数字仪上,并用记录器连续描记压力曲线,以便随时了解 ICP 情况。监护前调整记录仪与传感器的零点,一般位于外耳道水平。患者保持平卧或头抬高 10°～15°,保持呼吸道通畅,躁动患者适当使用镇静药,避免外来因素干扰监护。防止管道阻塞、扭曲、打折及传感器脱出。监护过程严格无菌操作,预防感染。监护时间不宜过长,通常不超过 1 周。

（三）治疗配合

1.高渗性利尿、脱水疗法的护理

利用高渗性脱水剂和利尿剂减少脑组织的水分，达到降低颅内压的目的。常用高渗性脱水剂有20%甘露醇，作用快、强、作用时间长，是严重颅内压增高患者的首选降低颅内压的药物，250mL静脉滴注，每日2～4次，每次在15～30分钟内快速滴完，用药后10～20分钟颅内压开始下降，可维持4～6小时，同时使用速尿，20～40mg肌内注射或静脉滴注，每日1～2次。在输液过程中注意输液的速度，观察脱水治疗的效果。使用高渗性液体后，血容量突然增加，可加重循环系统负担，导致心力衰竭或肺水肿，儿童、老人及心功能不良者尤应注意。

2.糖皮质激素疗法护理

糖皮质激素可以改善毛细血管的通透性，防治脑水肿，降低颅内压。常用药物为地塞米松5～10mg，每日1～2次。注意观察有无因应用激素诱发应激性溃疡出血、感染等不良反应。

3.冬眠疗法的护理

可降低脑代谢率，稳定细胞膜，减轻脑肿胀和降低颅内压，提高局部脑灌注压，在其他降颅内压的方法失败后才应用，必须在监护室，结合应用颅内压监护仪。

（1）环境和物品准备：将患者安置于单人病房，室内光线宜暗，室温18～20℃，室内备氧气、吸引器、血压计、听诊器、水温计、冰袋或冰毯、导尿包、集尿袋、吸痰盘、冬眠药物、急救药物及器械和护理记录单等，专人护理。

（2）降温方法：根据医嘱给予足量冬眠药物，如冬眠Ⅰ号合剂（包括氯丙嗪、异丙嗪及哌替啶）或冬眠Ⅱ号合剂（哌替啶、异丙嗪、氢化麦角碱），待患者御寒反应消失、进入昏睡状态后，方可加用物理降温措施，降温速度以每小时下降1℃为宜，体温以降至肛温32～34℃较为理想。

（3）严密观察病情：密切观察患者生命体征、意识状态、瞳孔和神经系统症状。冬眠低温期间，若脉搏超过100次/分，收缩压低于13.3kPa（100mmHg），呼吸次数减少或不规则时，应及时通知医生，停止冬眠疗法或更换冬眠药物。

（4）缓慢复温：冬眠低温治疗时间一般为2～3天，可重复治疗。停用冬眠低温治疗时，应先停物理降温，再逐步减少药物剂量；为患者加盖被毯，让体温自然回升，必要时加用电热毯或热水袋复温，温度应适宜，严防烫伤；复温不可过快，以免出现颅内压“反跳”、体温过高或酸中毒等。

4.防止颅内压骤然增高的护理

①休息：劝慰患者安心休养、避免情绪激动。②保持呼吸道通畅：及时清除呼吸道分泌物和呕吐物；舌根后坠者，可托起下颌或放置口咽通气道；防止颈部过曲、过伸或扭曲；对意识不清的患者及咳痰困难者，应配合医生尽早行气管切开术；重视基础护理，定时为患者翻身拍背，以防肺部并发症。③避免剧烈咳嗽，及时治疗感冒、咳嗽；避免便秘，颅内压增高患者因限制水分摄入及脱水治疗，常出现大便干结，应鼓励患者多吃蔬菜和水果，并给缓泻剂以防止便秘。对已有便秘者，予以开塞露或低压小剂量灌肠，必要时，戴手套掏出粪块；禁忌高压灌肠。④及时控制癫痫发作：癫痫发作可加重脑缺氧及脑水肿。⑤遵医嘱定时定量给予患者抗癫痫药物。

⑥躁动的处理：应寻找并解除引起躁动的原因，不盲目使用镇静剂或强制性约束，以免患者挣扎而使颅内压进一步增高。适当加以保护以防外伤及意外。若躁动患者变安静或由原来安静变躁动，常提示病情发生变化。

5.脑疝急救和护理

①脱水治疗和护理：快速静脉输入甘露醇、山梨醇、呋塞米等强力脱水剂，并观察脱水效果。②维持呼吸功能：保持呼吸道通畅，吸氧，以维持适当的血氧浓度。对呼吸动能障碍或呼吸骤停者，立刻行气管插管和人工辅助呼吸。③密切观察病情变化，尤其注意呼吸、心跳、瞳孔及意识变化。④紧急做好术前特殊检查及术前准备。

九、护理评价

(1)患者颅内压增高症状是否得到缓解，头痛是否减轻，意识状态是否改善。

(2)患者体液是否平衡，生命体征是否平稳，尿比重是否在正常范围，有无脱水症状和体征。

(3)患者是否出现脑疝或出现脑疝征象是否被及时发现和处理。

十、健康教育

若患者存在可能导致颅内压增高的因素，如脑外伤、颅内炎症、脑肿瘤及高血压、脑动脉硬化，经常头痛、恶心应及时就医，除去相关因素。

第二节　颅脑损伤

颅脑损伤多见于交通、工矿作业等事故，以及自然灾害、爆炸、火器伤、坠落、跌倒、锐器、钝器对头部的伤害等。占全身损伤的15%～20%，仅次于四肢损伤，复合伤多见，其致残率及致死率均高于其他部位损伤。颅脑损伤可分为头皮损伤、颅骨骨折和脑损伤，三者可单独也可合并存在，其核心问题是脑损伤。

一、头皮损伤

(一)头皮血肿

1.分类

按血肿出现在头皮中的位置可分为以下三类、皮下血肿、帽状腱膜下血肿和骨膜下血肿。

2.病因

皮下血肿多见于撞击或产伤。帽状腱膜下血肿多因头部受斜向暴力，头皮产生剧烈滑动，导致血管撕裂所致。骨膜下血肿常由颅骨骨折导致。

3.临床表现

(1)皮下血肿：血肿在皮肤表层与帽状腱膜之间。位于损伤部位中央，中心硬，周围软，无波动感。因皮下组织连接紧密，血肿体积小，张力高，有明显压痛。

(2)帽状腱膜下血肿：该处组织疏松，血肿易扩展，严重者血肿边界可蔓延整个帽状腱膜下，覆盖整个穹窿部，仿佛戴一顶有波动的帽子。儿童或年老体弱者，可导致休克或贫血。

(3)骨膜下血肿：血肿位于骨膜和颅骨外板间。血肿局限于颅缝，张力高，可有波动感。

4.辅助检查

X 线检查，了解有无颅骨骨折。

5.治疗要点

为减轻疼痛，24 小时内进行冷敷，之后热敷。较小的头皮血肿伤后 1～2 周内可自行吸收，无须特殊处理；若血肿较大，应严格备皮和消毒，分次穿刺抽吸后加压包扎。骨膜下血肿，要注意是否并发颅内血肿。若血肿发生感染均需切开引流。

(二)头皮裂伤

1.病因

多由锐器或钝器伤所致。锐器伤伤口边缘整齐，钝器伤伤口边缘不规则，形态、大小、深浅不一。

2.临床表现

头皮血管丰富，头皮裂伤出血较多.不易止血，易导致休克。

3.辅助检查

X 线检查是否合并颅骨骨折和脑损伤。

4.治疗要点

现场立即压迫止血，按开放性损伤原则处理，争取 24 小时内清创缝合，在合理使用抗生素前提下，延迟至 48～72 小时也可达到一期愈合。给予抗菌药药及破伤风抗毒素。头皮缺损者可进行减张缝合、皮下松解或植皮。

(三)头皮撕脱伤

1.病因

多因发辫卷入转动的机械中，使头皮部分或整块撕脱，往往自帽状腱膜下间隙全层撕脱，有时连同部分骨膜一并撕脱。

2.临床表现

受牵扯的发根面积大头皮撕脱的范围就大，有时可造成耳郭撕脱。患者剧烈疼痛及大量出血，可导致失血性或疼痛性休克。但较少合并颅骨骨折及脑损伤。

3.治疗原则

急救时加压包扎止血，抗休克。争取在伤后 6～8 小时内清创做头皮皮瓣复位再植或自体皮移植。对于骨膜已撕脱不可再植者，需清洁创面，在颅骨外板钻孔达板障，待骨孔内肉芽生长后再二期植皮。

条件允许，可在显微外科技术下行小血管吻合术，头皮原位缝合，有望头发重生。

二、颅骨骨折

(一)病因和病理

颅骨骨折指受暴力因素所致颅骨结构的改变。颅盖骨外板厚,内板较薄,内、外板表面均有骨膜覆盖,在颅骨的穹窿部,内骨膜与颅骨板结合不紧密,颅顶部骨折容易形成硬脑膜外血肿。颅底部的硬脑膜与颅骨贴附紧密,当颅底骨折时易导致硬脑膜撕裂,产生脑脊液漏,形成开放性骨折。

颅骨骨折临床意义不在于骨折本身,而在于因骨折所引起的脑膜、脑、血管和神经损伤,可合并脑脊液漏、颅内血肿及颅内感染等。

(二)分类

1.按骨折的部位

分颅盖骨折和颅底骨折,发生比例为 4∶1。

2.按骨折线形态

分线性骨折和凹陷性骨折。

3.按骨折是否和外界相通

分闭合性骨折和开放性骨折。

(三)临床表现

1.颅盖骨折

(1)线性骨折:发生率最高。骨折线多为单发,若多条骨折线交错则可形成粉碎性骨折。局部有压痛、肿胀,患者多伴发局部骨膜下血肿。当骨折线跨越脑膜中动脉或静脉窦,应警惕形成硬膜外血肿。

(2)凹陷性骨折:多见于额、顶部。多为颅骨全层凹陷,局部可扪及局限性下陷区。少数患者出现仅内板凹陷。成人凹陷性骨折多为粉碎性骨折,婴幼儿多为“乒乓球”样凹陷。可能出现脑组织受压的症状,如失语、偏瘫、癫痫等神经系统定位病征。

2.颅底骨折

多因暴力直接作用于颅底所致,线性骨折多见。颅底骨折可因出现脑脊液漏而确诊。根据骨折的部位不同分颅前窝、颅中窝和颅后窝骨折。

(四)辅助检查

1.X 线检查

颅盖骨骨折的诊断主要依靠的是 X 线检查确诊。凹陷性骨折 X 线可显示骨折碎片凹陷的深度。

2.CT 检查

有助于了解骨折情况及是否合并脑损伤。

（五）治疗原则

1.颅盖骨折

(1)单纯线性骨折：无须特殊处理，患者卧床休息，对症止痛、镇静。关键在于积极处理因骨折引起的脑损伤或颅内出血，特别是硬膜外血肿。

(2)凹陷性骨折：出现下列情况立即手术取出骨折碎片。①合并脑损伤或骨折面积直径＞5cm，骨折片陷入颅腔，导致颅内压升高；②骨折片压迫脑重要部位引起神经功能障碍；③非功能区部位的小面积凹陷骨折，无颅内压增高，但深度超过1cm可考虑择期手术；④开放性粉碎性凹陷骨折。

2.颅底骨折

本身无须特殊治疗，重点处理合并的脑损伤、脑脊液漏。出现脑脊液漏时即属开放性损伤，应使用TAT及抗菌药物预防感染，患者取头高位休息，避免填塞或冲洗耳道及鼻腔，避免用力咳嗽、打喷嚏或擤鼻涕。大部分脑脊液漏在伤后1～2周可自愈。若超过4周仍有脑脊液漏，可行手术修补硬脑膜。若骨折片压迫视神经，应尽早手术减压。

三、脑损伤

脑损伤是指脑膜、脑组织、脑血管以及脑神经受到外力作用后发生的损伤。

1.脑损伤根据脑损伤病理改变的先后分类

分为原发性和继发性脑损伤。

(1)原发性脑损伤：指暴力作用于头部后立刻出现的脑损伤，如脑震荡、脑挫裂伤等。

(2)继发性脑损伤：指头部受伤后一段时间出现的脑受损病变、脑水肿和颅内血肿。

2.脑损伤根据伤后脑组织是否和外界相通分类

分为闭合性脑损伤和开放性脑损伤。

(1)闭合性损伤：颅脑与外界不相通。

(2)开放性损伤：头皮裂伤、颅骨骨折、硬脑膜破裂并存。

3.脑损伤根据脑损伤机制分类

分直接损失、间接损失和旋转损伤。

(1)直接损伤：①加速性损伤：运动的物体敲击静止的头部，导致头部加速运动出现损伤，损伤多出现在受损部位。②减速性损伤：运动的头部撞击到静止的物体，使头部突然停止产生损伤，损伤多出现在受损的对侧。③挤压伤：两个相反方向的力同时作用在头部，导致颅骨变形颅内压骤升。

(2)间接损伤：①传递性损伤：足部或臀部着地，外力通过下肢或脊柱传至颅底发生的脑损伤。②挥鞭样损伤：外力导致躯干极速运动，头部运动落后于躯干，导致头部发生过屈过伸似挥鞭样运动，造成脑干和脊髓损伤。③创伤性窒息：胸腹部受猛烈撞击或挤压胸腹腔压力骤升，上腔静脉血逆流导致脑、头面部毛细血管破裂。

(3)旋转损伤：外力导致头颅沿着其某条轴线旋转运动出现的损伤。

（一）脑震荡

1.临床表现

脑震荡是最轻微、最常见的原发性脑损伤。患者在伤后立即出现短暂的意识障碍，持续数秒或数分钟，一般不超过 30 分钟。同时可出现头痛、头晕、恶心、呕吐、皮肤苍白、出汗、血压下降、心动过缓、呼吸微弱、肌张力减低、各生理反射迟钝或消失等症状。清醒后大多不能回忆受伤前及当时的情况，称为逆行性遗忘。

2.辅助检查

神经系统检查无阳性征，CT 检查无异常，脑脊液无红细胞。

3.治疗要点

无须特殊治疗，卧床休息 1～2 周，期间可给予镇静对症处理，患者一般 2 周后痊愈，不留后遗症。

（二）脑挫裂伤

常见的原发性脑损伤，分为脑挫伤和脑裂伤。脑挫伤脑组织受损轻，软脑膜完整；脑裂伤时软脑膜、脑血管、脑组织同时裂开并伴外伤性蛛网膜下隙出血。由于两者常同时存在，合称为脑挫裂伤。

1.临床表现

（1）意识障碍：脑挫裂伤最突出的症状，伤后立即出现，多数患者超过半小时，严重者可出现长期昏迷。

（2）局灶症状和体征：伤及脑皮质功能区可出现相应的神经功能障碍或体征。如语言中枢受损出现失语，运动区损伤出现锥体束征，肢体抽搐、偏瘫等。

（3）蛛网膜下隙出血：出现脑膜刺激征，脑脊液检查有红细胞。

（4）颅内压增高：因继发脑水肿，患者恶心、呕吐，严重者可出现脑疝。

2.辅助检查

CT 是首选，MRI 检查也有助于确诊。

3.治疗要点

非手术治疗为主，防治脑水肿，促进脑复苏，预防并发症。

（1）非手术治疗：①一般处理：卧床休息，头部抬高 15°～30°。保持呼吸道通畅，必要时可做气管切开。营养支持，维持水、电解质、酸碱平衡。应用抗菌药物。对症处理，如镇静、止痛、抗癫痫等。②防治脑水肿：是关键措施。可给予脱水治疗、糖皮质激素治疗、冬眠低温疗法等降颅压。③促进脑功能恢复：可用神经营养药改善细胞代谢和促进脑细胞功能恢复。如辅酶 A、细胞色素 C、三磷酸腺苷等。

（2）手术治疗：非手术治疗无效，出现脑疝迹象时，应做脑减压或局部病灶清除术。

（三）颅内血肿

颅内血肿是颅脑损伤中最危险、最多见却又是可逆的继发性病变。由于血肿直接压迫脑组织，常引起局部脑功能障碍的占位性病变症状和体征以及颅内压增高的病理生理改变，若未及时处理，可导致脑疝危及生命，早期发现和及时处理可在很大程度上改善预后。

1.分类

(1)根据血肿来源和部位：分为硬膜外血肿、硬膜下血肿、脑内血肿。

(2)根据血肿引起颅内压增高及早期脑疝所需时间：分为急性(3天内)、亚急性(3天至3周)、慢性(3周以上)血肿。

2.临床表现

(1)硬膜外血肿：发生在颅骨与硬脑膜之间，发生率占外伤性颅内血肿的30%。

①意识障碍：伤后当时有短暂的意识障碍，随即清醒或好转，继之因颅内出血导致颅内压增高，再度出现意识障碍，并进行性加重。两次昏迷之间称为中间清醒期。若原发性脑损伤较严重或血肿形成较迅速，可能不出现中间清醒期。

②颅内压增高及脑疝：头痛、恶心、呕吐剧烈。一般成人幕上血肿超过20mL、幕下血肿超过10mL，可引发颅内压增高症状。幕上血肿者大多先经历小脑幕切迹疝，后合并枕骨大孔疝，故先有意识障碍和瞳孔改变继而出现严重的呼吸循环障碍。幕下血肿者可直接发生枕骨大孔疝，早期发生呼吸骤停。

(2)硬膜下血肿：最常见，占颅内血肿的50%，血肿位于硬脑膜下腔。表现为意识障碍进行性加重，多不存在中间清醒期。较早出现颅内压增高和脑疝的症状。急性亚急性硬膜下血肿常继发于对冲性脑挫裂伤。慢性硬膜下血肿多见于老年人，大多有轻微头部外伤史，与脑萎缩及桥静脉撕裂有关。

(3)脑内血肿：发生率较低，占颅内血肿的5%。血肿位于脑实质内。以进行性意识障碍为主，若血肿累及重要脑功能区，可出现偏瘫、失语、癫痫等症状。

3.辅助检查

CT、MRI可协助诊断。

4.治疗要点

一经确诊，尽早通过手术清除血肿。如钻孔引流术、开颅血肿清除术、血肿碎吸或脑室外引流术等。

四、颅脑损伤患者的护理

(一)护理评估

1.健康史

了解患者的受伤过程，包括受伤的部位、时间、因素、伤后的处理情况。了解患者一般资料和既往病史。

2.身体状况

①呼吸系统：呼吸道是否出现梗阻，有无血液、呕吐物、分泌物或异物阻塞呼吸道或出现舌后坠。②生命体征：监测患者的体温、脉搏、呼吸、血压，注意病情变化。③意识状况：评估患者意识障碍程度和持续时间。有无逆行性遗忘或中间清醒期。④神经系统：检查双侧瞳孔的大

小及对光反射，双侧肢体的肌力和肌张力以及自主运动、感觉、生理反射和病理反射。⑤头皮及五官：检查患者是否存在头皮损伤，伤口的大小、位置、波动感，有无口鼻腔漏出脑脊液或血液。⑥其他：检查是否合并其他部位损伤。如四肢或脊柱骨折、胸腹部损伤等。

3.辅助检查

评估CT、X线、MRI检查的结果。

4.心理-社会支持状况

了解意识清醒的患者是否存在焦虑、恐惧；评估患者家属对疾病的认知及治疗的信心。

（二）常见护理诊断/问题

1.意识障碍

与颅脑损伤、颅内压增高有关。

2.感知觉的改变

与脑神经损伤有关。

3.清理呼吸道无效

与意识障碍有关。

4.恐惧/焦虑

与颅脑损伤及担心预后有关。

5.营养失调：低于机体需要量

与颅脑损伤机体处于高代谢状态、中枢性高热、呕吐有关。

6.有感染的危险

与头皮损伤、开放性颅骨骨折、误吸有关。

7.有受伤的危险

与意识障碍、感知觉障碍、癫痫发作等有关。

8.潜在并发症

应激性溃疡、颅内出血、脑疝、癫痫等。

（三）护理措施

1.院前急救

院前急救是指伤者在入院前的处置，包括受伤现场和转院过程的处置。

(1)院前急救的基本原则：先救命、后治病。当救护人员到达现场后，首先应简洁了解伤情，迅速而果断地处理直接威胁伤者生命的病症，简要系统地检查患者全身情况，迅速脱离现场，转运医院。

(2)院前急救的意义和目的：在急危重症患者的发病初期就给予及时有效的现场抢救，维持患者的生命，防止患者的再损伤，减轻患者的痛苦，并快速安全地将患者护送到医院进行进一步的救治，为院内急救赢得时间和条件。院前急救的主要目的是挽救患者的生命，减少伤残率和死亡率。

院前急救对于突发疾病或者遭遇意外创伤的患者来说，至关重要，甚至关系到患者的生命能否延续。重型颅脑损伤患者伤后1小时呈现第1个死亡高峰，此刻死亡的数量占创伤死亡的50%，有组织的创伤救治体系比无组织的创伤救治体系死亡率下降20%～50%，这个阶段抢救患者必须分秒必争，因此该时段又被称为“黄金1小时”。

(3)现场处理

①缩短反应时间：反应时间是指从接到呼叫电话至救护车抵达事故现场所需要的时间。在该时间段内，可利用电话指导现场目击者或呼救者进行自救，正确使患者脱离危险场地，迅速就近救治。

②保证在最短的时间内到达现场：为使患者能在最短的时间内得到及时、有效的救治就必须设法缩短急救半径和院前急救时间。到达现场后，急救人员首先了解患者的受伤时间和部位，对伤情做出综合判定，按轻重缓急进行重点救治。

(4)院前急救的工作特点

①随机和突发性：任何事故或灾害的发生均具有随机性和突发性。

②紧急：一有呼救必须立即出动，一到现场立即抢救，抢救后根据病情立即运送或就地监护治疗。

③流动性大：院前急救系统平时在急救医疗服务区域内活动，求救地点可以散在于所管辖的任何街道、工厂、学校及居民点。当遇有重大突发性灾害事故时，还可能按需要跨区去增援。

④急救环境条件差：现场急救的环境大多较差，有时在马路街头，人群拥挤、声音嘈杂、光线暗淡；有时甚至险情未排除可能会造成人员再伤亡。运送途中，车辆颠簸、震动和噪声可能给一些必要的医疗护理操作如听诊、测量血压、吸痰、注射等带来困难。

⑤伤情多样且复杂：伤情有轻重，复合伤或合并伤和原有病变使诊治更加困难。

⑥对症治疗为主：院前急救因无充足时间和良好的条件做鉴别诊断，要做出明确的医疗诊断非常困难，只能以对症治疗为主。

⑦费心劳力：随车救护人员到现场前要使用运载工具，或徒步奔走或攀爬，随身携带急救设备，到现场后必须立即抢救伤者，抢救后又要帮助搬运伤者，运送途中还要密切观察病情。因此，精神压力和体力劳动强度很大。

(5)实施急救措施：注意伤者体位的安置，疑有颈椎骨折者取平卧头正位，一律予以颈托固定保护。对休克的患者，就地抢救，以免搬动引起血压波动，导致休克加重，危及生命。

①开放气道，保持呼吸道通畅：迅速清理伤者呼吸道内的血块、分泌物、污物及义齿。开放气道可采用仰头抬颏法，即左手小鱼际置于患者前额，手掌用力向后压使其头部后仰，右手中指、食指剪刀式分开上提下颌，使下颌角与耳垂连线垂直地面。疑似颈椎损伤者，用托举下颌法，即将肘部支撑在患者所处的平面上，双手放置在患者头部两侧并握紧下颌角，同时用力托起下颌。舌后坠或昏迷者安置口咽管或气管插管或简易环甲膜切开气管插管。无自主呼吸者，应行人工呼吸。

②纠正低血压，保持血液循环稳定：正常血压是保证有效脑循环的基本条件。如伤者面色苍白、神志淡漠、四肢冰冷、脉搏细弱、收缩压＜90mmHg，提示休克状态，即应建立静脉通道，

必要时静脉切开，不可因穿刺失败贻误抢救时机。低血压患者一般应用等渗补液。

③止血：头皮血运极丰富，单纯头皮裂伤有时即可引起致死性外出血。开放性颅脑损伤可累及头皮的大小动脉，颅骨骨折可伤及颅内静脉窦，同时颅脑损伤往往合并有其他部位的复合伤均可造成大出血引起失血性休克，而导致循环功能衰竭。因此制止活动性外出血，维持循环功能极为重要。包扎是外伤急救最常用的方法，具有保护伤口、减少污染、固定敷料、压迫止血、防止继续再出血、防止休克、防止病情进一步发展、有利于伤口早期愈合的作用。同时，也便于患者的搬运，减轻痛苦。开放性伤口进行局部包扎，以减少污染和出血，有严重出血和活动性出血可对伤口进行加压包扎止血。

④合并伤的处理

a.心包积血的处理：心包积血常是心脏创伤、心包内大血管损伤或心包损伤引起的并发症，多为心前区部位的锐器或火器伤所致，部分可由胸部严重闭合性损伤引起。患者可表现为胸闷、烦躁不安、面色苍白、皮肤湿冷、呼吸困难，甚至意识丧失。体征表现为呼吸急促、发绀、颈静脉怒张、脉快弱、血压下降、脉压变小、中心静脉压增高、心前区有伤口（随呼吸或心跳有血液外溢）、心尖搏动减弱或消失、心音远弱，可有奇脉（吸停脉）。在急性心包积血时，心包短时间内积血 150～200mL 便足以引起压迫，造成致命的心包压塞。心包穿刺术可即刻缓解心包压塞症状，改善血流动力学。心包穿刺治疗后在严密监护下可暂时观察。若再出现压塞症状，应考虑手术探查。

b.骨折的处理：可用木板附在患肢一侧，在木板和肢体之间垫上棉花或毛巾等松软物品，再用带子绑好。松紧要适度。木板要长出骨折部位上下两个关节，做超过关节固定，这样才能彻底固定患肢。现场可用树枝、擀面杖、雨伞、报纸卷等物品代替。皮肤有破口的开放性骨折，由于出血严重，可用干净消毒纱布压迫，在纱布外面再用夹板。压迫止血无效时，可用止血带，并在止血带上标明止血的时间。大腿骨折时，内出血可达 1000mL。包扎固定过紧也能引起神经麻痹，造成不可挽回的后果。

c.合并离体肢（指）体的处理

抗休克：因离断伤出血多，血容量不足而引起的低血容量休克时，应找出失血原因及部位，并迅速采取止血措施。及时准确快速补血、补液，并注意配伍禁忌和观察各种再灌注的反应。

止血：断肢（指）近端有活动性出血，应加压包扎。局部加压包扎仍不能止血时，应用充气止血带并调节合适的止血带压力（成人：上肢压力 250～300mmHg，下肢压力 400～500mmHg；儿童：上肢压力 150～200mmHg，下肢压力 200～250mmHg）。无压力表时以刚止住血为宜。用止血带时应下垫纱布以保护皮肤，注意松紧度及缚扎时间。

断肢保存：合并断肢（指）者，若断肢（指）完全离断，应用已消毒的纱布对离断肢体进行包裹，避免或减少离断肢体的污染；若断肢（指）为不完全离断，则可用木棍、木板等硬物进行支撑，以使未完全离断肢（指）体与近端的良好固定，避免使连接组织发生牵拉、撕扯而导致二次损伤，从而保证再植成活。

(6)安全转运：颅脑损伤是一种急危重症疾病，其救治要求专科性很强，救护措施要求全面、及时、得力，安全转运是一个监护、抢救、治疗、护理的过程。及时有效的现场急救后，需要快速送到医院，配合专科进一步诊治。在转运患者的途中应做到快速、平稳，避免紧急刹车可能造成的损伤。在注意观察病情变化的同时，及时与医院相关科室取得联系，制订好抢救和检查流程。

①体位：正确的搬运可减少伤者痛苦，并获得及时治疗。注意急救搬运时的体位：一般清醒患者多为平卧、侧卧或半卧位，部分患者因严重呼吸困难呈端坐位。对于合并脊柱损伤的患者，禁止抱背，身体应保持自然正中位，颈椎骨折者可在头部两边放沙袋或给予颈托并由专人固定。对于合并创伤性血气胸患者，应双手托患者的躯干部，保护患者的受伤部位，搬运的动作要轻柔，避免再损伤。严重休克未纠正前禁止搬动患者，一般待休克纠正，病情基本稳定后方可运送患者。

②保持呼吸道通畅：运送中注意观察伤者面色、呼吸情况，注意清除口腔分泌物及呕吐物，保持呼吸道通畅，并给予持续有效地吸氧。如患者发生高而尖的喉鸣音时，应考虑是否存在气道的不完全阻塞，检查并清除咽部分泌物、血凝块、泥土等，必要时气管插管或气管切开以保证呼吸道通畅。

③静脉通道：维持静脉通道，保证有效的血液循环。

④创口处理：妥善处理创口，伤肢固定、止痛、包扎。抢救时应争分夺秒，以避免因大出血造成血容量锐减而发生的休克，甚至死亡。

⑤其他

a.大多数患者遭受意外伤害时因缺乏思想准备，往往处于恍惚害怕之中，应及时有效地与患者沟通，并从容镇静、急而有序地观察抢救患者。对躁动不安者，为避免加重出血可根据病情给予镇静措施。

b.颅脑损伤常常引起癫痫发作，轻者表现为局限性抽搐，重者可发生全身性抽搐，甚至窒息死亡。因此，除严密观察外，对癫痫发作者应保持气道通畅，防止误吸和咬伤。

c.颅脑损伤患者常发生颅内压增高，严重者出现剧烈头痛、频繁呕吐或意识障碍。对此类患者应在转运前以脱水药物降低颅内压，待病情平稳后再运送。若途中出现躁动、脉搏洪大有力、心率减慢、呼吸变慢和血压升高，提示发生颅内压增高，可及时使用脱水剂。

d.在转运的过程中，需携带氧气袋、呼吸囊、手提式呼吸机等抢救器材及药物，给予护栏保护，必要时使用约束带，注意控制车速。

2.术前护理

(1)热情接待患者：对意识清醒的患者介绍病区的环境及主管的医生、护士。

(2)心理护理：了解患者及其家属对疾病的认识和治疗方案的想法，告知手术的方式、术后的康复过程及预后情况，缓解其恐惧、焦虑的情绪。

(3)病情观察：病情观察是伤后3天左右的护理的重点。

①意识：意识障碍是颅脑损伤患者最重要的观察内容。意识障碍出现的早晚、是否存在进行性加重是区别原发性和继发性脑损伤的重要依据。意识障碍的程度可以判断脑损伤的轻

重。如采用 Glasgow 评分法或传统的方法观察。

②瞳孔:瞳孔变化是颅脑损伤患者的重要体征之一,应 15～30 分钟观察一次,观察瞳孔的大小、形态、对光反射。

a.伤后一侧瞳孔进行性散大,对侧肢体瘫痪、意识障碍,提示脑受压或脑疝。b.双侧瞳孔缩小,光反应迟钝伴有中枢性高热、深昏迷多为脑桥损伤。c.双侧瞳孔散大、对光反应消失、眼球固定伴深昏迷或去皮质强直,多为原发性脑干损伤或临终表现。d.双侧瞳孔大小形状多变、对光反应消失,多为中脑损伤。e.眼球不能外展,提示展神经损伤。f.有无间接对光反射可以鉴别视神经损伤与动眼神经损伤。g.眼球震颤常见于小脑或脑干损伤。

③生命体征:为避免患者烦躁引起测量不准,应先测呼吸和脉搏后测血压。出现"两慢一高"提示颅内压增高,应警惕脑疝发生。枕骨大孔疝的患者早期出现呼吸骤停。若损伤累及脑干或间脑,可出现体温调节紊乱,体温不升或中枢性高热。

④肢体活动:观察肢体是否存在自主运动,是否对称。有无瘫痪及瘫痪的程度。

⑤颅内压增高:观察患者有无剧烈头痛、喷射性呕吐、烦躁不安等。头痛可加重患者的烦躁,但禁用吗啡类药物。及时发现脑疝及时处理。

(4)对症护理高热、躁动、昏迷患者的护理,保持呼吸道通畅、预防尿路感染及皮肤压疮。

(5)术前准备对颅骨凹陷性骨折范围大于 5cm、深度大于 1cm、颅内血肿或出现脑疝迹象的应立即做好急诊术前准备。如备皮、配血、药物过敏试验等。

3.术后护理

(1)体位:麻醉未清醒或伴休克症状取平卧位,麻醉清醒后应抬高床头 15°～30°,有利于颅内静脉回流,减轻脑水肿。对于深昏迷患者可采取侧卧位,注意定时翻身,防止压疮。

(2)加强营养:创伤后应激状态下人体的分解代谢增强,合成减少,导致血糖增高、乳酸堆积,加重脑水肿。因此补充能量和蛋白质十分必要。急性期 72 小时内应给予肠外营养。肠蠕动恢复后,无消化道出血的患者,可尽早逐步过渡到肠内营养。但当患者癫痫发作或肌张力高时,应预防肠内营养液反流导致呕吐、误吸诱发肺部感染。

(3)病情观察:观察意思状况、瞳孔、生命体征、肢体活动、尿量等,及时发现病情变化,及时通知医生做出处理。

(4)治疗护理

①降颅压减轻脑水肿:20%甘露醇或 25%山梨醇 250mL 静脉滴注,15～30 分钟内滴完,观察尿量。血压过低、心力衰竭、肾功能障碍者禁用脱水疗法。

②保护脑组织促进脑苏醒:遵医嘱应用营养神经的药物,如神经节苷脂、胞磷胆碱等,有助于促进脑苏醒。

(5)并发症的预防和护理

①肺部感染:加强呼吸道管理,保持呼吸道通畅,定期翻身拍背,防止呕吐物误吸引起窒息和呼吸道感染。

②尿路感染:昏迷患者常有排尿功能紊乱,长期留置导尿管是引起尿路感染的主要原因。必须导尿时,应严格无菌操作。留置尿管过程中,加强会阴部护理,拔尿管前夹闭导尿管并定时开放训练膀胱储尿功能。

③蛛网膜下隙出血：因脑裂伤所致。患者可有头痛、发热、颈强直表现。可遵医嘱给予解热镇痛药物对症处理。病情稳定、排除颅内血肿以及颅内压增高、脑疝后，为解除头痛可以协助医生行腰椎穿刺，放出血性脑脊液。

④消化道出血：可因创伤应激或大量使用激素类药物引起。遵医嘱补充血容量、停用激素类药物，并使用止血药和减少胃酸分泌的药物。避免消化道出血患者发生误吸，及时清理呕吐物。

⑤外伤性癫痫：任何部位的脑损伤均可能导致癫痫，患者发作时注意保护，避免受伤。遵医嘱用药预防发作及控制抽搐。

⑥废用综合征：脑损伤患者因意识不清或肢体功能障碍，可导致关节挛缩和肌萎缩。应保持患者肢体功能位，预防足下垂。做四肢关节被动活动及按摩肢体2～3 次/天，防止肢体挛缩和畸形。

⑦压疮：保持皮肤清洁、干燥，定时翻身，注意保护骨隆突部位。

(6)恢复期护理等病情稳定后，应尽早进行语言训练和肢体功能锻炼。

4.健康指导

(1)功能锻炼：对存在失语、肢体功能障碍或生活不能自理的患者，病情好转后，要耐心指导患者进行功能锻炼，鼓励患者生活自理，树立信心，告知家属给予适当协助和心理支持。

(2)安全指导：对感知觉障碍的患者要防烫伤；对存在外伤性癫痫者外出应有人陪同，并按时服药，告知禁止从事危险工作或活动，如游泳、驾驶、攀高、带电作业等，防止发作时意外。

(3)心理指导：多与患者沟通，给予精神上的鼓励，鼓励其表达自己内心的感受，对于失语、感知觉障碍的患者可采用非语言方式沟通。并指导患者家属参与到患者的康复训练中，帮助其建立战胜疾病的信心。

(四)护理评价

通过治疗与护理，患者是否：①意识障碍减轻；感知觉障碍获得改善；②呼吸道分泌物能有效排出，呼吸道是否保持通畅；③恐惧、焦虑的情绪得到缓解，能否积极配合治疗；④营养充足，消除引起营养不良的因素；⑤发生并发症或发生并发症被及时发现并得到治疗。

第三节　脑脓肿

脑脓肿是细菌入侵脑组织引起化脓性炎症，并形成局限性脓肿。可直接破坏脑组织，因而是一种严重的颅内感染性疾病。

一、病因及分类

1.耳源性脑脓肿

最多见，约占脑脓肿的 2/3。继发于慢性化脓性中耳炎、乳突炎。炎症多数位于同侧颞叶，少数发生在顶叶或枕叶。

2.鼻源性脑脓肿

炎症经乳突小房顶部，岩骨后侧壁，穿过硬脑膜或侧窦血管侵入小脑。

3.血源性脑脓肿

约占脑脓肿的1/4。多由于身体其他部位感染,细菌栓子经动脉血行播散到脑内而形成脑脓肿。原发感染灶常见于肺、胸膜、支气管化脓性感染、先天性心脏病、细菌性心内膜炎、皮肤疖痈、骨髓炎、腹腔及盆腔脏器感染等。

4.外伤性脑脓肿

多继发于开放性脑损伤,致病菌经创口直接侵入或异物、碎骨片进入颅内而形成脑脓肿。

5.隐源性脑脓肿

原发感染灶不明显或隐蔽,机体免疫力弱时,脑实质内隐伏的细菌逐渐发展为脑脓肿。隐源性脑脓肿实质上是血源性脑脓肿的隐蔽型。

二、病理

(1)急性脑膜炎、脑炎期化脓菌侵入脑实质后,患者表现出明显全身感染反应和急性局限性脑膜炎、脑炎的病理变化。脑炎中心部逐渐软化、坏死,出现很多小液化区,周围脑组织水肿。病灶部位浅表时可有脑膜炎症反应。

(2)化脓期脑炎软化灶坏死、液化,融合形成脓肿,并逐渐增大。如融合的小脓腔有间隔,则成为多房性脑脓肿,周围脑组织水肿。患者全身感染征象有所好转和稳定。

(3)包膜形成期一般经1～2周,脓肿外围的肉芽组织由纤维组织及神经胶质细胞的增生而初步形成脓肿包膜,3～4周或更久脓肿包膜完全形成。包膜形成的快慢与致病菌种类和毒性及机体免疫力与对抗生素治疗的反应有关。

三、临床表现

1.脓肿早期

出现急性化脓性感染的局部和全身症状,如畏寒、发热、头痛、呕吐及颈项强直等。

2.脓肿形成期

脓肿作为颅内占位性病变,可出现颅内压增高及局部受压症状,可导致脑疝。脓肿靠近脑室或脑表面时,因脓肿壁薄弱,可突然破溃,造成急性化脓型脑膜炎或脑室炎,患者可突发高热、昏迷、全身抽搐、角弓反张,甚至导致患者死亡。

四、辅助检查

1.CT

可以确定脓肿位置、大小、数量及形态,是诊断脑脓肿的首选方法。

2.实验室检查

血常规提示白细胞计数及中性粒细胞比例增高;疾病早期,脑脊液查白细胞增多,糖及氯化物含量可在正常范围降低;脓肿形成后,脑脊液压力增高,白细胞计数可正常或略增高,糖及氯化物含量正常,蛋白含量增高;若脓肿破溃,脑脊液白细胞计数增多,甚至呈脓肿。

五、治疗要点

1.非手术治疗

急性脑炎期感染尚未局限化、脓肿包膜尚未形成的患者，应以非手术治疗为主。全身应用抗生素，因此时尚无法进行细菌学检查，无法确定病原菌及治疗敏感药物，因而应选用广谱抗生素并联合用药，剂量应用足；同时采取降颅压治疗。

2.手术治疗

脓肿局限化，已有包膜形成时应采用外科治疗。脓肿包膜形成约需 3 周，因而 3 周以前者宜采用内科治疗，但也并不绝对，如患者颅压很高，已有脑疝迹象者，应及时采用适当的外科治疗。对与脑深部或功能区的脓肿并已出现脑疝或全身衰竭者，应紧急行颅骨穿刺抽脓，待病情稳定后再行脓肿切除术。

六、护理评估

1.术前评估

(1)健康史：通过收集资料，评估以下内容。

①基本资料。

②既往史：如有无中耳炎、颅脑外伤，身体其他部位有无感染灶。

(2)身体状况

①早期：畏寒、发热、头痛、呕吐及颈项强直。

②晚期：评估患者有无意识障碍、是否发生脑疝、全身抽搐、角弓反张等。

(3)辅助检查：评估实验室检查和 CT 检查结果。

(4)心理-社会支持状况

①患者会因头痛、呕吐等不适及可能面临手术产生焦虑、恐惧。

②亲属对患者的关心程度、支持力度，家庭对手术的经济承受能力。

2.术后评估

(1)术中情况：了解手术、麻醉方式与效果、病变组织切除情况、术中出血、补液、输血情况和术后诊断。

(2)术后情况：着重了解患者的生命体征是否平稳、瞳孔大小、意识是否恢复；颅内压是否恢复到逐渐恢复到正常水平；评估脑室引流管是否通畅，引流液的情况。

七、常见护理诊断/问题

1.体温过高

与感染有关。

2.清理呼吸道无效

与意识障碍有关。

3.营养失调:低于机体需要量

与摄入不足及大量消耗有关。

4.语言沟通障碍

与颅内压增高有关。

5.潜在并发症

颅内压增高、脑疝等。

八、护理措施

1.术前护理

(1)维持正常体温:高热者按高热护理常规。

(2)饮食护理:给予高热量、高蛋白质、高维生素、易消化饮食,吞咽困难者予鼻饲饮食,以改善患者全身营养状况,增强机体免疫力。

(3)病情观察:严密观察神志、瞳孔、生命体征变化,尤其是意识、体温的变化。

(4)按神经外科术前一般护理常规。

2.术后护理

(1)常规护理:按神经外科术后一般护理常规。

(2)降颅压:遵医嘱采取降低颅内压的措施。

(3)病情观察:严密观察意识、瞳孔、生命体征的变化,尤其是体温的变化,异常时及时通知医生。

(4)引流管护理

①妥善固定:保持头部引流管通畅,观察并记录引流液的颜色、性质、量。引流袋低于创腔平面 30cm。在无菌操作下更换引流袋,防止脓液外流。

②冲洗:为避免感染扩散,术后 24 小时创口周围初步形成粘连,此后可经行囊内冲洗,先用生理盐水缓缓冲洗;接着注入抗菌药物夹闭管道 2~4 小时。

③拔管:待脓腔闭合时拔管。

3.健康教育

(1)心理指导:给予适当心理支持,使患者及家属能面对现实,接受疾病的挑战,减轻挫折感。根据患者及家属的具体情况提供正确的、通俗易懂的指导,告知疾病类型、可能采用的治疗计划及如何配合,帮助家属学会对患者的特殊照料方法和技巧。

(2)健康指导:加强个人清洁卫生,防止口腔疾病。积极彻底治疗邻近部位慢性感染病灶,如耳、鼻部慢性炎症。加强营养,饮食宜清淡,注意劳逸结合逐步提高活动耐受力。

(3)出院指导:遵医嘱按时服用抗生素及抗癫痫药物,出院后一个月门诊随访。

(4)健康促进:肢体活动障碍者坚持功能锻炼。

九、护理评价

通过治疗与护理,患者是否:①体温恢复到正常范围;②呼吸道保持通畅;③颅内压保持稳定,恢复到正常范围;④发生并发症或发生并发症被及时发现并得到治疗。

第四节 颅内动脉瘤

颅内动脉瘤是指脑动脉壁的局限性异常扩大造成动脉壁的一种瘤状突出，是造成蛛网膜下隙出血(SAH)的首位病因。

颅内动脉瘤的发生率为0.4%～6%，男女比例为1∶1.3。其中10%～30%为多发性动脉瘤，女性患有多发性颅内动脉瘤的概率为男性的5倍。80%～90%非外伤性SAH由动脉瘤引起。另外，5%～15%的脑卒中原因与动脉瘤破裂出血有关。

与颅内动脉瘤发生相关的风险性基因分为两类：家族性遗传综合征和后天性因素。家族性脑动脉瘤是指直系1、2级亲属关系内有2个或以上曾患有颅内动脉瘤。在排除遗传综合征后，因后天各种因素(动脉粥样硬化、炎症、放射损伤等)引发动脉壁结构变化而产生颅内动脉瘤。一些先天性颅内动脉畸形，如永存性三叉动脉及开窗畸形，与囊性动脉瘤发生率增高有关。5%～40%常染色体显性遗传性多囊肾病患者可有脑动脉瘤，与脑动脉瘤发生相关的疾病还有肌纤维发育不良、马方综合征、埃勒斯-综合征Ⅳ型、神经纤维瘤病Ⅰ型及脑动静脉畸形等。

一、解剖

供应脑的动脉包括颈内动脉系统和椎-基底动脉系统，前者分布于大脑半球前2/3和部分间脑，后者分布于大脑半球后1/3和部分间脑、脑干及小脑。

颈内动脉自颈总动脉发出后垂直上升，通过破裂孔入颅内，沿途发出5个主要分支(依次为眼动脉、后交通动脉、脉络膜前动脉)，在视交叉两旁分为两个终支(大脑前动脉和大脑中动脉)，参与组成脑底动脉环(也称前循环)。临床上将颈内动脉颅内段分成7个部分：C_7段(交通段)、C_6段(眼段)、C_5段(前床突段)、C_4段(海绵窦段)、C_3段(破裂孔段)、C_2段(岩段)、C_1段(颈段)。由C_7段发出大脑前动脉和大脑中动脉参与组成脑底动脉环。

椎动脉由锁骨下动脉第1段发出后，向上穿行第6至第1颈椎横突孔，向后绕过寰椎侧块，经枕骨大孔入颅，于桥延沟处两侧椎动脉汇合成基底动脉，沿脑桥腹侧上行，至脑桥上端分为左、右大脑后动脉。椎动脉颅内段有3个主要分支：脊髓后动脉、小脑后下动脉和脊髓前动脉。基底动脉自下而上发出5个主要分支：小脑前下动脉、迷路动脉、脑桥动脉、小脑上动脉和大脑后动脉。

大脑动脉环为颈内动脉与椎-基底动脉在脑底部的吻合，又称Willis环。它由左、右大脑后动脉，后交通动脉，颈内动脉，大脑前动脉及1条前交通动脉组成，形成脑底主要动脉间的交通结构。但在正常情况下，大脑动脉环两侧的血液是不相混的，它只作为一种潜在的代偿结构。若动脉环某处发育不良，局部血液循环发生障碍时，代偿作用就会受到限制，且易引起动脉瘤。因此，动脉环解剖结构正常是发挥代偿作用的前提。

二、病理生理

正常脑动脉壁由 3 部分构成:内膜(最内层)、肌层(中层)及外膜(外层的结缔组织)。

最常见的囊性动脉瘤,也被称为"真正的动脉瘤",有正常血管的内膜和外膜,但从动脉瘤颈部开始缺乏肌肉及内弹力层。假性动脉瘤的血管壁由结缔组织形成,缺少动脉壁的成分,因为它由血肿机化后形成。86%囊性动脉瘤位于前循环:30%位于前交通动脉,25%位于后交通动脉,20%位于大脑中动脉分叉处,7.5%位于颈内动脉末段,大脑前动脉胼周/胼缘动脉分叉占 4%。10%脑动脉瘤位于后循环:7%发生于基底动脉分叉,3%位于小脑后下动脉起源,3.5%位于小脑上动脉及小脑前下动脉起源。外伤及感染引起的动脉瘤常位于脑循环的远端部位。

宽颈动脉瘤是指颈-顶直径比<2mm 或颈部直径>4mm。

间层动脉瘤和梭形动脉瘤以椎-基底动脉好发,它们大多沿血管长轴异常扩大。梭形动脉瘤是母血管的袋状扩张,影响至少 270°的管腔周长,无颈部,常继发动脉粥样硬化。间层动脉瘤可位于内膜与肌层或肌层与外膜之间,由于动脉壁剥离,引起真管腔狭窄。

三、分类及分级

(一)按动脉瘤的大小、部位、病因和病理进行分类

1.根据动脉瘤的大小分类

(1)小型动脉瘤:瘤径≤1.4cm。

(2)大型动脉瘤:瘤径 1.5~2.4cm。

(3)巨型动脉瘤:瘤径≥2.5cm。

动脉瘤的破裂与其大小有一定关系,一般认为直径<6mm 的动脉瘤不易出血。现在发现约 1/3 巨大动脉瘤以出血为首发症状。

2.根据动脉瘤的部位分类

包括:①颈动脉系统,有颈内动脉、大脑前动脉、大脑中动脉;②椎-基底动脉系统。

3.根据动脉瘤的病理分类

可分为囊状动脉瘤、间层(夹层)动脉瘤及梭形动脉瘤。

(二)临床分级

SAH 世界神经外科联盟分级可评估患者的预后及手术的风险性。

四、临床表现

90%患者在动脉瘤破裂出血前无明显的症状和体征。一旦破裂出血,SAH 是最常见的症状,7%患者可有急性或亚急性的"生命中最糟糕的头痛"。伴随有局灶性神经功能障碍、恶心、呕吐、畏光或昏迷。女性发生 SAH 的概率是男性的 2 倍,高峰年龄为 55~60 岁。发生 SAH

30天内死亡率为45%,30%幸存者存在中、重度残疾。

未破裂动脉瘤可见相应部位的占位及压迫表现,最常见的是第Ⅲ对脑神经麻痹急性发作,可见于后交通动脉瘤、基底动脉末端瘤、脉络膜前动脉瘤和颈内动脉海绵窦段动脉瘤。大型或部分血栓性动脉瘤可导致癫痫、头痛、短暂性脑缺血发作、远端血栓继发脑梗死。

1.前交通动脉瘤

79%患者表现为大脑纵裂内出血,25%患者表现为急性脑积水。该瘤破裂的患者发生低血钠症(51%)的概率也比其他部位动脉瘤破裂高很多。动脉瘤破裂出血后常见的另一症状是认知障碍,也被称为前交通综合征,即大脑基底部受损导致的短期记忆障碍、人格改变和虚构。

2.大脑中动脉(MCA)瘤

多为无症状动脉瘤,40%患者动脉瘤破裂出血。脑缺血症状,如脑卒中和短暂性脑缺血发作(TIA),较其他动脉瘤多见。

3.后交通动脉(PCoA)瘤

是引起SAH的常见原因。未破裂的PCoA则是导致急性动眼神经麻痹的常见原因。

4.颈内动脉(ICA)瘤

约4%ICA瘤发自于海绵窦段,且92%患者为女性,临床多表现为复视、三叉神经痛或动脉瘤破裂导致颈内动脉海绵窦瘘;有症状的眼段颈内动脉瘤半数存在视觉症状,另一半则表现为SAH。

5.基底动脉顶端动脉瘤

50%后循环动脉瘤位于基底顶端。如肿瘤较大,可引起动眼神经麻痹及脑干压迫症状。

6.大脑前动脉胼周动脉瘤

位于大脑前动脉A2-A3结合点,属于远端大脑前动脉瘤。该部位的动脉瘤多为多发性,且外伤性动脉瘤好发。50%动脉瘤破裂出血患者临床表现为脑室出血或半球间硬膜下血肿,临床级别较差。

7.小脑后下动脉(PICA)瘤

SAH是最常见的表现,95%患者可有脑室出血及急性脑水肿。

五、诊断与治疗

(一)诊断

1.CT检查

头颅CT平扫是目前诊断脑动脉瘤破裂引起SAH的首选检查方法,可以明确出血程度、出血部位、范围和出血量,以及是否伴发脑内、脑室内出血及阻塞性脑积水等,也可鉴别脑水肿和脑梗死。

2.脑脊液检查

是诊断有无蛛网膜下隙出血的一种简易方法。特别是CT检查阴性者,但应掌握腰椎穿刺时机。SAH后1~2小时腰椎穿刺所得脑脊液仍可能清亮,所以应在SAH 2小时后进行腰椎穿刺检查。

3.MRI 检查

MRI 对颅后窝、脑室系统少量出血,以及动脉瘤内血栓形成、判断多发动脉瘤中破裂瘤体等方面优于 CT 检查。MRI 检查还可用于鉴别诊断血管畸形、肿瘤、颅内巨大动脉瘤等。

4.MRA 和 CTA 检查

MRA 对脑动脉瘤的检出率可达 81%,但其分辨率和清晰度还有待提高,目前只作为脑血管造影前的一种无创性筛查方法。CTA 可作为常规脑血管造影的一种补充检查手段。

5.脑血管造影

脑血管造影是动脉瘤的经典诊断方法。尤其是 DSA,已能查出大多数颅内出血原因。首次 DSA 阴性者,应在 2 周(血管痉挛消退后)或 6～8 周(血栓吸收后)复查 DSA。

6.经颅多普勒超声(TCD)检查

TCD 可以无创伤地检测脑底大血管的血流速度,用于临床诊断 SAH 后血管痉挛。

(二)治疗

1.保守治疗

对于发现未破裂动脉瘤的患者来说,其治疗的主要目的不仅在于预防 SAH,更重要的是如何保持及延长高质量的生命状态。在关注患者家族史、合并症、血压及吸烟史的基础上,权衡治疗与否的利弊,是医生需要与患者充分沟通的话题。

2.动脉瘤破裂出血的紧急处理

(1)监测:患者应在专科或外科重症监护室密切监护。监测生命体征、意识、瞳孔、血氧饱和度、心电图、CVP、血生化和血常规等。

(2)一般治疗:应绝对卧床 14～21 天,头抬高 15～30°,避免额外刺激,保持环境安静,适当予以镇静止痛剂,保持水、电解质平衡等。

(3)止血:目前,欧美指南主张对患脑血管痉挛低风险者、近期手术或介入治疗者用止血剂,术后即停用。对延期手术或不能手术者,应使用抗纤溶剂以防止再出血。但是妊娠、深静脉血栓形成、肺动脉栓塞等为禁忌证。

(4)控制血压:控制血压可以减少再出血危险,但增加继发性脑缺血,因此应维持平均动脉压＞90mmHg。

(5)预防症状性血管痉挛:防治过程分为 5 步。①防止血管痉挛;②纠正血管狭窄;③防止由血管狭窄引起的脑缺血损害;④纠正脑缺血;⑤防止脑梗死。

(6)对症治疗:颅内压增高者可予以降颅压治疗;血糖＞10mmol/L 者需控制血糖;高热者予以降温;预防下肢深静脉血栓;对已有癫痫者应给予抗癫痫治疗。

3.手术治疗

(1)开颅手术:包括动脉瘤直接夹闭(切除)手术、包裹或加固动脉瘤手术、动脉瘤孤立术、近端结扎＋旁路血管重建术、动脉瘤切除术并血管重建术等。

(2)血管内介入手术。

六、围手术期护理

(一)术前护理

1.一般护理

对神志清醒者讲解疾病的相关知识、手术的必要性及手术中需要患者配合的事项,消除其恐惧心理;对有意识障碍者,应做好家属的宣教及指导。

2.饮食

给予高蛋白、高热量、易消化,低渣饮食,忌食辛辣、刺激性食物,戒烟酒。

3.密切监护

护士应了解与动脉瘤破裂相关的因素,在临床工作中加以警惕。密切观察生命体征、瞳孔、意识,观察有无头痛加剧、恶心、呕吐;有无眼睑下垂、复视、眼球偏斜、偏瘫、失语和精神症状。若患者骤发劈裂般头痛,并向颈、肩、腰背和下肢延伸,可能发生动脉瘤破裂。

4.癫痫患者的护理

伴发癫痫的患者应由专人护理,警惕患者有无意识、精神状态或行为的改变。癫痫发作时立即给予侧卧位,移除区域内可能导致患者受伤害的物品。给予吸氧,及时吸出呼吸道分泌物,保持呼吸道通畅。开放静脉通路,根据医嘱给予抗癫痫药。记录癫痫发作的细节、过程及用药情况,谨慎恢复原抗癫痫药的使用。除非患者有自伤或伤人倾向,一般无须约束患者。

5.预防再出血

动脉瘤破裂出血发生在SAH后24小时内,尤其是首个6小时,是再出血的高危期。卧床休息、软化大便及镇痛是降低颅内压、预防再出血的基础措施。

6.术前准备

根据医嘱,做好开颅或介入术前宣教及准备。支架辅助栓塞的患者一般术前3天开始按医嘱给予口服抗血小板聚集药物。

(二)术后护理

1.病情观察

(1)介入栓塞术后,重点了解患者术中任何非计划事件,如血栓、穿孔等;动脉瘤有无残留;是否使用支架;是否使用血管闭合器及其类型;既往史及用药史等。24小时内严密监测生命体征、GCS、瞳孔、腹股沟穿刺点、足背动脉搏动及肢体温度。

(2)未破裂动脉瘤开颅术后,对于年龄>50岁,动脉瘤直径>12mm,位于后循环及解剖复杂的动脉瘤患者,应加强并发症的观察。

(3)突发意识状态改变的患者,需考虑有无再出血、癫痫、脑积水、脑缺血或脑血管痉挛的可能。

2.控制血压

血压升高可使动脉瘤再次破裂出血,血压过低会诱发脑缺血,因此应将血压控制在适当范围内,维持平均动脉压≤130mmHg。支架辅助弹簧圈介入术后的血压允许自由波动。静脉滴注β-受体阻滞剂控制血压的患者，需从慢速开始，警惕心动过速。

3.给氧、镇痛、止吐

按医嘱给予给氧、镇痛、止吐等对症治疗。

4.保持水、电解质平衡

按医嘱补液，准确记录24小时出入液量。行介入治疗的患者，按医嘱给予水化治疗，以预防造影剂肾病。维持CVP 5～12cmH_2O，防止低钠血症，以免加重脑水肿。

5.并发症的护理

动脉瘤破裂出血行栓塞术的患者，需警惕以下并发症：脑积水、下丘脑功能障碍、癫痫、心律失常、造影剂反应、感染、动脉夹层、假性动脉瘤、动脉闭塞、腹股沟血肿、血栓栓塞，与线圈、支架、球囊相关的破裂出血。

6.肝素化护理

除急性期血管病(3天)外，一般择期介入治疗手术中均须行肝素化，以防止血栓形成。术后需肝素化者，以术前白陶土部分凝血活酶时间(KPTT)值2～3倍为标准进行。若定时测KPTT值高于此标准，及时降低肝素化量；若低于标准，则及时加大肝素化量。注意观察患者出血情况，如皮肤黏膜、口腔黏膜、消化道出血，出现者对症处理，严重者立即停止肝素化。

7.术后癫痫

15.7%患者在未破裂动脉瘤夹闭术后出现癫痫症状。

(三)康复指导

1.正确对待动脉瘤的预后

各部位动脉瘤术前存在的功能障碍在术后可能依然存在。如颈内动脉眼段动脉瘤术后有4%～8.7%的可能视觉未恢复；前交通动脉瘤开颅术后记忆及前额执行功能障碍的概率较栓塞高；基底动脉顶端瘤术后动眼神经麻痹发生率为32%～52.8%，约80%患者在6个月内完全缓解。

2.饮食

饮酒宜少量。减少咖啡的摄入，饮用咖啡>5杯/日可增加SAH的风险。据研究，吸烟与多发动脉瘤、动脉瘤的生长及破裂、血管痉挛及复发有相关性，故应戒烟。

3.用药

支架辅助栓塞患者需继续按医嘱服用阿司匹林及氯吡格雷至少6周。弹簧圈栓塞术后头痛通常是暂时性的，持续数天至数周，可根据医嘱口服可待因或托吡酯等。避免口服避孕药，因有增加SAH的风险。

4.保守治疗

对于未破裂动脉瘤保守治疗的患者，除了戒烟、戒咖啡及控制血压外，无其他任何禁忌，允许参加普通的运动锻炼。在有些国家可能因此病而不能获取飞行执照。

5.定期门诊随访

遵嘱复查CT或CTA检查。一般介入治疗的患者较开颅手术者需要更长久和频繁的复查。

第五节　三叉神经痛

三叉神经痛(TN)是一种累及单侧面部三叉神经1支或数支感觉分布区的阵发性、剧烈的电击样或刀割样、反复发作的疼痛。病程多迁延数年,间歇期逐渐缩短,发作渐趋频繁,疼痛程度逐渐加重,发作持续时间可由最初的数秒延长至数分钟。一般中老年人好发,发病高峰年龄为50～70岁,青少年罕见。女性多于男性,约为1.4∶1。右侧多于左侧,约为1.2∶1。疼痛常累及单侧面部三叉神经第2和第3支分布区,双侧发病罕见。

一、解剖与生理

三叉神经为混合性神经。从脑桥中枢起源后,分成运动根和感觉根,前者支配颞肌和咀嚼肌的运动;后者管理面部的痛温觉和触觉。感觉根上的感觉神经节位于颞骨岩部尖端前面的三叉神经压迹处,称为三叉神经半月节。自三叉神经半月节发出3支,即眼神经、上颌神经和下颌神经。这3支神经分别经眶上裂、圆孔和卵圆孔出颅。

二、病因与发病机制

三叉神经痛从病因学角度可分为原发性和继发性两大类。原发性三叉神经痛是指过去常规影像学检查,包括常规CT、MRI检查未能发现明显异常,病因未明的一类三叉神经痛。继发性三叉神经痛是指三叉神经路径上从半月节到脑桥入口之间或其周围存在明确的器质性病变,如多发性硬化或自发性脱髓鞘、肿瘤机械性压迫或牵拉三叉神经根等情况。现今大量临床研究发现,无论原发性或继发性三叉神经痛,其病因可能是多源性的,包括:血管压迫刺激、神经受卡压、中枢性可塑性改变引起疼痛易化、髓鞘退行性改变和病毒感染等。

三、临床表现

疼痛为本病最突出表现,常具有以下特点。

1.疼痛性质

常无先兆,为骤然闪电样发作,犹如刀割、烧灼、针刺或电击样,持续数秒至2分钟。病初起时发作较稀少,以后越发频繁,疼痛程度也随之加重。发作时患者表情十分痛苦,有的突然呆木而不敢多动,有的以手掌紧按面部或用力揉搓。

2.疼痛部位

仅限于面部三叉神经分布区,多为单侧,右侧居多。病初起时,疼痛发作仅在某一支分布区,而后逐渐扩散。

3.疼痛"扳机点"和诱发因素

所谓"扳机点",是指患者面部存在某些敏感部位,轻微触碰该部位,都会引发剧烈疼痛发作。一个患者可有1至数个触发点,常见于患侧上下唇、颊部、鼻翼等。说话、吃饭、洗脸、剃须、刷牙及风吹等均可诱发疼痛发作,以致患者精神萎靡不振,行动谨小慎微,甚至不敢洗脸、刷牙、进食,说话也小心,唯恐引起发作。

4.伴随症状

疼痛发作时可出现面肌痉挛性收缩、口角向病侧歪斜、结膜充血,流泪或流涎等症状。

5.疼痛周期

患病初期,发作次数少,历时数秒,间歇期长,一些患者早起发作与季节交替有关,疼痛在每年春、秋季发作,冬、夏季缓解,直至下一年同一季节又开始发作。如疼痛控制尚可,病程往往迁延数年甚或数十年。疼痛发作时间可逐渐延长,间歇期缩短,严重者每天可发作数十次,甚至上百次,患者常主诉面部持续性疼痛,伴阵发性加重。

四、辅助检查

1.影像学检查

X线、CT和普通MRI扫描检查对于原发性三叉神经痛的诊断帮助不大,但对原发性和继发性三叉神经痛,以及明确继发性三叉神经痛的病因有很大帮助。磁共振体层成像脑血管显影术有助于术前明确责任血管。

2.神经电生理

对三叉神经痛患者可行诱发电位监测。目前主要用于术中监测,以判断三叉神经的完整性,或通过听觉脑干诱发电位检测对听力保护起一定作用。

五、治疗

(一)内科治疗

药物治疗仍然是目前的首选方法。卡马西平是治疗三叉神经痛的一线药物,奥卡西平与卡马西平的镇痛效果无显著差别,但不良反应小于卡马西平。单药控制不满意的患者可以加用拉莫三嗪,两药有一定的协同作用。其他如苯妥英钠、丙戊酸钠、巴氯芬、加巴喷丁等也有一定疗效。卡马西平仅能暂时缓解症状,主要不良反应有胃肠道反应、眩晕、嗜睡、皮疹、复视、眼球震颤、共济失调、白细胞计数减少等,在治疗初期(第1个月内)应定期检查血常规。

(二)外科治疗

1.微血管减压术(MVD)

也称Jannetta手术,是目前唯一针对病因治疗的非毁损性手术,有效率高且可同时保留三叉神经正常功能。10年以上长期治愈率可达70%左右。

2.立体定向放射外科治疗

利用立体定向技术,将大剂量高性能伽马射线交叉,精确准直聚焦后摄入颅内预设的靶点上,损毁靶区内神经纤维而达到治疗疼痛的目的。但作为毁损性质的手术,脑神经根并发症也不可避免地增加。

3.经皮穿刺三叉神经半月节毁损术

在局部麻醉或全身麻醉下经口角外侧进针穿刺，应用射频热凝损毁术、甘油注射术或球囊压迫术对三叉神经进行部分毁损，以达到控制疼痛的目的。

六、护理

（一）日常护理

1.心理护理

三叉神经痛患者由于疼痛剧烈，病程长且反复发作，一旦罹患此病，常抑郁寡欢、坐卧不宁、寝食难安、痛不欲生，严重影响身心健康。因此，要从心理上帮助患者消除不安和恐惧。加强与患者的沟通交流，介绍疾病相关知识，缓解患者的焦虑、紧张情绪，必要时遵医嘱应用镇静剂。

2.疼痛护理

采用合理的评估工具进行疼痛评估，并采取正确、合适的控制措施。保持周围环境安静，避免因周围环境刺激而产生焦虑情绪，以致诱发或加深疼痛。鼓励并指导患者听音乐、阅读等分散注意力，以达到放松精神，减轻疼痛。疼痛剧烈、频繁和入睡困难者，可酌情使用镇痛、安眠药或对症处理，并注意观察药物效果。

3.饮食及口腔护理

鼓励患者进食高蛋白、高维生素、易消化的饮食，避免粗糙、干硬食物。患者由于疼痛或面部抽搐常常减少漱口和进食的次数导致口腔卫生情况较差，应督促患者每日早晚及饭后使用生理盐水或漱口液漱口，预防口腔感染和溃疡等并发症。

（二）用药护理

(1)了解患者所用药物治疗的目的、方法、剂量，指导患者按时、按量服用，以达到有效的血药浓度。

(2)掌握药物的药理作用，观察药物的疗效及不良反应，如皮疹、肝功能损害、血细胞下降等，遵医嘱定期复查相关指标。

(3)做好健康教育，协助患者按时服药，不可随意加量、减量或停服。

（三）术后护理

1.密切监护

由于手术部位毗邻脑干、小脑及后组脑神经，术后应严密观察生命体征、意识瞳孔、GCS评分变化，尤其是呼吸形态的变化，警惕脑干受压及颅内继发性出血的发生。评估三叉神经痛的程度、持续时间及频率，按医嘱使用止痛剂。

2.并发症的护理

(1)口唇疱疹：由于手术可能损伤三叉神经，因而导致口唇皮肤免疫力下降发生口唇疱疹。遵医嘱予以阿昔洛韦软膏外涂，口服B族维生素及抗病毒药物，保持口周皮肤清洁。

(2)面部麻木:由于手术可能损伤面神经,因而导致面神经麻木。应给予面部局部按摩、保暖,以促进血液循环。患者因面部感觉减退,残留食物易存在于颊部与齿槽间,且咀嚼时颊黏膜和舌易被咬伤而发生溃疡。因此,应嘱患者进食时细嚼慢咽,防止咬伤;进食后予以漱口,必要时进行口腔护理以保持口腔清洁。

3.眼睑闭合不全

由于手术可能损伤面神经,因而导致眼睑闭合不全。应加强眼部护理,避免角膜溃疡的发生。

4.复视

由于术中展神经可能受到牵拉或触碰,因而导致患者术后出现复视。应耐心向患者解释出现复视的原因,消除其紧张心理。遵医嘱给予患者营养神经治疗,并给予眼部热敷,嘱其患者闭眼休息。

5.耳鸣及听力下降

由于术中面神经、听神经和供血动脉可能受到损伤、牵拉或触碰而导致耳鸣及听力下降。应做好患者的心理护理,减轻患者的心理负担。必要时提高说话的音量或在健侧与患者交流。

第五章　普外科疾病护理

第一节　外科休克

休克是机体受到强烈的致病因素侵袭后，有效循环血量锐减，微循环灌注不足、细胞缺氧以及各重要器官功能代谢紊乱的一种危急的临床综合征。有效循环血量是指单位时间内在心血管系统中运行的血液量，占全身血容量的80%～90%，其依赖充足的血容量、有效的心搏出量和适宜的周围血管张力3个因素维持。休克的分类方法很多，按病因分为低血容量性休克、心源性休克、神经源性休克、过敏性休克和感染性休克五类。外科休克多为大量失血失液、严重创伤和感染所致，故以低血容量性休克和感染性休克最为常见。

一、低血容量性休克

（一）概述

1.病因及病理

失血性休克多见于大血管破裂，腹部损伤引起的肝、脾破裂，消化性溃疡出血，肝硬化、门静脉高压致食管-胃底静脉曲张破裂出血，宫外孕出血，手术创面广泛渗血或手术所致大血管或脏器损伤，动脉瘤等瘤体自发破裂出血等。

创伤性休克见于严重的外伤，如大血管破裂、复杂性骨折、挤压伤或大手术等。一方面，创伤引起血液或血浆丧失，损伤处炎性肿胀和体液渗出，可导致低血容量。另一方面，创伤可刺激神经系统，引起疼痛和神经-内分泌系统反应，影响心血管功能。创伤性休克的病情常比较复杂。

2.临床表现

主要表现为CVP降低、回心血量减少、心排出量下降所造成的低血压；经神经内分泌机制引起的外周血管收缩、血管阻力增加和心率加快；以及由微循环障碍造成的各种组织器官功能不全和病变。

3.治疗要点

尽早去除病因，补充血容量，同时做好止血措施，尽快恢复有效血容量，纠正微循环障碍，促进内脏器官功能的恢复。

(1)迅速补充血容量，积极处理原发病以控制出血。

①补充血容量：根据血压和脉率变化评估患者的失血量来进行快速补充扩容。先经静脉

快速滴注平衡盐溶液或等渗盐水，观察患者表现是否好转。再根据血压、脉率、CVP 和血细胞比容等监测指标情况，遵医嘱适当补充新鲜血或浓缩红细胞。

②止血：在补充血容量的同时，对怀疑有活动性出血的患者，迅速控制出血。可先采用非手术止血方法，如止血带止血、加压包扎、三腔双囊管压迫、纤维内镜止血等。若出血速度快、量大时，应积极做手术前准备，尽早实施手术止血措施。

(2)详细检查体腔和深部组织有无积存血块、血浆和炎性渗液，准备估计丢失量。

(3)创伤后疼痛刺激严重者需适当给予镇痛镇静剂，妥善临时固定受伤部位；对危及生命的创伤如开放性或张力性气胸等，应做必要的紧急处理。

4.护理措施

(1)补充血容量，恢复有效循环血量

①专人护理休克患者：病情严重者应置于危重病室，并设专人护理。

②建立静脉通路：迅速建立 2 条或 2 条以上静脉输液通道。

③合理补液：补液原则是先晶体后胶体，先盐后糖，同时根据心肺功能、失血、失液量、血压及 CVP 来调整输液量和补液速度，防止肺水肿及心功能衰竭。

④记录出入量：输液时，尤其在抢救过程中，应有专人准确记录。

⑤严密观察病情变化。

(2)改善组织灌注

①休克体位。

②使用抗休克裤，使血液回流入心脏，增加组织灌注。

③应用血管活性药物，可提升血压，改善微循环。使用时注意监测血压，调整输液速度。

(3)增强心肌功能：心功能不全者，遵医嘱给予增强心肌功能的药物，并注意观察心率变化及药物的不良反应作用。

(4)保持呼吸道通畅

①鼻导管或面罩吸氧仍不能改善缺氧症状者，应予气管插管或气管切开机械辅助呼吸改善通气，观察呼吸形态，监测动脉血气，了解缺氧程度。

②及时协助患者有效咳嗽、排痰，必要时予口、鼻腔吸痰，气管插管或气管切开者及时吸尽气管内痰液，避免误吸、窒息。

(5)预防感染

①严格执行无菌技术操作规程。

②遵医嘱全身应用有效抗生素。

(6)调节体温

①密切观察体温变化。

②保暖：休克体温降低时，应予以保暖。室内温度以 20℃左右为宜。

③库存血的复温：输血前应将库存血复温后再输入。

④降温：感染性休克高热时，应予以物理降温，必要时采用药物降温。

(7)预防意外损伤:对于烦躁或神志不清的患者,应加床旁护栏,以防坠床;必要时,四肢以约束带固定于床旁。

(8)用药护理:遵医嘱及时使用抗生素、血管活性药物、止血药、皮质激素等,注意观察药物的疗效及不良反应作用。

(二)体液不足

1.原因

(1)大量血液、体液丢失。

(2)输液总量不足。

(3)禁食、发热。

2.表现

(1)脉搏加快、血压下降。

(2)口干、尿少。

(3)神志淡漠或烦躁不安,脸色苍白。

3.处理

(1)尽快建立 2 条以上大静脉通路,补充足够体液、血液。

(2)取休克体位。

(3)吸氧,保持呼吸道通畅。

(4)严密监测生命体征,尤其血压、脉搏。

(5)严密监测中心静脉压,调整输液速度。

(6)准确记录每小时出入量,尤其尿量。

4.防范

根据患者中心静脉压、血压、尿量情况进行有效输液、输血治疗。

(三)体液过多——急性肺水肿

1.原因

(1)单位时间内输液、输血速度过快、量过多。

(2)单位时间内输入钠盐过多。

(3)外伤、恐惧、疼痛等均使机体抗利尿激素分泌增多及作用延长。

(4)心、肝、肾功能障碍患者输液过多。

2.表现

患者突然出现呼吸困难、胸闷、气促、咳嗽、咳粉红色泡沫痰。严重时可由口鼻涌出,听诊肺部有大量湿性啰音。

3.处理

(1)根据中心静脉压、血压、尿量变化调整输液速度。

(2)出现肺水肿时立即减慢或停止输液,病情许可情况下予患者取端坐卧位。

(3)予高浓度吸氧,用 20%~30%乙醇湿化后吸入,吸入时间不宜过长。

(4)根据医嘱使用强心、利尿、镇静、镇痛、血管扩张药等药物以减轻心脏负荷。

(5)患者病情严重,必要时予以 CRRT 治疗。

4.防范

(1)输血、输液扩容治疗时,注意输注的速度及量,尤其老年人、小孩、心脏病患者速度不宜过快、液量不宜过多。

(2)加强巡视,注意患者病情变化。

(四)出血倾向

1.原因

(1)输注库存血稀释性血小板减少。

(2)库存血凝血因子减少。

(3)枸橼酸钠输入过多。

(4)弥散性血管内凝血(DIC)、输血前使用过右旋糖酐等扩容药等。

(5)反复输血。

2.表现

非手术部位皮肤、黏膜出现紫癜、瘀斑、鼻出血、牙龈出血、血尿、消化道出血、静脉穿刺处出血;手术部位创面渗血不止或手术野渗血不止,手术后持续出血;凝血功能检查出现 PT、APTT、PIT 明显降低等。

3.处理

(1)输血过程应严密观察患者意识、血压、脉搏等变化,注意皮肤、黏膜或手术伤口有无出血等。

(2)短期内尽可能输注保存期较短的新鲜血液,如每输库存血 600～1000mL 时应补充鲜血 200mL。

(3)有出血表现时,首先排除溶血反应,并立即抽血检查出凝血功能,查明出血原因,必要时输注新鲜血、血小板等各类凝血因子。

4.防范

(1)大量输血时,尽量输注保存期较短的血液。

(2)严密观察病情变化,定时遵医嘱检查出凝血功能,及时补充凝血因子等。

(五)无效吸氧

1.原因

(1)吸氧装置或呼吸机连接不紧密。

(2)吸氧管或呼吸机管路扭曲、堵管、脱落。

(3)吸氧流量或浓度未达病情要求。

(4)患者气道分泌物过多,未及时清除。

2.表现

①患者自感氧气不足,呼吸费力、胸闷、烦躁、不能平卧。②氧分压下降,经皮血氧饱和度

下降。③口唇及指(趾)甲床发绀、鼻翼翕动。

3.处理

(1)检查吸氧装置、供氧压力、呼吸机管道连接是否漏气。

(2)妥善固定管道,防脱落,定期检查管路是否有堵塞现象。

(3)遵医嘱定时进行血气分析,根据患者病情调节吸氧流量或浓度。

(4)及时清除呼吸道内分泌物。

(5)吸氧过程严密观察患者病情及缺氧症状有无改善,并严密观察血氧饱和度变化情况。

4.防范

(1)吸氧前或安装呼吸机管路时注意检查管路是否紧密。

(2)注意管路妥善固定,避免脱落、移位。

(3)遵医嘱进行动脉血气分析检查,及时反馈给医生,调整吸氧方案。

(4)及时协助患者清除呼吸道分泌物。

(六)氧中毒

1.原因

吸氧浓度高于60%以上超过24小时。

2.表现

一般情况下连续吸纯氧6小时后,患者可有胸骨后灼热感、咳嗽、恶心、呕吐、烦躁不安、面色苍白、胸痛、进行性呼吸困难或出现视力、精神障碍。

3.处理

(1)根据患者血气分析及病情变化,遵医嘱调整供氧浓度。

(2)对患者及家属做好健康教育,告知吸氧过程勿自行调节氧流量。

(3)定时巡视患者1次,观察患者吸氧及病情变化。

(4)遵医嘱定期检查血气分析,动态观察患者氧疗效果,一旦发现患者出现氧中毒,应及时报告医生,对症处理。

4.防范

(1)严格掌握吸氧、停氧指征,选择恰当给氧方式。

(2)严格控制吸氧浓度,患者出现低氧现象时应及时寻找原因并处理。

(3)做好患者及家属健康教育工作。

(七)二氧化碳麻醉

1.原因

高浓度氧气吸入,患者通气不足引起。

2.表现

患者神志模糊,嗜睡,脸色潮红,呼吸浅、慢、弱,皮肤湿润,情绪不稳,行为异常。

3.处理

(1)对缺氧、二氧化碳潴留并存者,应以低流量、低浓度持续给氧。

(2)加强病情观察，遵医嘱及时检查血气分析调整吸氧浓度。

(3)加强呼吸道管理，保持呼吸道通畅，必要时使用呼吸机，改善通气，促进二氧化碳排出。

4.防范

(1)加强病情观察，注意患者神志、呼吸、情绪等。

(2)动态监测血气分析，及时调整吸氧浓度。

(3)一旦出现高浓度吸氧后病情恶化，应及时调整吸氧浓度，并加强呼吸道管理，保持呼吸道通畅，促进二氧化碳排出。

(4)以上处理无效者，及时予以气管插管、呼吸机辅助呼吸。

(八)低体温

1.原因

(1)输入血液、液体温度过低或输液、输血过快、过多。

(2)患者外周血管收缩微循环障碍加重。

2.表现

(1)患者出现寒冷、皮肤冰冷、心律失常。

(2)患者体温不升。

3.处理

(1)给予患者适当保暖，增加室温、盖被等，室温保持在 18～20℃，但不能用暖水袋和保温毯保暖。

(2)大量输血、输液时注意复温后输注。

(3)大量输液、输血时将房间温度控制在 24～25℃。

4.防范

(1)室温维持在 18～20℃，适当保暖。

(2)观察患者的体温、末梢循环变化情况。

(九)感染

(1)原因

(1)与留置多种治疗和监测导管，免疫功能降低有关。

(2)与使用大剂量抗生素、激素治疗等引起二重感染有关。

2.表现

患者出现发冷、寒战和发热，轻者 38℃，并伴有头痛、恶心、呕吐、心悸，重者高热、呼吸困难、烦躁不安、血压下降、抽搐、昏迷等。

3.处理

(1)遵医嘱按时、按量使用敏感抗生素。

(2)高热时，采用冰敷、温水擦浴等物理降温法。

(3)保持室温在 18～20℃。

(4)加强营养。禁食时，予静脉高营养治疗；能进食时，予高蛋白、高维生素、高热量、易消化饮食，以提高患者机体抗感染能力。

4.防范

(1)进行各种侵入性治疗、监测手段要严格遵守无菌操作。

(2)严格遵医嘱使用足量有效抗生素。

(3)患者病情稳定后尽早拔除各类侵入性治疗、监测导管。

(4)增强患者机体抵抗力。

(十)疼痛

1.原因

(1)创伤、炎症、手术导致疼痛。

(2)精神紧张引起。

2.表现

主诉疼痛，痛苦表情。患者心率快、血压升高、呼吸急促、烦躁不安、大汗淋漓等。

3.处理

分散患者注意力，安抚患者，寻找疼痛原因，及时给予有效处理，原因不明时，禁止使用镇痛药。

4.防范

(1)做好疾病疼痛知识的健康教育，教会患者疼痛加重时及时告知医护人员。

(2)及时巡视患者，耐心倾听患者主诉，排除导致不适原因。

(3)科学使用疼痛量表，仔细观察疼痛的部位、性质和程度及伴随症状。

(4)提高护士病情观察、处理能力，掌握疼痛的病情发展规律，及时报告医生协助处理。

(十一)皮肤完整性受损

1.原因

(1)长期卧床局部受压。

(2)患者烦躁不安与约束。

(3)机体抵抗力下降。

(4)患者感觉和反应迟钝，基础护理不到位。

2.表现

(1)受压皮肤水肿、淤血。

(2)患者皮肤湿冷、发绀。

(3)患者烦躁不安。

3.处理

(1)积极纠正休克，改善周围微循环灌注，提高皮肤抵抗力。

(2)使用气垫床，每 2 小时翻身叩背观察受压皮肤情况。

(3)每 2 小时放松约束带 15 分钟。

(4)保持床单元清洁、干燥、平整。

4.防范

(1)做好患者及家属健康宣教工作。

(2)协助患者修剪指甲,防止抓破皮肤。

(3)每班做好床边皮肤交接班,每 2 小时翻身叩背及放松约束带 1 次。

(4)对于有皮肤破损的高危者及时采取预防措施。

(十二)管道脱出

1.原因

(1)管道固定不牢靠。

(2)患者烦躁不安、使用镇静药后有幻觉导致。

2.表现

管道在非拔管时间部分或完全脱出。

3.处理

(1)及时报告医生并处理。

(2)严密观察患者病情变化。

4.防范

(1)妥善固定管道。

(2)做好患者及家属管道固定、留置知识宣教。

(3)加强巡视,及时发现管道脱出危险给予处理。

(十三)多器官功能衰竭

1.原因

(1)严重创伤。

(2)严重感染。

(3)低灌注致组织缺血、缺氧。

(4)各种原因引起的低氧血症。

(5)大量输液、输血、高浓度吸氧、正压呼吸、PEEP 使用不当等。

2.表现

患者呼吸频率加快,动脉氧分压<70mmHg,心率加快;尿量减少,肌酐升高;凝血功能障碍;精神恍惚、嗜睡、谵妄、昏迷等。

3.处理

(1)消除引起 MODS 的病因和诱因,治疗原发病。

(2)足量有效抗生素应用防治感染。

(3)营养支持及代谢调理。

(4)呼吸支持,改善和维持组织充分氧合。

(5)保护肝、肾功能。

4.防范

(1)加强病情观察,及时报告医生协助处理。

(2)加强营养与基础护理,增强患者机体抵抗力。

(3)严格无菌操作,预防各类医源性感染及二重感染。

二、感染性休克

(一)概述

1.病因

常见于急性化脓性腹膜炎、胆道化脓性感染、绞窄性肠梗阻、泌尿系统感染及败血症等。

2.病理生理与分类

感染性休克患者的血流动力学变化复杂,微循环障碍常缺乏典型的三期表现,可一开始就出现微循环衰竭期,DIC 出现较早。临床上常见的分类是根据血流动力学分为低排高阻型和高排低阻型。

(1)低排高阻型:又称低动力型休克,是感染性休克最常见的类型。其病理生理主要表现为外周血管收缩、阻力增高,微循环淤滞,毛细血管通透性增高,渗出增加,以致心排出量和血容量减少。

(2)高排低阻型:又称为高动力型休克,临床较少见,仅见于部分革兰阳性菌感染引起的休克早期。其病理生理主要表现为外周血管扩张、阻力降低,心排出量正常或增高,血流短路开放增多,血流分布异常,动静脉短路开放增多,存在细胞代谢障碍和 ATP 合成不足。

3.治疗要点

纠正休克与控制感染并重。在休克未纠正之前,将抗休克放在首位,同时抗感染治疗;休克纠正以后,重点为控制感染。

(1)补充血容量:首先快速输入平衡盐溶液或等渗盐水,再适当补充胶体溶液,如血浆、全血等。补液期间应严密监测 CVP,调整输液种类、量和速度。

(2)控制感染:尽早处理原发病灶。对未明确病原菌的患者,可根据临床判断选用抗生素或应用广谱抗生素,再行药物敏感试验,根据试验结果调整为窄谱抗生素。

(3)纠正酸碱平衡失调:感染性休克患者常有不同程度的酸中毒,应给予纠正。轻度酸中毒,一般在补充血容量后即可自行纠正;严重酸中毒者,需补充碱性药物,可经静脉适当输入5%碳酸氢钠溶液,复查血气分析等指标再调整用量。

(4)应用血管活性药物:经补充血容量和纠正酸中毒后休克未见好转,可考虑使用血管扩张剂。联合使用 α 受体和 β 受体兴奋剂,增加心肌收缩力、改善组织灌流。若患者心功能受损、表现为心功能不全时,可给予、多巴酚丁胺等。

(5)应用皮质类固醇:早期、大剂量、短时间应用皮质类固醇能抑制体内多种炎性介质的释放、稳定细胞内溶酶体、减轻细胞损害、缓解 SIRS。一般不超过 48 小时,否则有发生应激性溃疡、免疫抑制等并发症的可能。临床常用地塞米松、氢化可的松或甲泼尼龙静脉注射。

(6)其他:包括营养支持、DIC 治疗和重要器官功能不全的治疗等。

4.护理措施

(1)了解引起感染性休克的各种原因。如有无腹痛、发热,因严重烧伤或感染等引起的大量失血、失液。患者发病后的救治情况。

(2)严密监测患者意识状态。观察患者有无呈兴奋或烦躁不安状态,必要时应用镇静药物,并每 2 小时进行 SAS 或 Ramsay 镇静评分,以防镇静过浅或过深。未镇静患者进行 Glasgow 昏迷评分,以便随时掌握意识变化情况。

(3)定时观察、记录生命体征。实时监测患者血压或脉压是否正常,维持血压在相对稳定的水平,注意上臂袖带血压比桡动脉血压高 10~20mmHg。观察有无脉率增快,若出现脉搏细弱,提示病情加重。记录呼吸频率、节律,有无呼吸急促、变浅、不规则等。体温不升或高热者,及时进行复温或降温。

(4)观察皮肤色泽和温度。观察皮肤、口唇黏膜是否苍白、发绀,四肢湿冷有无好转。

(5)严密观察尿量变化。记录每小时尿量,尿液颜色、性质。尿量$<$25mL/h 时,提示血容量不足。尿量$>$30mL/h 时,表示休克有改善。

(6)做好专科病情观察。如腹部创伤引起的感染性休克,应注意观察有无腹膜刺激征或移动性浊音等。

(7)及时追踪各项实验室相关检查和血流动力学监测结果,及时、准确判断患者水、电解质、酸碱平衡紊乱情况和病情转归情况。

(8)做好心理护理。患者起病急,病情进展快,并发症多,加之抢救过程中使用监护仪器多,易使患者及其家属产生紧张、焦虑或恐惧,应充分评估其情绪变化、对治疗和预后的了解程度,及时进行心理干预。

(二)体液不足

1.原因

(1)全身微血管扩张,致血容量相对不足。

(2)炎症过程致各种体液丢失。

2.表现

血压低、CVP$<$5cmH_2O、尿量$<$25mL/h,皮肤黏膜苍白、肢端湿冷等。

3.处理

在监测血压、尿量、CVP 基础上,及时、快速、足量补充血容量。

4.防范

(1)建立足够、有效的静脉通路:迅速建立 2 条以上静脉输液通道,有条件者立即中心静脉穿刺插管,同时监测 CVP。

(2)合理补液:输液量和速度的调整应以患者的心肺功能、失血失液量、血压、尿量及 CVP 值为依据。如血压、CVP 均低时,提示容量不足,可快速大量补液;若血压低而 CVP 高,提示心功能不全或容量过多,应减慢速度,限制补液量,防止肺水肿及心功能衰竭。

(3)观察病情变化:定时监测生命体征、血压及 CVP 变化,观察患者意识、面唇色泽、肢端皮肤颜色、温度。

(4)准确记录出入量:应准确记录输入液体的种类、数量、时间、速度等,并详细记录 24 小时出入量。

(5)动态监测尿量与尿比重:留置尿管,测定每小时尿量和尿比重。

(三)气体交换受损

1.原因

(1)微循环障碍致机体缺血、缺氧。

(2)呼吸形态改变。

2.表现

呼吸急促、变浅、不规则,肢端湿冷、苍白等微循环障碍,代谢性酸中毒等内环境紊乱表现。

3.处理

维持有效的气体交换。

4.防范

(1)予以高流量吸氧,严重者气管插管或气管切开,尽早使用呼吸机辅助呼吸。

(2)监测呼吸功能:密切观察呼吸频率、节律、深浅度,动态监测动脉血气,了解电解质、酸、碱失衡情况,以便及时纠正。

(3)避免误吸、窒息:昏迷者头偏向一侧或置入口咽、鼻咽通气管,以防舌后坠或呕吐物、分泌物堵塞气道。

(4)维持呼吸道通畅:对气管插管或气管切开者及时吸痰,定时听诊双侧呼吸音,若有痰鸣音或湿啰音时,应及时清除呼吸道分泌物。必要时行纤维支气管镜吸痰。

(四)皮肤受损

1.原因

(1)微循环障碍。

(2)使用升温机时发生烫伤或使用冰毯、冰帽发生冻伤。

(3)休克患者遵医嘱予禁翻身。

2.表现

冰敷处或加温处皮肤苍白、淤红或破损。

3.处理

正确使用升温机和冰毯,预先做好防护措施。

4.防范

(1)病情允许时每 2 小时翻身、叩背 1 次,禁翻身患者可预先放置啫喱垫于骨隆突处。

(2)使用升温机和冰毯时,禁止直接接触患者皮肤,合理控制复温或降温速度。

(五)意外受伤

1.原因

(1)烦躁不安、意识不清。

(2)疲乏无力。

2.表现

肢体无意识活动。

3.处理

做好安全防护。

4.防范

(1)使用床旁护栏以防坠床。

(2)有效进行肢体约束,特别是输液一侧肢体,避免意外拔管。

第二节　乳腺癌

乳腺癌近年发病率呈上升趋势,占女性恶性肿瘤的首位,在我国乳腺癌发病率占全身恶性肿瘤的7%～10%,好发于40～60岁女性。男性也可患乳腺癌,占全部乳腺癌的1%。

一、病因与发病机制

(一)病因

该病病因尚不清楚。雌酮和雌二醇与乳腺癌的发病有直接关系。月经初潮年龄早、绝经年龄晚、未生育、晚生育或未哺乳的人群乳癌发病率高。一级亲属中若有乳腺癌病史,其发病危险性是普通人群的2～3倍。乳管内乳头状瘤、乳房囊性增生病是乳腺癌的癌前病变。此外,营养过剩、肥胖、脂肪饮食、放射线、环境因素及生活方式与乳腺癌的发病也有一定的关系。

(二)病理类型

1.非浸润性癌

包括导管内癌、小叶原位癌、乳头湿疹样癌,此型属早期,预后较好。

2.早期浸润癌

包括早期浸润性导管癌、早期浸润性小叶癌,此型仍属早期,预后较好。

3.浸润性特殊癌

包括髓样癌、乳头状癌、小管癌、腺样囊性癌、大汗腺样癌等,此型分化较高,预后尚好。

4.浸润性非特殊癌

包括浸润性导管癌、浸润性小叶癌、硬癌、髓样癌等,此型分化低,预后差。

5.其他

罕见癌。

（三）转移途径

1.直接蔓延

癌细胞沿导管或筋膜间隙蔓延，可以侵犯 Cooper 韧带、皮肤等。

2.淋巴转移

主要途径有两条：同侧腋窝淋巴结转移；胸骨旁淋巴结转移。

3.血行转移

转移的器官依次为肺、骨、肝。

二、护理评估

（一）健康史

评估亲属中有无乳腺癌病史；评估有无癌前疾病病史、生育史、月经史；了解有无不良饮食习惯。

（二）身体状况

1.乳房肿块

为乳腺癌的早期表现，为无痛性、单发小肿块，质地硬、表面不光滑，形状不规则，边界不清楚，不易推动。肿块最多见于乳房的外上象限（45%～50%），其次是乳头乳晕区（15%～20%）或内上象限（12%～15%）。肿块多在无意间或自我检查时发现。

2.乳房外形改变

若癌肿侵及 Cooper 韧带，可使其缩短而致癌肿表面皮肤凹陷，即乳房“酒窝征”；若癌肿侵犯大乳管使之收缩，可使乳头内陷、扁平、歪斜；若皮内及皮下淋巴管被癌细胞堵塞引起淋巴回流障碍，可出现真皮水肿，乳房皮肤呈橘皮样改变。晚期癌肿增大侵犯皮肤，出现坚硬小结或条索，有时会引起皮肤破溃而形成溃疡。少数患者出现乳头血性分泌物。

3.转移表现

乳癌淋巴转移最多见于同侧腋窝，早期为质硬、无痛、散在的结节，后期融合成不规则团块。血行转移至肺、骨、肝等，可出现相应的症状。

4.特殊类型乳腺癌

（1）炎性乳腺癌：多见于年轻妇女，尤其在妊娠期或哺乳期。乳房明显增大，伴红、肿、热、硬，无明显的肿块，肿瘤在短期内侵及整个乳房。转移早而广，预后极差。

（2）乳头湿疹样乳腺癌：乳头及乳晕呈湿疹样改变、皮肤发红、糜烂、潮湿，继而乳头内陷、破损。乳晕深部扪及肿块。恶性程度低，转移晚。

（三）心理-社会状况

乳腺癌是恶性肿瘤，患者对疾病的预后产生恐惧、焦虑心理；手术切除乳房，使患者失去第二性征，加上患者对放疗、化疗、内分泌治疗及疗效的担忧，患者会产生恐惧、抑郁心理；家属尤其配偶对本病的预后、治疗的认知及心理承受能力也会对患者的心理产生巨大影响。

（四）辅助检查

1.X 线

钼靶 X 线摄片乳腺癌肿块呈现密度增高阴影，边缘呈不规则，或呈针状，或见微小钙化灶。这是目前最有效的检查方法。

2.B 超检查

可显示乳腺癌肿块的形态和质地。

3.近红外线扫描

可提示乳腺癌肿块和周围的血管情况。

4.病理学检查

可做细针穿刺细胞学检查、乳头溢液涂片细胞学检查、活组织快速病理切片检查等，其中活组织病理检查是确定诊断的可靠方法。

（五）治疗与反应

手术治疗是乳腺癌的主要治疗方法之一。目前多主张缩小手术范围，同时联合术后化疗、放疗、内分泌治疗及生物治疗等。临床常用的手术方式如下。①乳腺癌根治术，切除包括整个患侧的乳房、胸大肌、胸小肌、腋窝及锁骨下所有脂肪组织和淋巴结。②乳腺癌扩大根治术，是指在乳腺癌根治术的基础上同时切除胸廓内动、静脉和胸骨旁淋巴结。③乳腺癌改良根治术，有两种术式，一是保留胸大肌，一是保留胸大肌及胸小肌。④全乳房切除术，切除整个乳腺，包括腋尾部和胸大肌筋膜。⑤保留乳房的乳腺癌切除术，完整切除肿块和腋窝淋巴结清扫。乳腺癌根治术后，可引起的并发症有皮瓣坏死、皮瓣下积液、患侧上肢肿胀等。

三、护理诊断及合作性问题

1.恐惧

与担忧疾病预后、术后身体外观改变有关。

2.躯体移动障碍

与手术导致胸肌缺损、瘢痕牵拉有关。

3.自我形象紊乱

与乳房切除、化疗后脱发有关。

4.知识缺乏

缺乏有关乳腺癌自我检查、术后患肢功能锻炼的知识。

5.潜在并发症

皮瓣下积液、皮瓣坏死、患侧上肢水肿等。

四、护理目标

患者情绪稳定，能配合治疗；掌握乳房自查知识，患侧上肢恢复正常活动；及时预防和护理术后并发症。

五、护理措施

(一)手术前护理

1.心理护理

向患者和家属解释手术的重要性;介绍乳房癌治疗成功的典型病例,说明乳房缺陷可戴成型胸罩弥补,头发脱落在停止化疗后可重新长出或戴假发套等,帮助患者正视疾病,树立信心,积极配合治疗与护理。

2.呼吸道准备

加强口腔护理;训练患者腹式深呼吸和有效咳嗽、排痰。

3.皮肤准备

按手术的范围准备皮肤,尤应注意腋窝部位皮肤准备。对切除范围大,考虑植皮的患者,需做好供皮区皮肤准备。乳房皮肤有溃疡者,术前每天换药;乳头凹陷者应清洁局部。

4.特殊准备

对于妊娠或哺乳期的患者,要及时终止妊娠或立即断乳,以抑制乳房癌发展。

(二)手术后护理

1.一般护理

①手术后麻醉清醒,生命体征平稳后取半卧位,以利呼吸和引流;②术后 6 小时无恶心、呕吐等麻醉反应者,即可进流质饮食,以后逐渐进普食。注意提供足够的热量、蛋白质、维生素,以利康复。

2.病情观察

①严密观察生命体征的变化,观察切口敷料渗血、渗液情况,并予以记录;②对扩大根治术后患者还应注意有无胸闷、呼吸困难,及时报告医生;③观察手术侧上肢皮肤颜色和温度、感觉、运动、有无肿胀等,若皮肤发绀,肢端肿胀、皮温降低、脉搏不清或肢端麻木,应协助医生及时调整绷带的松紧度;④了解皮瓣的颜色、有无皮下积液。

3.治疗配合

(1)防止皮瓣滑动:手术部位用弹性绷带加压包扎,使皮瓣紧贴胸壁,包扎松紧度以能容纳一手指、能维持正常血运、不影响患者呼吸为宜。若绷带松脱滑动,应及时重新加压包扎。手术后 3 日内患肩制动,需他人扶持时只能扶健侧,以防腋窝皮瓣滑动而影响愈合。

(2)维持有效引流:乳癌根治术后,皮瓣下常规放置负压引流管,需妥善固定,避免脱出。经常检查引流管,注意有无扭曲、血块堵塞,经常捏挤引流管或连接负压吸引器,保持引流通畅。观察并记录引流液的颜色、量、性质,注意有无活动性出血。一般手术后 1～2 日每天引流液约 50～100mL,以后逐渐减少;每天更换引流瓶及引流接管;手术后 3～4 日,皮下无积液、皮瓣与胸壁紧贴即可拔管。

(3)预防患侧上肢肿胀:由于患侧腋窝淋巴结切除、头静脉被结扎、腋静脉栓塞、局部积液或感染等因素导致上肢淋巴回流不畅、静脉回流障碍所致。平卧时用两枕抬高患侧上肢 10°～

15°，肘关节轻度屈曲；半卧位时屈肘 90°放于胸腹部；下床活动时用吊带托或用健侧手将患肢抬高于胸前。按摩患侧上肢或适当运动，以促进淋巴回流。勿在患侧上肢测血压、抽血、做静脉或皮下注射等。

(4)化疗、放疗的护理。

(5)功能锻炼：为减少或避免手术后残疾，应鼓励患者早期开始功能锻炼。手术后 24 小时内：活动手指及腕部，可作屈指、握拳、屈腕等锻炼。术后 1～3 日患肢主要进行肘、腕、手的活动锻炼。术后 4～7 日：患者可坐起，鼓励患者用患侧手洗脸、刷牙、进食等，并做以患侧手触摸对侧肩部及同侧耳朵的锻炼。注意避免上臂外展。术后 1～2 周：主要是肩关节锻炼，锻炼方法包括手指爬墙运动、转绳运动、举杆运动、拉绳运动等。锻炼时应遵循循序渐进的原则，避免过度劳累。对病情较重、活动无耐力的患者，应酌情减少或延缓锻炼时间，但不可停止练习。

4.心理护理

术后继续给予患者及家属心理上的支持。鼓励夫妻双方坦诚相待，正确面对现状；鼓励患者表述手术创伤对自己今后角色的影响，提供改善自我形象的措施或方法。保护患者隐私，不过度暴露手术部位，必要时用屏风遮挡。

5.健康指导

(1)术后近期避免用患侧上肢搬动、提取重物，坚持康复训练。

(2)术后五年内，应避免妊娠，以免乳房癌复发。

(3)介绍义乳或假体的作用和使用方法。

(4)术后患者每月做一次乳房自我检查，并定期到医院复查，以便早期发现复发征象。

自查方法：①镜前检查：裸露上身，双臂垂于两侧，站在镜前观察镜子里自己乳房的外形，轮廓有无异常。将双臂举过头顶，转动身体，仔细观察两侧乳房的形态是否有变化；乳房皮肤有无红肿、皮疹、浅静脉怒张、皮肤皱褶、橘皮样改变等。双手叉腰，两肘努力向后，使胸部肌肉绷紧，观察两侧乳房是否等高、对称，乳头、乳晕和皮肤有无异常。②立位或坐位检查：将右手举起放在头后，用左手指掌面按顺时针方向紧贴皮肤作循环按摩检查。从右侧乳头上方锁骨下方向开始，每检查完一圈下移 2cm 做第二圈、第三圈(范围：上缘锁骨下，下缘第六肋，外侧缘腋前线，内侧缘胸骨旁)，再将左手举起放在头后，用右手同法检查左侧乳房。再用拇指和示指轻轻挤捏乳头，观察有无透明的或血性的分泌物。③卧位检查：取平卧位，右臂高举过头，并在右肩下垫一小枕，用左手指端掌面从乳头部位开始作顺时针环形检查(也可从内向外、自上而下或指端从乳头向外呈放射状按压检查)，同法检查左侧乳房，并比较左右乳房有何不同。再检查两侧腋窝，注意有无肿大的淋巴结。疑有异常及时就医。

六、护理评价

患者情绪是否稳定；患侧肢体是否出现肿胀，有无功能障碍；患者是否掌握患肢功能锻炼的方法。

第三节　腹外疝

一、概述

体内某个脏器或组织离开其正常解剖部位，通过先天或后天形成的薄弱点、缺损或孔隙、进入另一部位，即称为疝。全身各部位均可出现疝，但以腹外疝最为多见。腹外疝是由腹腔内的脏器或组织连同腹膜壁层，经腹壁薄弱点或孔隙，向体表突出所形成的。根据其发生部位不同，分为腹股沟疝（斜疝和直疝）、股疝、脐疝、切口疝等。腹股沟疝发生于男性者占大多数，男、女发病率之比约为 15∶1。腹股沟斜疝最多见，占全部腹外疝的 75%～90%。

（一）病因及分类

腹壁强度降低和腹内压力增高是腹外疝发病的两个主要原因。

1.腹壁强度降低

（1）先天性因素：某些组织穿过腹壁的部位，如精索或子宫圆韧带穿过腹股沟管、股动静脉穿过股管、脐血管穿过脐环，以及腹股沟三角区均为腹壁薄弱区。

（2）后天性因素：腹部手术切口愈合不良，腹壁外伤或感染，老年体弱和过度肥胖致肌肉萎缩等，均导致腹壁强度降低。

2.腹内压力增高

腹内压力增高既可引起腹壁解剖结构的改变，有利于疝的形成，也可促进腹腔内脏器经薄弱处突出形成疝。腹内压力增高的常见原因有慢性咳嗽、慢性便秘、排尿困难（如前列腺增生）、腹水、妊娠、举重、婴儿经常啼哭等。

（二）病理解剖

典型的腹外疝由疝环、疝囊、疝内容物和疝外被盖等组成。疝囊是壁腹膜的憩室样的突出部，由疝囊颈、疝囊体和疝囊底组成。疝囊颈是疝囊较狭窄的部分，其位置为疝环所在。疝环，又称疝门，是疝突向体表的门户，即腹壁薄弱区或缺损所在。各种疝通常以作为命名依据，如腹股沟疝、股疝、脐疝、切口疝等。疝内容物是进入疝囊的腹内脏器或组织，以小肠为最多见，大网膜次之。较少见的，如盲肠、阑尾、乙状结肠、膀胱等也可作为疝内容物进入疝囊。疝外被盖指疝囊以外的各层组织。

（三）临床分型

腹外疝有易复性、难复性、嵌顿性、绞窄性等临床类型。

1.易复性疝

凡腹外疝在患者站立、行走或腹内压增高时突出，半卧、休息或用手向腹腔推送时疝内容很容易回纳入腹腔的，称为易复性疝。

2.难复性疝

疝内容不能或不能完全回纳入腹腔内者，称难复性疝。常见原因是疝内容物反复突出，致疝囊颈受摩擦而损伤，并产生粘连，导致内容物不能回纳，内容物多数是大网膜。

3.嵌顿性疝

疝门较小而腹内压突然增高时，疝内容物可强行扩张疝环而向外突出，随后因疝环的弹性收缩，又将内容物卡住，使其不能回纳，称为嵌顿性疝。疝发生嵌顿后，如其内容物肠壁及系膜在疝门处受压，先使静脉回流受阻，导致肠壁淤血和水肿，疝囊内肠壁及系膜渐增厚，颜色由正常的淡红逐渐转为深红，囊内可有淡黄色渗液积聚。肠管受压情况加重，更难回纳。肠管嵌顿后，可导致急性机械性肠梗阻。

4.绞窄性疝

嵌顿如不能及时解除，疝内容物受压情况不断加重可使动脉血流减少，最终导致完全阻断，即为绞窄性疝。如疝内容物为肠管，此时肠系膜动脉搏动消失，肠壁逐渐失去光泽、弹性和蠕动能力，终于坏死变黑。疝囊内渗液变为淡红色或暗红色。如继发感染，疝囊内的渗液则为脓性。感染严重时，可引起的疝外被盖组织的蜂窝组织炎。

二、常见的腹外疝

腹股沟斜疝和腹股沟直疝，其中以斜疝多见，约占全部腹外疝的 90%。

(一)腹股沟斜疝

疝囊经过腹壁下动脉外侧的腹股沟管深环(内环)突出，向内、向下、向前斜行经过腹股沟管，再穿出腹股沟管浅环(皮下环)并进入阴囊，称为腹股沟斜症。腹股沟区可触及肿块，多呈带蒂柄的梨形，并降至阴囊和大阴唇；肿块向腹腔回纳后，手指通过阴囊皮肤伸入浅环，可感觉浅环扩大、腹壁软弱，此时嘱患者咳嗽，指尖能感受到冲击感。

(二)腹股沟直疝

疝囊经腹壁下动脉内侧的直疝三角区直接由后向前突出，不经过内环，也不进入阴囊，称为腹股沟直疝。当患者直立时，在腹股沟内侧端、耻骨结节上方出现一半球形肿块，不伴有疼痛或其他症状；平卧后自行消失，一般不需用手推送复位。

(三)股疝

疝囊通过股环、经股管向卵圆窝突出的疝，称为股疝。其发病率约占腹外疝的 5%，多见于 40 岁以上女性。平时多无症状，多偶然发现，疝块往往不大，表现为腹股沟韧带下方卵圆窝处有一个半球形的突起，股疝由于其解剖位置的特殊性，极易发生嵌顿，因此一旦确诊，应及时手术。

(四)切口疝

切口疝是指腹腔内器官或组织自腹壁手术切口突出的疝。主要表现是患者腹壁切口处逐渐膨隆，有肿块出现，站立或用力时更为明显，平卧时缩小或消失；较大的切口疝有腹部牵拉感，伴食欲减退、恶心、便秘、腹部隐痛等表现；疝环宽大，很少发生嵌顿。以手术治疗为主。

（五）脐疝

疝囊通过脐环突出的疝称为脐疝。临床上分为婴儿型脐疝和成人型脐疝，以前者多见。患者多无不适，主要表现为脐部可复性肿块，多在咳嗽、啼哭时和站立时脱出，安静时肿块消失。婴儿型脐疝在2岁之前多采用非手术治疗。

1.治疗要点

腹股沟疝一般均应尽早施行手术治疗。

(1)非手术治疗：半岁以下婴幼儿可暂不手术。可采用棉线束带或绷带压住腹股沟管深环，防止疝块突出。年老体弱或伴有其他严重疾病而禁忌手术者，白天可在回纳疝内容物后，将医用疝带一端的软压垫对着疝环顶住，阻止疝块突出。

(2)手术治疗：基本原则是关闭疝门即内环口，加强或修补腹股沟管管壁。术前应积极处理引起腹内压力增高的情况，如慢性咳嗽、排尿困难、便秘等，否则术后易复发。疝手术主要可归为两大类，即单纯疝囊高位结扎术和疝修补术。①单纯疝囊高位结扎术：因婴幼儿的腹肌在发育中可逐渐强壮而使腹壁加强，单纯疝囊高位结扎常能获得满意的疗效，无须施行修补术；②疝修补术：成年腹股沟疝患者都存在程度不同的腹股沟管前壁或后壁的薄弱或缺损，只有在疝囊高位结扎后，加强或修补薄弱的腹股沟管前壁或后壁，治疗才彻底。常用的手术方法有传统的疝修补术、新兴的无张力疝修术及经腹腔镜疝修补术。

嵌顿性疝和绞窄性疝的处理有其特殊性，嵌顿性疝在下列情况下可先试行手法复位：①嵌顿时间在3～4小时内，局部压痛不明显，也无腹部压痛或腹肌紧张等腹膜刺激征者；②年老体弱或伴有其他较严重疾病而估计肠袢尚未绞窄坏死者。复位手法须轻柔，切忌粗暴；复位后还需严密观察腹部情况，如有腹膜炎或肠梗阻的表现，应尽早手术探查。除上述情况外，嵌顿性疝原则上需紧急手术治疗。绞窄性疝的内容物已坏死，更需手术。术前应纠正缺水和电解质紊乱。

2.常见护理诊断/问题

(1)焦虑：与疝块突出影响日常生活有关。

(2)知识缺乏：缺乏腹外疝成因、预防腹内压升高及术后康复知识。

(3)潜在并发症：术后阴囊水肿、切口感染。

3.护理目标

(1)患者能说出预防腹内压升高、促进术后康复的相关知识。

(2)患者焦虑程度减轻，配合治疗。

(3)患者并发症得到有效预防，或得到及时发现和处理。

4.护理措施

(1)非手术治疗的护理

①棉束带压迫治疗的护理：婴幼儿的腹股沟疝采用棉束带压迫治疗期间，应和家属一起经常检查束带的松紧度，过松达不到治疗作用，过紧小儿会感到不适而哭闹；束带被粪、尿污染后需立即更换，以免浸渍过久发生皮炎。脐疝可用5分硬币外裹柔软棉布压迫脐环处，再用棉束

带或绷带固定，固定后要经常检查，防止移位导致压迫失效。

②疝带压迫治疗的护理：采用疝带压迫治疗时，应向患者阐明疝带由弹性钢板外裹帆布制成，有左右之分，指导患者正确佩戴，防止压迫错位而起不到效果。疝带压迫有不舒适感，长期佩戴疝带患者会产生厌烦情绪，应劝慰患者，说明使用疝带的意义，使其能配合治疗和护理。

③密切观察病情变化：对嵌顿性疝手法复位的患者，应密切观察腹部情况变化，如患者腹痛不能缓解或疼痛加重，甚至出现腹膜炎的表现，要及时和医生联系，以得到处理。

(2)手术前护理

①一般护理

a.休息与活动：择期手术的患者术前一般体位和活动不受限制，但巨大疝的患者应卧床休息 2～3 日，回纳疝内容物，使局部组织松弛，减轻充血与水肿，有利于术后切口愈合。

b.饮食护理：进普食、多饮水、多吃蔬菜等富含纤维素的饮食，以保持大便通畅。怀疑嵌顿性或绞窄性疝者应禁食。

②病情观察：观察腹部情况，患者若出现明显腹痛，伴疝块明显增大，紧张发硬且触痛明显，不能回纳腹腔，应高度警惕嵌顿疝发生的可能，需立即通知医生，及时处理。

③治疗配合

a.控制诱因：术前有咳嗽、便秘、排尿困难等引起腹内压增高的因素存在时，除急诊手术外，均应做出相应处理，待症状控制后方可施行手术，否则术后易复发；对吸烟者，术前 2 周开始戒烟；注意保暖、防止感冒。

b.严格备皮：严格的备皮是防止切口感染，避免疝复发的重要措施。术前嘱患者沐浴，按规定的范围严格备皮，对会阴部、阴囊皮肤的准备更要仔细，既要剔净阴毛又要防止剔破皮肤。手术日晨需再检查一遍皮肤准备情况，如有皮肤破损应暂停手术。

c.灌肠和排尿：术前晚灌肠，清除肠内积粪，以免术后便秘、腹胀而诱发疝的复发。送患者进手术室前，嘱患者排尽尿液，预防术中误伤膀胱。

d.嵌顿性或绞窄性疝准备：嵌顿性或绞窄性腹外疝，特别是合并急性肠梗阻的患者，往往有脱水、酸中毒和全身中毒症状，甚至发生感染性休克，应遵医嘱对腹胀、呕吐者行胃肠减压；术前有体液失衡者应予纠正；病情严重者需抗感染、备血等处理。

(3)手术后护理

①一般护理

a.体位与活动：术后取平卧位，膝下垫一软枕，使髋关节微屈，减少腹壁张力。一般于手术后 3～6 日后可考虑离床活动。采用无张力修补术的患者可以早期离床活动。年老体弱、复发性疝、绞窄性疝、巨大疝患者卧床时间延长至术后 10 日方可下床活动，以防止术后初期疝复发。卧床期间要加强对患者的日常生活和进食、排便的照顾，并注意翻身和适度的床上活动。

b.饮食：术后 6～12 小时可进流质，逐步改为半流质、普食。

②病情观察

a.预防阴囊血肿：术后切口部位常规压沙袋(重 0.5kg)24 小时以减轻渗血；使用丁字带或

阴囊托托起阴囊，减少渗血、渗液的积聚，促进回流和吸收。经常观察伤口有无渗血、阴囊是否肿大，如有异常应报告医生处理。

b.预防感染：注意观察体温及切口情况，保持敷料清洁、干燥，避免大小便污染，尤其是婴幼儿更应加强护理。如发现敷料脱落或污染时，应及时更换，以防切口感染。嵌顿性或绞窄性疝手术后，易发生切口感染，遵医嘱常规应用抗生素。

c.预防复发：术后应注意保暖，以防受凉而引起咳嗽。如有咳嗽应及时用药治疗，并嘱患者在咳嗽时用手掌按压切口，减少腹内压增高对切口愈合的不利影响。保持大小便通畅，如有便秘应及时处理。

d.其他观察处理：如术后患者出现急性腹膜炎或有排尿困难、血尿、尿外渗表现时，可能为术中肠管损伤或膀胱损伤，应及时报告医生处理。

(4)心理护理：向患者及其家属解释腹外疝的发病原因和诱发因素、手术治疗的必要性和手术治疗原理以及预防复发的有效措施，消除其紧张情绪和顾虑。若患者希望用无张力补片修补，应向其介绍补片材料的优点和费用等。对于非手术治疗者，应鼓励患者耐心配合。

(5)健康指导

①患者出院后逐渐增加活动量，3 个月内应避免重体力劳动或提举重物。

②平时生活要有规律，避免过度紧张和劳累；保持大便通畅，多饮水，多进食高纤维素的食物，养成每日定时排便习惯。

③预防和及时治疗使腹内压增高的各种疾病，如有咳嗽、便秘、排尿困难等症状，应及时治疗，以防疝复发。若疝复发，应及早诊治。

第四节 胃十二指肠疾病

胃、十二指肠溃疡是指胃、十二指肠局限性圆形或椭圆形的全层黏膜缺损，也称消化性溃疡或溃疡病。外科治疗的主要指征包括急性穿孔、大出血、瘢痕性幽门梗阻、药物治疗无效的顽固溃疡以及胃溃疡恶性变等情况。

急性穿孔是胃、十二指肠溃疡严重的并发症。起病急、病情重、变化快，需要紧急处理，若诊治不当可危及生命。胃、十二指肠溃疡出血是上消化道出血中最常见的原因。溃疡大出血是指溃疡侵蚀动脉引起明显出血症状，表现为大量呕血和柏油样便，甚至发生休克前期或很快进入休克状态。幽门管、幽门溃疡或十二指肠球部溃疡反复发作可形成瘢痕狭窄，合并幽门痉挛水肿时，能引起幽门梗阻。

一、病因和病理

1.胃、十二指肠溃疡急性穿孔

活动期的胃、十二指肠溃疡可以逐渐加深侵蚀胃或十二指肠肠襞，由黏膜至肌层，穿破浆膜而形成穿孔。十二指肠溃疡穿孔好发于十二指肠球部前壁，而胃溃疡穿孔好发于胃窦部小弯侧。急性穿孔时,有强烈刺激性的胃酸、胆汁、胰液等消化液和食物流入腹腔,引起化学性腹膜炎。导致剧烈腹痛和大量腹腔渗出液,6～8 小时后细菌开始繁殖并逐渐转变为化脓性腹膜炎。因强烈的化学刺激、细胞外液的丢失及细菌毒素吸收等因素,可导致患者休克。活动期的溃疡深达肌层,若溃疡向深层侵蚀,可引起出血或穿孔,多为单发。

2.胃、十二指肠溃疡大出血

溃疡基底部的血管壁被侵蚀并导致破裂出血。胃溃疡大出血好发于胃小弯,出血源自胃左、右动脉及其分支。十二指肠溃疡大出血好发于球部后壁,出血源自胰十二指肠上动脉或胃十二指肠动脉及其分支。大出血后血容量减少、血压降低、血流缓慢,可在血管破裂处形成凝血块而暂时止血。由于胃肠道蠕动和胃、十二指肠内容物与溃疡病灶的接触,暂时停止的出血可能再次出血。

3.胃、十二指肠溃疡瘢痕性幽门梗阻

溃疡引起幽门梗阻的原因有痉挛、炎症水肿及瘢痕三种。前两种梗阻是暂时的、可逆的,在炎症消退、痉挛缓解后梗阻解除。瘢痕性幽门梗阻则是永久性的,必须手术治疗。瘢痕性幽门梗阻是由溃疡愈合过程中瘢痕收缩所致。早期部分梗阻,胃排空受阻,胃蠕动增强而使胃壁肌肉代偿性肥厚,胃轻度扩大。后期,胃代偿功能减退,失去张力,胃高度扩大,蠕动消失。胃内容物滞留,促使胃泌素分泌增加及胃酸分泌亢进而致胃黏膜糜烂、充血、水肿和溃疡。胃内容物滞留,食物不能进入十二指肠,导致患者吸收不良而引起贫血、营养不良等;呕吐引起水、电解质丢失,导致脱水、低氯低钾性碱中毒。

二、护理评估

(一)健康史

了解患者的年龄、性别、职业及饮食习惯等;了解患者发病过程、治疗及用药情况,特别是非甾体抗炎药如阿司匹林、吲哚美辛,以及肾上腺皮质激素、胆汁酸盐等。了解患者既往是否有溃疡病史及胃手术病史等。

(二)身体状况

1.胃、十二指肠溃疡急性穿孔

(1)症状:多数突然发生于夜间空腹或饱食后,表现为骤起上腹部刀割样剧痛,迅速扩散至全腹,疼痛难以忍受,常伴面色苍白、出冷汗、脉搏细速、血压下降等表现。当胃内容物沿右结肠旁沟向下流注时,可出现右下腹疼痛,疼痛可向肩部放射。继发细菌感染后,腹痛加重。

(2)体征:患者表情痛苦,仰卧微屈膝、不愿移动,腹式呼吸减弱或消失;全腹有明显的压痛、反跳痛,肌紧张呈“板样”强直,以左上腹部最为明显;叩诊肝浊音界缩小或消失,可有移动性浊音;听诊,肠鸣音减弱或消失。随着感染加重,患者可出现发热、脉速,甚至麻痹、感染性休克。

2.胃、十二指肠溃疡大出血

(1)症状:①呕血、黑便:是上消化道出血的主要症状,具体表现取决于出血量和出血的速度。主要症状为呕血和解柏油样黑便，多数患者仅有黑便而无呕血，迅猛的出血而出现大呕血和紫黑血便。呕血前常有恶心，便血前后可有心悸、头晕、目眩，甚至晕厥。多数患者曾有典型溃疡病史，近期常有服用阿司匹林等药物的情况。②循环系统改变：若出血缓慢，患者血压、脉搏改变不明显。若短时间内失血量超过 800mL，可出现休克症状，表现为焦虑不安、四肢湿冷、脉搏细速、呼吸浅快、血压降低等。

(2)体征：腹部体征不明显。腹部稍胀，上腹部可有轻度深压痛，肠鸣音亢进。腹痛严重者，应注意伴发穿孔。

3.十二指肠溃疡瘢痕性幽门梗阻早期

患者有上腹部膨胀。

(1)症状：①呕吐宿食与腹部胀痛：是幽门梗阻的主要表现。早期、患者有上腹部膨胀不适、阵发性胃收缩痛，伴有嗳气、恶心与呕吐。呕吐多在下午或夜间发生，量大，一次可达 1000～2000mL，呕吐物含大量宿食，有腐败酸臭味，但不含胆汁。呕吐后自觉胃部饱胀改善，故患者常自行诱发呕吐以减轻症状。②水、电解质及酸碱平衡失调及营养不良：患者常有少尿、消瘦、便秘、贫血等慢性消耗表现以及合并有脱水、低钾低氯性碱中毒。

(2)体征：营养不良性消瘦，皮肤干燥、弹性消失，上腹部隆起可见胃型和蠕动波，上腹部可闻及振水声。

(三)辅助检查

1.胃、十二指肠溃疡急性穿孔

①实验室检查：血常规检查可发现白细胞计数及中性粒细胞比例增加。②影像学检查：腹部 X 线检查 80%见膈下游离气体，是协助明确诊断的重要检查。③诊断性腹腔穿刺可抽出草绿色混浊液体或含食物残渣。

2.胃、十二指肠溃疡大出血

①实验室检查：血常规检查可出现红细胞计数、血红蛋白值、血细胞比值进行性下降。②胃镜：急诊胃镜可以明确出血部位和原因，出血 24 小时内，胃镜检查阳性率可达 80%。

3.胃、十二指肠溃疡瘢痕性幽门梗阻

①盐水负荷试验：空腹情况下置胃管，注入 0.9 氯化钠溶液 700mL，30 分钟后经胃管回吸，若回吸液体超过 350mL，提示幽门梗阻。②纤维胃镜：可确定梗阻及梗阻原因。③X 线钡餐检查：如 6 小时胃内尚有 1/4 钡剂存留者，提示胃潴留，24 小时仍有钡剂存留者可诊断瘢痕性幽门梗阻。

(四)心理-社会支持状况

了解患者对疾病的态度：情绪是否稳定；对疾病、检查、治疗及护理是否配合；对医院环境是否适应，对手术是否接受及程度；是否了解康复知识及掌握程度。是否了解家属及亲友的心理状态、家庭经济承受能力等。

三、处理原则

绝大多数胃、十二指肠溃疡以内科治疗为主。

适应证：①发生严重并发症，如大出血、急性穿孔、瘢痕性幽门梗阻和恶变。②内科治疗无效者。胃、十二指肠溃疡的两种主要手术方法有胃大部切除术和迷走神经切断术。

1.胃大部切除术

适用于治疗胃、十二指肠溃疡。此法切除胃的远侧 2/3～3/4，包括胃的远侧部分，整个胃窦部，幽门和十二指肠球部。其主要理论根据：①切除了大部分胃体，使可以分泌胃酸和胃蛋白酶的腺体大为减少；②切除了整个胃窦部黏膜，减少 G 细胞分泌胃泌素所引起的胃酸分泌；③切除了十二指肠球部、胃小弯附近及胃窦部等溃疡病好发部位。

胃切除后胃肠道重建有多种方式，其基本方式是胃、十二指肠吻合术和胃空肠吻合术，即毕罗(Billroth)Ⅰ式和毕罗Ⅱ式，毕罗Ⅰ式是在远端胃大部切除后，将残胃直接与十二指肠吻合，其优点是手术操作简单，吻合后的胃肠道接近正常解剖生理状态，术后由胃肠道功能紊乱引起的并发症较少，多用于治疗胃溃疡。毕罗Ⅱ式是在远端胃大部切除后，将残胃与上端空肠端侧吻合，其优点是适用于各种情况的胃、十二指肠溃疡，特别用于十二指肠溃疡，且术后溃疡复发率低。缺点为胃空肠吻合改变了正常解剖生理关系，术后发生并发症和后遗症的可能性较毕罗Ⅰ式大。

2.迷走神经切断术

此法在国外应用广泛，主要用于治疗十二指肠溃疡。其原理是通过消除神经性胃酸分泌，达到治愈十二指肠溃疡的目的。手术类型有：①迷走神经干切断术；②高选择性胃迷走神经切断术；③选择性迷走神经切断术。

四、常见护理诊断/问题

1.焦虑

与疾病知识缺乏、环境改变及担心手术有关。

2.急性疼痛

与胃、十二指肠黏膜受侵蚀或胃肠内容物对腹膜的刺激及手术创伤有关。

3.营养失调：低于机体需要量

与摄入不足及消耗增加有关。

4.有体液不足的危险

与溃疡大出血、禁食、穿孔后大量腹腔渗出液、幽门梗阻患者呕吐致水、电解质丢失等有关。

5.潜在并发症

出血、感染、吻合口破裂或瘘、术后梗阻、倾倒综合征等。

五、护理措施

(一)术前准备

1.心理准备

医护人员态度要和蔼,对患者表示同情和理解,讲解手术的大致过程,解答患者的疑惑,树立患者治愈疾病的信心。

2.择期手术患者的准备

饮食宜少量多餐,给高蛋白、高热量、富含维生素、易消化及无刺激性的食物。拟行迷走神经切断术的患者,术前应做基础胃酸分泌量和最大胃酸分泌量测定,以鉴定手术后效果。其他同腹部外科术前一般护理。

3.急性穿孔患者术前准备

基本原则和方法同急性腹膜炎的术前护理。取半坐卧位,禁食,持续胃肠减压以防止胃肠内容物继续漏入腹腔,有利于腹膜炎的好转或局限。输液,应用抗生素,严密观察病情变化。

4.急性大出血患者术前准备

患者取平卧位,可给镇静剂,一般应暂禁食。胃管中注入冷生理盐水,可加适量去甲肾上腺素。静脉点滴西咪替丁,每次 0.4g,每 6 小时 1 次,也有良好的止血效果。酌情输血输液,开始时滴速宜快,待休克纠正后就应减慢速度。血压宜维持在稍低于正常水平,有利于减轻局部出血。在此期间,每半小时测血压、脉搏 1 次,记录呕血量及便血量及患者的神志变化,有无头晕、心悸、冷汗、口渴、晕厥,并记录每小时尿量。经短期(6~8 小时)输血(600~900mL),而血压、脉搏及一般情况仍未好转;或虽一度好转,但停止输血或减慢输血速度后,症状又迅速恶化;或在 24 小时内需要输血量超过 1000mL 才能维持血压和血细胞比容者,均说明出血仍在继续,即应迅速手术。

5.瘢痕性幽门梗阻患者术前准备

积极纠正脱水、低钠、低氯、低钾和代谢性碱中毒。根据病情给予流质饮食或暂禁食,同时由静脉补给营养以改善营养状况,提高手术耐受力。必要时,术前 2~3 日行胃肠减压,并每晚用温的高渗盐水洗胃,以减轻长期梗阻所致的胃黏膜水肿,避免术后愈合不良。

(二)术后护理

1.一般护理

患者回病房后,取平卧位,在血压平稳后取半卧位。胃肠减压期间禁饮食,做好口腔护理,胃管必须在术后肛门排气后才可拔除。拔管后当日可给少量饮水,每次 4~5 汤匙,1~2 小时一次;第 2 日给少量流质,每次 100~150mL;拔管后第 4 日,可改半流质。术后 1 个月内,应少食多餐,避免生、冷、硬、辣及不易消化食物。

2.病情观察

观察神志、血压、体温、尿量、腹部体征、伤口敷料及引流管引流情况,发现异常及时告知医生。

3.一般治疗配合

(1)补液与营养:胃肠手术后禁食时间较长,应遵医嘱静脉输液营养,维持水、电解质及营养代谢的平衡。

(2)加强各引流管护理:保持胃肠减压管的通畅,有利于减轻腹胀,促进吻合口的愈合;有腹腔引流管者,应保持引流管的通畅,并记录每日引流液的性状数量,保持引流管周围皮肤清洁干燥。

(3)其他:手术早期及体弱者,遵医嘱予抗生素预防感染;术后疼痛排除并发症者,必要时遵医嘱给予止痛剂。

(4)术后并发症护理

①吻合口出血:手术后24小时内可以从胃管内流出少量暗红或咖啡色胃液,一般不超过300mL,量逐渐减少而颜色变淡,属手术后正常现象。吻合口出血表现为短期内从胃管内流出大量鲜血,甚至呕血或黑便。可采取禁食、应用止血剂、输鲜血等措施,多可停止;经非手术处理效果不佳,甚至血压逐渐下降,或发生出血休克者,应再次手术止血。

②十二指肠残端瘘:多发生在毕Ⅱ式术后3～6日,表现为右上腹突然发生剧烈疼痛和腹膜刺激征,需立即进行手术。由于局部炎症极难修补缝合,应经十二指肠残端破裂处置管作连续引流,残端周围另置烟卷引流。术后积极纠正水、电解质紊乱,可考虑全胃肠外营养或做空肠造口行管饲以补充必要的营养。此外,还需多次少量输新鲜血,应用抗生素抗感染,用氧化锌糊剂保护造口周围皮肤等措施。

③吻合口梗阻:表现为进食后呕吐,呕吐物不含胆汁。一般经禁食、胃肠减压、补液等措施,多可使梗阻缓解。

④输入段肠袢梗阻:慢性不全性输入段梗阻,食后数分钟至30分钟即发生上腹胀痛和绞痛,伴呕吐,呕吐物主要为胆汁,多数可用非手术疗法使症状改善和消失,少数需再次手术。急性完全性梗阻,突发剧烈腹痛,呕吐频繁,呕吐物量少,不含胆汁,上腹偏右有压痛及包块,随后可能出现烦躁、脉速和血压下降,应及早手术治疗。

⑤输出段肠袢梗阻:表现为上腹饱胀、呕吐食物和胆汁,非手术疗法如不能自行缓解,应立即手术加以解除。

⑥倾倒综合征:在进食高渗性食物后10～20分钟发生。患者觉上腹胀痛不适、心悸、乏力、出汗、头晕、恶心、呕吐以至虚脱,并有肠鸣和腹泻等,平卧几分钟后可缓解。术后早期指导患者少食多餐,使胃肠逐渐适应,饭后平卧20～30分钟,饮食避免过甜、过热的流质,告诉患者1年内多能自愈。如经长期治疗护理未能改善者,应手术治疗,可将毕Ⅱ式改为毕Ⅰ式吻合。

(三)健康指导

(1)适当运动,6周内不要举起过重的物品。

(2)进行轻体力劳动以增加体力。

(3)合理安排饮食,多进高蛋白、高热量饮食,有利于伤口愈合。行胃大部切除的患者应少量多餐,每日6餐。

(4)出现切口部位红肿或有疼痛、腹胀、停止排气、排便等症状时,应及时就医。

六、护理评价

患者焦虑或恐惧程度是否减轻，情绪是否稳定；患者营养状况是否得到维持或改善，体重是否得到恢复；患者有无不适，或原有的不适是否得到缓解；患者的并发症是否得到有效的预防或已发生的并发症能否得到及时的发现和处理。

第六章　妇产科疾病护理

第一节　女性生殖系统炎症

一、外阴炎症

外阴炎症包括外阴炎和前庭大腺炎。外阴炎是指外阴部的皮肤与黏膜的炎症。前庭大腺炎是病原体侵入前庭大腺引起的炎症，包括前庭大腺脓肿和前庭大腺囊肿。

(一)病因

1.外阴炎

阴道分泌物、产后恶露、月经血、尿液、粪便的刺激均可引起外阴不同程度的炎症。另外，尿瘘患者的尿液、粪瘘患者的粪便、糖尿病患者糖尿的长期刺激，穿紧身化纤内裤、月经垫透气性差、局部经常潮湿、局部使用化学药物过敏等也可引起外阴部的炎症。

2.前庭大腺炎

前庭大腺开口于前庭后方的小阴唇与处女膜之间，因其结构、部位的特点，病原体葡萄球菌、链球菌、大肠杆菌等在性交、流产或其他情况污染外阴部时，容易侵入腺管开口和腺管而引起前庭大腺脓肿或囊肿等急、慢性炎症。

(二)护理评估

1.健康史

询问患者有无以下情况：①不洁性生活史；②月经、性交、流产、分娩与尿液、粪便刺激，穿紧身化纤内裤，使用化学药物等诱因；③与污染的公共浴池、浴盆、浴巾、游泳池、坐式便器、衣物及医疗器械等接触史；④妊娠、糖尿病及接受雌性激素或抗生素治疗史。

2.身体状况

(1)外阴炎：外阴皮肤瘙痒、疼痛、灼热感，于性交、活动、排尿时加重。检查可见局部充血、肿胀、糜烂，严重者形成溃疡或外阴局部皮肤或黏膜增厚、粗糙等。

(2)前庭大腺炎：多发生于一侧，初期局部肿胀、疼痛，行走不便，并出现发热等全身症状。检查发现局部皮肤红肿、发热、压痛明显。当脓肿形成时直径可达5～6cm，表面皮肤变薄、发红，可触及波动感。前庭大腺囊肿大者(直径＞6cm)，外阴常有坠胀感或性交不适。

3.心理-社会状况

患者因外阴局部不适而影响生活、工作、睡眠和性生活，进而情绪低落、焦虑，还可能因易复发、久治不愈、担心被人歧视而忧心忡忡。未婚或绝经患者易因害羞而不愿就诊。

4.辅助检查

外阴炎患者可做外阴印片，必要时活检排除恶性疾病。

5.治疗

（1）外阴炎：外阴炎保持外阴清洁、干燥。同时，应积极寻找病因，治疗原发病。可局部用药，还可选用微波或红外线物理治疗。

（2）前庭大腺炎：前庭大腺炎急性期，须卧床休息，同时应取前庭大腺开口处分泌物做细菌培养和药敏试验，根据病原体选用抗生素；局部可用清热解毒的中药热敷或坐浴。脓肿形成后，可切开引流并行造口术。囊肿小可定期检查，囊肿大可行造口术。

（三）护理诊断

1.组织完整性受损

与炎症刺激、搔抓或用药不当有关。

2.疼痛

与局部炎症反应有关。

3.焦虑

与局部不适影响生活、工作、睡眠、性生活和担心治疗效果有关。

4.知识缺乏

缺乏外阴炎预防和治疗的相关知识。

（四）护理目标

（1）患者瘙痒减轻或消失，破损皮肤黏膜修复。

（2）患者疼痛减轻或消失，脓肿消退。

（3）患者情绪稳定，自述焦虑减轻或消失。

（4）患者能说出预防和治疗外阴炎的相关知识。

（五）护理措施

1.治疗指导

遵医嘱指导患者治疗，促进组织修复，减轻疼痛。

（1）外阴炎

①保持外阴清洁、干燥：做到勤清洗、勤更换，选择吸水性好、透气性强的内裤及合格的卫生巾，勿搔抓外阴部，防止皮肤损伤。

②坐浴：指导患者配制坐浴液，包括温度、坐浴的时间及注意事项，坐浴时要使会阴部浸没于溶液中。每次坐浴 15～30 分钟，2 次/天，5～10 次为一疗程。坐浴后涂抗生素软膏或紫草油。月经期停止坐浴。

③治疗原发病：协助医生积极治疗患者的原发病。若采用微波及红外线治疗，则应告知患者相关注意事项。

(2)前庭大腺炎

①卧床休息:急性期卧床休息,保持局部清洁,避免摩擦患处。

②治疗配合:按医嘱给予抗生素对症处理,局部可选用蒲公英、紫花地丁、连翘等清热解毒中药熏洗或坐浴。术后伤口愈合的患者,改用温水坐浴,每天2次。

③造口引流护理:对行脓肿或囊肿切开引流术后的患者,应每天更换局部引流条并疏通腺管,防止腺管粘连不通。同时,应用消毒液擦洗会阴,每天2次。

2.心理护理

关爱患者,理解患者的痛苦,及时发现患者的心理问题并给予帮助,及时满足患者所需,减轻其心理负担。

3.健康指导

指导患者保持外阴清洁、干燥,做好经期、孕期、分娩期及产褥期卫生;治疗期间避免饮酒及辛辣食物;外阴瘙痒时严禁搔抓,勿用刺激性药物或肥皂擦洗;用药前洗净双手及会阴,将外阴清洁专用盆、毛巾、内裤等煮沸消毒;穿透气性好的纯棉内裤,预防继发感染;避免到游泳池、浴池等公共场所,以防交叉感染。

二、阴道炎症

白带增多和外阴瘙痒是阴道炎的共同特征。常见的阴道炎有滴虫性阴道炎、外阴阴道假丝酵母菌病(旧称为念珠菌性阴道炎)、萎缩性阴道炎(旧称为老年性阴道炎)等,以滴虫性阴道炎最为常见。

(一)病因

1.滴虫性阴道炎

常由阴道毛滴虫引起。月经前后、妊娠期、产后等阴道pH值发生变化,滴虫常在此期得以繁殖,引起炎症发作。同时,滴虫吞噬上皮内糖原,阻碍乳酸生成,降低阴道酸性,易于繁殖。

2.外阴阴道假丝酵母菌病

外阴阴道假丝酵母菌病又称外阴阴道念珠菌病,是一种常见的阴道炎,80%～90%的病原体为白色念珠菌。白色念珠菌对热的免疫力不强,加热至60℃时,1小时即可死亡,但其对干燥、日光、紫外线及化学制剂的免疫力较强。白念珠菌为条件致病菌,约10%非孕妇女及30%孕妇阴道中有此菌寄生,并不引起症状。

当阴道内糖原增加、酸度增高、局部细胞免疫力下降时,念珠菌易繁殖而引起炎症,故外阴阴道假丝酵母菌病多见于孕妇、糖尿病患者及接受大量雌激素治疗者。易使念珠菌得以繁殖而引起感染的情况还有:长期应用抗生素,改变了阴道内微生物之间的相互制约关系;皮质类固醇激素或免疫缺陷综合征,使机体的免疫力降低;穿紧身化纤内裤、肥胖使会阴局部的温度及湿度增加。

3.老年性阴道炎

常见于绝经后妇女。绝经后卵巢功能衰退,雌激素水平降低,阴道壁萎缩,黏膜变薄,上皮细胞内糖原含量减少，阴道内 pH 值增高，局部免疫力降低，致病原体入侵繁殖而引起炎症，常为一般化脓菌混合感染。此外，各种原因引起的卵巢功能衰退、长期闭经、长期哺乳等均可引起此病发生。

（二）传染途径

1.滴虫性阴道炎

①经性交直接传播；②经公共物品（如浴池、浴具、坐式马桶）等间接传播；③医源性传播，即经污染的器械及敷料传播。

2.念珠菌性阴道炎

念珠菌除寄生于阴道外，还可寄生于人的口腔、肠道，这 3 个部位的念珠菌可互相自身传染，当局部环境条件适合时易发病。此外，少部分患者可通过性交直接传染或接触感染的衣物间接传染。

（三）护理评估

1.健康史

询问患者有无以下情况：①不洁性生活史；②月经、性交、流产、分娩与尿液、粪便刺激，穿紧身化纤内裤，使用化学药物等诱因；③与污染的公共浴池、浴盆、浴巾、游泳池、坐式便器、衣物及医疗器械等接触史；④妊娠、糖尿病及接受雌性激素或抗生素治疗史。

2.身体状况

（1）滴虫性阴道炎：滴虫性阴道炎的潜伏期为 4～28 日。患者的典型表现为稀薄泡沫状白带增多及外阴瘙痒。若合并细菌感染，分泌物常呈脓性伴臭味；若感染尿道口，可有尿频、尿痛等。妇科检查可见阴道黏膜充血，呈"草莓样"外观，后穹窿部有多量泡沫状白带，呈灰黄色、黄白色或黄绿色脓性分泌物。此外，因滴虫能吞噬精子，可致不孕。少数患者有滴虫存在，但无炎性表现，称为带虫者。

（2）外阴阴道假丝酵母菌病：患者主要表现为外阴瘙痒、灼痛，严重时坐卧不宁，还可伴有尿痛及性交痛等。急性期白带增多、稠厚、色白，呈凝乳或豆渣样。妇科检查可见外阴皮肤抓痕，小阴唇内侧及阴道黏膜有白色膜状物，擦除后露出红肿黏膜面。

（3）老年性阴道炎：患者主要表现为外阴瘙痒、有灼热感，稀薄、淡黄色的阴道分泌物增多，严重者呈血样脓性白带。妇科检查可见阴道呈老年性改变，上皮菲薄、萎缩，皱襞消失，阴道黏膜充血，常伴有小出血点，严重者可以出现浅表小溃疡。

3.心理-社会状况

患者常因外阴局部不适而影响生活、工作或睡眠，会产生疑虑和焦急心理。一些未婚女性常因害羞而不愿就诊。

4.辅助检查

取阴道分泌物化验检查。滴虫性阴道炎可找到活动的滴虫；外阴阴道假丝酵母菌病可见菌丝和芽孢；老年性阴道炎可见阴道清洁度为Ⅱ～Ⅲ度。

5.治疗

切断传播途径,杀灭病菌,消除诱因;冲洗阴道,恢复阴道正常的自净环境;外阴、阴道局部用药或全身用药,杀灭病原体;增强阴道局部免疫力,抑制病原体增长繁殖。

(四)护理诊断

1.组织完整性受损

与炎症刺激引起局部瘙痒有关。

2.焦虑

与局部不适影响生活、工作、睡眠、性生活和担心治疗效果有关。

3.知识缺乏

缺乏外阴清洁、炎症预防和治疗的相关知识。

(五)护理目标

(1)患者瘙痒减轻或消失,白带减少,皮肤黏膜修复。

(2)患者情绪稳定,自述焦虑减轻或消失。

(3)患者能说出预防和治疗阴道炎的相关知识。

(六)护理措施

1.心理护理

关心、理解患者,尊重患者隐私,鼓励患者坚持按医嘱规范治疗,缓解其焦虑情绪。

2.治疗配合

(1)协助检查:向患者解释阴道分泌物悬滴法检查的目的,告知患者取分泌物前24～48小时避免性交、阴道冲洗或局部用药。分泌物取出后及时送检。

(2)协助用药

①外阴擦洗、阴道灌洗:滴虫性阴道炎和老年性阴道炎患者,用1%乳酸液或0.1%～0.5%醋酸液冲洗阴道,以改善阴道内环境,抑制细菌生长繁殖,提高疗效;外阴阴道假丝酵母菌病患者,用2%～4%碳酸氢钠溶液冲洗阴道。

②阴道局部用药。

a.滴虫性阴道炎:将甲硝唑200mg每晚塞入阴道1次。

b.外阴阴道假丝酵母菌病:用咪康唑栓剂、制霉菌素栓剂或片剂放于阴道内,用法同上。

c.老年性阴道炎:将甲硝唑200mg阴道入药,每天1次;炎症严重者,使用雌激素局部给药,常用己烯雌酚0.125mg或0.25mg,每晚放入阴道1次。

局部用药时,7～10日为一疗程。月经期停用。

③全身用药。

a.滴虫性阴道炎:常与局部用药联合,选用甲硝唑400mg,每日2～3次口服,连服7日。对初患者,单次口服甲硝唑2g,可收到同样效果。性伴侣同时全身用药治疗。部分患者在服用甲硝唑后,会出现胃肠道反应,偶见头痛、白细胞减少,此时应立即停药并报告医师。甲硝唑可透过胎盘到达胎儿体内,亦可从乳汁中排泄,故孕20周前或哺乳期妇女慎用。

b.外阴阴道假丝酵母菌病：若局部用药效果差或病情顽固，可口服伊曲康唑、氟康唑等药物。有肝病史者及孕妇禁用。

c.老年性阴道炎：在排除肿瘤后，可口服少量雌激素，如尼尔雌醇，首次 4mg，以后每 2～4 周 1 次，每次 2mg，维持 2～3 个月，以增强阴道黏膜防御力。雌激素能增加子宫内膜癌的发病率，故应避免长期大量使用。

3.健康指导

(1)卫生及感染防护：注意个人卫生，保持外阴清洁、干燥；避免搔抓外阴，勤换内裤，穿透气性好的棉质内裤；用药前注意洗净双手及会阴，将外阴清洗专用盆、毛巾、内裤等煮沸消毒 5～10 分钟，避免交叉感染及重复感染；治疗期间避免饮酒和吃辛辣食物，避免性生活；避免到游泳池、浴池等公共场所，以减少交叉感染的机会。

(2)术后用药及随访：向患者解释阴道炎的病因、传播途径，增强其自我保健意识。告知患者用酸性药液冲洗阴道后再用药的原则，以及各种剂型的阴道用药方法，强调在月经期间暂停坐浴、阴道冲洗及阴道用药。向患者强调治愈标准及随访的重要性，告知患者滴虫性阴道炎常于月经后复发，故应每次月经干净后复查白带，若经连续 3 次检查均阴性，方可称为治愈。告知患者在治疗期间禁止性生活，病情顽固者，应与性伴侣同时治疗。

三、慢性子宫颈炎

(一)概述

慢性子宫颈炎是生育期妇女最常见的疾病之一，多由急性子宫颈炎未治疗或治疗不彻底转变而来，常因分娩、流产或手术损伤子宫颈后，病原体侵入而引起感染。卫生习惯不良或因雌激素缺乏，局部抵抗力差，也易引起慢性子宫颈炎。其病理特点如下。

1.子宫颈糜烂

炎症刺激子宫颈表面的鳞状上皮脱落，宫颈管柱状上皮覆盖，外观呈红色区，称为子宫颈糜烂。

(1)分型

①单纯型：表面平坦。

②颗粒型：组织增生使糜烂面呈颗粒状。

③乳头型：间质显著增生致表面凹凸不平，呈乳头状。

(2)分度

①轻度(Ⅰ度)：糜烂面积小于整个子宫颈面积的 1/3。

②中度(Ⅱ度)：糜烂面积占整个子宫颈面积的 1/3～2/3。

③重度(Ⅲ度)：糜烂面积占整个子宫颈面积的 2/3 以上。

2.子宫颈肥大

炎症的长期刺激使子宫颈组织充血、水肿，腺体和间质增生导致子宫颈肥大。肥大的子宫颈质较硬，表面多光滑。

3.子宫颈息肉

炎症刺激宫颈管局部黏膜增生，向子宫颈外口突出形成带蒂的赘生物。息肉色红、舌形、质软而脆、易出血、蒂细长，除去后易复发。

4.子宫颈腺体囊肿

子宫颈糜烂愈合过程中发生，检查时见子宫颈表面突出形成多个青白色小囊泡，内含透明黏液。

5.子宫颈黏膜炎

子宫颈黏膜炎又称宫颈管炎，表现为子宫颈口充血，可见脓性分泌物。

(二)护理评估

1.健康史

询问患者有无分娩、流产或手术损伤子宫颈后的感染史，评估患者日常卫生习惯。

2.身体评估

(1)临床表现：白带增多为主要症状，白带呈乳白色黏液状或淡黄色脓性，可有血性白带。轻者多无不适感，严重者可伴有腰骶部疼痛和下腹坠痛，甚至性交后出血或不孕。妇科检查可见子宫颈有不同程度的糜烂、肥大、息肉或子宫颈腺体囊肿等。

(2)心理、社会状况：由于病程较长，白带多致外阴不适，患者思想压力大；因性交后出血或怀疑恶变，使患者焦虑不安。

3.辅助检查

行子宫颈刮片细胞学检查，必要时进行子宫颈活检，以排除子宫颈癌。

(三)护理诊断

1.组织完整性受损

与炎症及分泌物刺激有关。

2.焦虑

与病程长或害怕恶变有关。

3.舒适度改变

与分泌物增多有关。

(四)护理措施

1.配合治疗，促进组织修复，以缓解症状

(1)做好检查和治疗的解释工作：慢性子宫颈炎以局部治疗为主。物理疗法是目前治疗子宫颈糜烂最常用的有效治疗方法；药物治疗适用于糜烂面积较小和炎症浸润较浅的病例；手术治疗适用于子宫颈息肉行息肉摘除术、子宫颈肥大行锥形切除术并送病理检查。子宫颈腺体囊肿可选用物理疗法破坏囊壁。

(2)配合物理治疗，告知患者注意事项：①治疗时间选择月经干净后3～7天。②术后阴道黄水样排液较多，应保持外阴清洁，2个月内禁止性生活和盆浴。③治疗后1～2周脱痂时可有少量出血，出血多者应及时到医院就诊。④一般于2次月经干净后3～7天复查，未痊愈者可择期再做第二次治疗。

2.心理护理

向患者及家属解释发病原因及防治措施，积极配合治疗，防止恶变发生。

3.健康指导

指导妇女定期做妇科检查，发现炎症及时治疗；保持良好的个人卫生习惯，注意性生活卫生。

四、盆腔炎性疾病

盆腔炎性疾病(PID)是指女性上生殖道的一组炎性疾病，主要包括子宫内膜炎、输卵管炎、输卵管卵巢脓肿、盆腔腹膜炎。炎症可局限于一个部位，也可同时累及几个部位，最常见的是输卵管炎及输卵管卵巢炎，单纯的子宫内膜炎或卵巢炎较少见。

误诊断和未能得到有效治疗有可能导致上生殖道感染后遗症(不孕、输卵管妊娠、慢性腹痛等)，称为盆腔炎性疾病后遗症，从而影响妇女的生殖健康，且增加家庭与社会的经济负担。

(一)病因

女性生殖系统具有比较完善的自然防御功能，当自然防御功能遭到破坏或机体免疫力降低、内分泌发生变化或外源性病原体入侵而导致子宫内膜、输卵管、卵巢、盆腔腹膜、盆腔结缔组织发生炎症。

1.内源性病原体

来自寄居于阴道内的菌群，包括需氧菌(金黄色葡萄球菌、溶血性链球菌等)和厌氧菌(脆弱类杆菌、消化球菌等)。

2.外源性病原体

主要是性传播疾病的病原体，如淋病奈瑟菌、沙眼衣原体、支原体等。需氧菌或厌氧菌可以单独引起感染，但以混合感染多见。

(二)临床表现

1.急性盆腔炎性疾病

(1)轻者：无症状或症状轻微不易被发现，常因延误正确治疗时间而导致上生殖道感染后遗症。常见症状为下腹痛、发热、阴道分泌物增多。腹痛表现为持续性、活动性或性交后加重。妇科检查可发现宫颈举痛或宫体压痛或附件区压痛等。

(2)重者：可有寒战、高热、头痛、食欲缺乏等。月经期发病者可出现经量增多、经期延长；腹膜炎者可出现消化系统症状如恶心、呕吐、腹胀、腹泻等。若有脓肿形成，可有下腹包块及局部压迫刺激症状。包块位于子宫前方可出现排尿困难、尿频等膀胱刺激症状，若引起膀胱肌炎还可有尿痛等；包块位于子宫后方可有直肠刺激症状；若在腹膜外可导致腹泻、里急后重感和排便困难。患者若有输卵管炎的症状及体征并同时伴有右上腹疼痛者，应怀疑有肝周围炎。

2.盆腔炎性疾病后遗症

有时出现低热、乏力等，临床表现多为不孕、异位妊娠、慢性盆腔痛或盆腔炎性疾病反复发作等症状。根据病变涉及部位，妇科检查可呈现不同特点：通常发现子宫大小正常或稍大、常呈后位、活动受限或粘连固定、触痛；宫旁组织增厚，骶韧带增粗，触痛；在附件区可触及条索状物、囊性或质韧包块、活动受限，有触痛。如果子宫被固定或封闭于周围瘢痕化组织中，则呈“冰冻骨盆”状态。

（三）治疗

（1）及时、足量及个体化的抗生素治疗，必要时手术治疗。

（2）对于盆腔炎性疾病后遗症者，多采用综合性治疗方案控制炎症，缓解症状，增加受孕机会。包括中西药治疗、物理治疗、手术治疗等，同时注意增强机体抵抗力。

（四）护理问题

1.舒适度的改变：腹痛

与盆腔炎症所致腹部疼痛有关。

2.体温过高

与盆腔炎症反应有关。

3.焦虑

与治疗时间长、反复发作、担心预后有关。

4.潜在并发症

电解质紊乱。

（五）照护要点

1.休息和活动

急性期建议半卧位休息，有利于脓液积聚于直肠子宫陷凹使炎症局限。各种操作集中进行，动作轻柔，减少对患者的刺激，减少不必要的盆腔检查以避免炎症扩散。保持适宜的温湿度，室温 20～24℃，湿度 50%～60%。

2.饮食护理

给予高热量、高蛋白、高维生素饮食，鼓励多饮水。

3.高热护理

高热时每 4 小时监测体温一次并记录，可采取温水擦浴等措施物理降温，必要时药物降温。出汗较多时及时擦身，更换衣裤，若有腹胀可行胃肠减压。

4.用药护理

遵医嘱给予准确、及时、足量、有效的抗生素治疗，注意观察药物疗效及不良反应，并向患者讲解规范使用抗生素治疗的重要性。注意关注患者用药期间的血化验结果，纠正电解质紊乱和酸碱失衡，必要时遵医嘱静脉补液治疗。

5.疼痛护理

正确使用评估工具对患者进行疼痛评分，轻度疼痛可指导进行注意力转移法缓解疼痛，如听音乐、看杂志或与家属聊天等；疼痛明显时及时告知医生，遵医嘱使用止痛药物，并评估药物疗效。

6.心理护理

加强疾病知识宣教，告知患者经规范治疗后，绝大多数盆腔炎性疾病患者能彻底治愈，使其建立信心，解除思想顾虑，主动配合治疗，预防盆腔炎性疾病后遗症的发生。与家属沟通，指导家属关心患者；与患者及家属共同探讨适合个人的治疗方案，取得家人的理解和支持，减轻患者心理压力。

(六)健康教育

(1)注意休息，急性期取低半卧位。

(2)保持会阴部清洁，有阴道分泌物异常等情况，及时告知医务人员。

(3)进食清淡易消化食物，注意保持大便通畅。

(4)正确使用疼痛评估工具，指导缓解疼痛的方法。

(5)出现腹胀、恶心、呕吐、腹泻等情况应及时告知医务人员。

(6)对沙眼衣原体感染的高危妇女进行筛查和治疗可减少盆腔炎性疾病发生率。若有下生殖道感染需及时接受正规治疗，防止发生盆腔炎性疾病后遗症。

(7)确诊为盆腔炎性疾病后遗症者，可采用中、西医结合的综合性治疗方案缓解症状。

①物理疗法：能促进盆腔局部血液循环，改善组织营养状态，提高新陈代谢，有利于炎症吸收和消退，常用的有激光、短波、超短波、微波等。

②中药治疗：结合患者特点，通过清热利湿、活血化瘀或温经散寒、行气活血达到治疗目的。

③西药治疗：针对病原菌选择有效抗生素控制炎症，还可采用透明质酸酶等促使炎症吸收。

④不孕妇女：可选择辅助生殖技术达到受孕目的。

(8)出院指导：出院后遵医嘱按时服药，定期门诊复查。慢性盆腔炎性疾患者有下腹痛，伴白带异常者，可能为慢性炎症急性发作，应及时就诊。注意经期、孕期、产褥期卫生，月经未净禁性生活、盆浴及游泳，以防感染。劳逸结合，注意休息，避免劳累，积极锻炼身体，增强体质。

(9)随访：对于接受抗生素治疗的患者，应在72小时内确定疗效，包括评估临床症状有无改善，如体温下降，腹部压痛、反跳痛减轻，宫颈举痛、子宫压痛、附件区压痛减轻。若此期间症状无改善，则需进一步检查，重新进行评估，必要时行腹腔镜或经腹手术探查。对于沙眼衣原体及淋病奈瑟菌感染者，可在治疗4～6周复查病原体。

五、性传播疾病

(一)尖锐湿疣

尖锐湿疣是由人乳头状瘤病毒引起，多数由性传播途径传播，又称性病疣，现已成为常见的性传播疾病。潜伏期为1～3个月。早年性交、多个性伴侣、免疫力低下、吸烟及高性激素水平等是其发病的高危因素。温暖、潮湿的外阴皮肤黏膜交界处有利于人乳头状瘤病毒的生长繁殖。

1.护理评估

(1)健康史:询问有无不洁性生活史,了解发病经过和诊治过程,同时了解患者性伴侣的发病情况。

(2)身体评估

①症状:常不明显,患者可有瘙痒、烧灼痛或性交后疼痛。

②体征:外阴、大小阴唇、阴蒂、尿道口、阴道子宫颈及肛门周围有微小散在、柔软的乳头状疣或为小而尖的丘疹,质地稍硬,孤立、散在或呈簇状,呈粉色或白色。病灶逐渐增大、增多,可互相融合成鸡冠状或菜花状,顶端可有角化或感染、溃烂。

③心理、社会状况:患者会出现紧张、恐惧等心理反应,表现为不愿就医或就医时隐瞒有关病史。

2.护理诊断

(1)自尊紊乱:与社会不认同性传播疾病患者有关。

(2)舒适度改变:与瘙痒、烧灼痛有关。

(3)有感染他人的危险:与他人接触污染物有关。

3.护理措施

(1)提供心理护理和支持:尊重患者,耐心、热情、诚恳地对待患者,鼓励其及早就医并接受正规治疗,解释彻底治疗的重要性。

(2)治疗配合:治疗方法以局部治疗为主,去除外生疣体。常用手术切除治疗、冷冻或激光治疗、药物治疗。

(3)消除传染源:被污染的衣物、用具等应及时消毒清洗。性伴侣应同时进行检查和治疗;治疗期间避免性生活。

(4)患病孕妇护理:如病灶较大、影响阴道分娩时,可行剖宫产术,应提供相应的护理。

(5)健康教育:保持外阴部清洁卫生,避免不洁性生活。

(二)淋病

淋病是由淋病奈瑟菌引起,在性传播疾病中发病率最高。致病菌主要侵袭生殖系统、泌尿系统黏膜上皮,以宫颈管受感染最多见。一般通过性交途径感染,少数可通过被淋病患者分泌物污染的衣物、毛巾、浴盆等间接感染,新生儿可通过患淋病孕妇的产道而被感染,可引起淋病性结膜炎。淋病奈瑟菌离开人体不易生存,一般用消毒剂易将其杀灭。

1.护理评估

(1)健康史:询问接触史、发病时间及经过,有无治疗史。

(2)身体状况

①症状:急性淋病患者在感染后 1～14 天出现尿频、尿急、排尿困难等尿道炎症状和白带增多。

②体征:子宫颈炎时子宫颈充血,分泌物呈脓性,严重时可上行感染引起盆腔炎,并出现下腹痛、寒战、高热、白细胞增多等。

③心理、社会状况:了解患者对疾病的心理反应、家人及社会支持系统的情况。

(3)辅助检查:细菌学分泌物涂片检查,急性期可见革兰阴性双球菌;淋病奈瑟菌培养阳性是诊断淋病的主要依据。

2.护理诊断

(1)自尊紊乱:与社会不认同性传播疾病患者有关。

(2)舒适度改变:与尿频、尿急、排尿困难、脓性白带有关。

3.护理措施

(1)做好心理护理:尊重患者,护士多与患者沟通,消除其思想顾虑。

(2)急性淋病患者的护理:嘱患者卧床休息,指导患者接受及时、彻底的治疗,做好床边隔离,禁止性生活。性伴侣也应做淋病相关检查,阳性者同时接受治疗。

(3)治疗配合:急性淋病患者以抗生素治疗为主,性伴侣应同时接受治疗。治疗原则是尽早、彻底、及时、足量、规范用药。常用的药物有头孢菌素、大观霉素等。

(4)健康教育

①教会患者及家人自行消毒隔离的方法,被患者污染的衣物、物品等应先消毒、再清洗,患病的家长应与子女分床就寝。

②指导治疗后随访:一般在治疗后 7 天复查分泌物,以后每月查 1 次,连续 3 次呈阴性,方能确定为治愈。

(三)梅毒

梅毒是由苍白密螺旋体(又称梅毒螺旋体)引起的慢性全身性性传播疾病,大多通过性接触传播,还可通过母婴传播、间接接触或输血感染传播。梅毒的潜伏期为 2~3 周。梅毒早期主要侵犯皮肤、黏膜,到晚期时可侵犯全身各组织、器官。苍白密螺旋体在体外干燥条件下不易生存,一般用消毒剂及肥皂水均可杀灭。

1.护理评估

(1)健康史:询问有无不洁性交史;孕母是否患有梅毒;有无输血史及共用注射器吸毒史;有无与梅毒患者非性接触史。

(2)身体状况

①分期及临床表现:

a.一期梅毒:主要为皮肤、黏膜损害,皮肤、黏膜呈暗红色斑疹,可扩大、隆起成丘疹,还可形成糜烂或溃疡,多发生于大小阴唇、阴唇系带、子宫颈及会阴等处。

b.二期梅毒:主要为梅毒疹,一般发生在感染后 7~10 周,出现头痛、头晕、关节痛、厌食、恶心呕吐、全身淋巴结增大等症状,皮肤损害为分布广泛且对称的多形皮疹,此期传染性强。

c.三期梅毒或晚期梅毒:病程在 2 年以上者,以心血管、神经系统损害最常见。孕妇体内的苍白密螺旋体经胎盘及脐静脉进入胎儿体内可导致先天梅毒。

②心理、社会状况:了解患者的心理反应有无自卑感,家人及社会支持系统的态度。

(3)辅助检查:苍白密螺旋体检查是最简单、可靠的方法。梅毒血清学检查为诊断梅毒的必要检查。

2.护理诊断

(1)自尊紊乱:与社会不认同性传播疾病患者有关。

(2)知识缺乏:缺乏梅毒传播和防治的知识。

3.护理措施

(1)心理护理:理解、关心患者,帮助患者建立自尊。

(2)提供与疾病相关的知识,向患者及家人介绍梅毒的传播途径、临床表现和防治措施,嘱咐患者不能随意中断治疗,并建议其性伴侣同时接受检查和治疗,在治疗过程中禁止性生活。

(3)治疗配合:治疗梅毒的首选药物是青霉素类抗生素,对青霉素过敏者可选用四环素或红霉素。治疗原则是及时、足量、规范用药,性伴侣必须同时接受治疗。

(4)健康教育:坚持定期随访,梅毒患者经充分治疗后,应随访2～3年。临床治愈为各种损害消退、症状消失;血清学治愈为梅毒血清学检查转为阴性,脑脊液检查为阴性。指导患者接受健康性行为的观念。

(四)获得性免疫缺陷综合征

获得性免疫缺陷综合征(简称艾滋病,AIDS)是由人免疫缺陷病毒(HIV)引起的高度传染性疾病。感染后机体丧失了抵御病原微生物侵袭的能力,易遭受各种条件致病微生物感染和患恶性肿瘤。该病主要有性传播、血液传播和母婴传播三种传播途径。本病预后不良,主要死因为条件致病微生物感染。目前尚无治愈方法。

1.护理评估

(1)健康史:询问有无艾滋病患者接触史,尤其注意性接触史;有无输血或血制品治疗史及静脉药瘾史等。

(2)身体状况

①临床表现:本病潜伏期长,一般认为,2～10年可发展为艾滋病。早期无明显症状,发病后出现全身性病变,一般在感染后2～4周出现发热、全身不适、头痛、厌食、恶心、肌痛、关节痛和淋巴结增大等表现。晚期因免疫功能严重缺陷,易发生机会性感染及恶性肿瘤,可累及全身各个器官及系统,以卡氏肺孢子虫肺炎最为常见,消化系统易出现口腔炎和食管炎。

②心理、社会状况:晚期患者因无特效治疗及预后不良,加之该病易遭受他人的歧视而产生焦虑、恐惧及悲观等心理。

(3)辅助检查:血常规检查可见不同程度的贫血、白细胞和血小板减少。HIV抗体检测是目前确定有无HIV感染最简单有效的方法。

2.护理诊断

(1)社交孤立感:与对患者实施强制性管理及易被他人歧视有关。

(2)活动无耐力:与HIV感染、并发机会性感染和肿瘤等有关。

(3)恐惧:与疾病折磨、缺乏特效治疗及预后不良有关。

(4)潜在并发症:各种机会性感染。

3.护理措施

(1)一般护理

①注意血液、体液的隔离,并实施保护性措施。加强口腔及皮肤护理,防止继发感染。

②急性感染期和艾滋病期患者应绝对卧床休息,给予高热量、高蛋白、高维生素、易消化饮食。

(2)病情观察及对症护理

①密切观察发热程度,注意有无严重的机会性感染和恶性肿瘤等并发症的发生。

②对发热、咳嗽、呼吸困难等症状进行对症护理。

(3)治疗配合:目前无特效药物,主要采取一般治疗、抗病毒药物治疗及对症治疗。目前认为,早期采取抗病毒药物治疗是治疗的关键,同时积极进行支持治疗及并发症治疗,观察用药后反应。

(4)心理护理

①正确对待患者,多与患者进行有效沟通,了解患者的心理特点。

②为艾滋病患者创造非歧视的社会及病房环境,争取家人、朋友及社会支持系统的理解、支持及关心。

(5)健康教育

①积极、科学地宣传艾滋病的防治知识,帮助人们建立健康的生活方式,大力提倡禁毒,防止医源性感染,提倡性生活时使用避孕套,杜绝艾滋病的传播。

②针对高危人群开展宣传教育及行为干预工作,进行 HIV 抗体检测,同时应检测配偶及性伴侣,有效监测及管理。

第二节 女性生殖系统肿瘤

一、子宫颈癌

子宫颈癌是女性生殖系统最常见的恶性肿瘤。患者年龄分布呈双峰状,即35～39 岁和60～64 岁发病率高。近 40 年来,由于子宫颈刮片细胞学检查在我国的普及,使得子宫颈癌能被早期发现、早期诊断和早期治疗,从而大大降低了子宫颈癌的发病率和病死率。

(一)概述

1.病因

子宫颈癌的病因尚不清楚。国内外大量临床和流行病学研究表明,与下列因素有关。

(1)早婚、性生活过早(指 16 岁以前有性生活者):绝大多数子宫颈癌患者为已婚妇女,未婚妇女患子宫颈癌者极少见。

(2)早育、多产(产次不少于 5 次)、分娩频繁,有性乱史,该病的发生率明显增高。

(3)慢性子宫颈炎、病毒感染、高危型人类乳头瘤病毒感染是子宫颈癌的主要危险因素。与患有阴茎癌、前列腺癌或其性伴侣患子宫颈癌的高危男子性接触的妇女也易患子宫颈癌。

(4)子宫颈癌的发病率还与经济状况、种族和地理等因素有关。

2.分类

(1)按组织学分类:按组织学可分为鳞癌(80%～85%)、腺癌(15%～20%)和鳞腺癌(3%～5%)。

(2)按病变发生和发展过程的病理改变分类:按病变发生和发展过程的病理改变可分为子宫颈上皮内瘤样变(CIN)和子宫颈浸润癌。CIN包括子宫颈不典型增生和子宫颈原位癌。

(3)按其外观形态分类:按其外观形态可分为外生型、内生型、溃疡型、颈管型。

3.转移途径

转移途径以直接蔓延和淋巴转移为主,血行转移极少见。

4.临床分期

目前采用国际妇产科联盟(FIGO)临床分期法,大体分为五期。

0期:原位癌。

Ⅰ期:癌灶局限于子宫颈。

Ⅱ期:癌灶超过子宫颈,阴道受浸润,但未达阴道下1/3,子宫旁浸润未达盆壁。

Ⅲ期:癌灶已超过子宫颈,扩展到骨盆壁,阴道浸润达下1/3,有肾盂积水或肾无功能者。

Ⅳ期:癌灶已超过真骨盆或浸润膀胱、直肠黏膜。

5.临床表现

早期子宫颈癌无明显症状体征,最早症状常为接触性出血及白带增多,晚期明显症状为阴道流血、排液、疼痛及恶病质等全身衰竭症状。

6.治疗

子宫颈癌采取以手术和放射治疗(简称放疗)为主、化学治疗(简称化疗)为辅的综合治疗方案。手术治疗适用于Ⅰ期、Ⅱ期无手术禁忌证的患者;放射治疗主要适用于年老、严重并发症或Ⅲ期、Ⅳ期以上不能手术的患者;化学治疗适用于晚期或复发转移的患者。

(二)护理评估

1.健康史

在询问中注意婚育史、性生活史、慢性子宫颈炎病史、与高危男子性接触史等;关注年轻患者是否有接触性出血及月经改变,对年老患者关注绝经后阴道有无不规则流血。

2.身心状况

(1)症状:早期子宫颈癌无明显症状,子宫颈光滑或肉眼上难以与子宫颈糜烂区别,随病变发展,可出现以下表现。

①阴道流血:早期表现为性交后或妇科检查后出血,即接触性出血。外生型子宫颈癌出血早,量多;内生型子宫颈癌出血晚、量少;年轻患者,可表现为经期延长,经量增多;老年患者绝经后有不规则阴道流血。

②阴道排液：多数患者阴道有白色或血性、稀薄如水样或米泔状、有腥臭味排液。晚期继发感染有大量脓性或米汤样恶臭白带。

③晚期症状：疼痛为晚期主要症状。由于侵犯盆壁，压迫神经，可出现持续性腰骶部或坐骨神经痛。当病变广泛时，可因静脉淋巴回流受阻出现下肢肿痛，如肿瘤压迫输尿管可导致肾盂积液等。

(2)体征

①早期：子宫颈癌无明显表现，子宫颈光滑或呈一般子宫颈炎表现。

②外生型：可见子宫颈赘生物向阴道突起形成息肉状、菜花状，组织脆易脱落，继发感染时可见灰白色渗出物，触之易出血。

③内生型：可见子宫颈肥大、质硬，颈管如桶状。

④晚期：由于癌组织坏死、脱落，形成凹陷性溃疡，有恶臭。

⑤妇科三合诊检查：可扪及两侧盆腔组织增厚、质硬、结节状，有时形成冰冻骨盆。

(3)心理-社会评估：评估患者心理、社会问题的表现及严重程度，分析原因。早期子宫颈癌患者在发现子宫颈刮片结果异常时，常感到震惊而出现一些令人费解的自发行为。几乎所有患者都会产生恐惧感，当确诊后，也会经历“否认、愤怒、妥协、忧郁、接受”各期的心理反应过程。

3.辅助检查

(1)子宫颈刮片细胞学检查：子宫颈刮片细胞学检查为最常用、最简单的早期发现、筛查子宫颈癌的方法，应在子宫颈移行区取材。巴氏染色结果为Ⅲ级或Ⅲ级以上，或 TBS 分类发现异常上皮细胞，均应进行活组织检查。

(2)碘试验：正常的子宫颈阴道部和阴道鳞状上皮含糖原丰富，可被碘染为棕色或深赤褐色，若不染色为阳性，则该处上皮有病变。在碘不染色区取材做活组织检查可提高诊断率。

(3)子宫颈和宫颈管活组织检查：子宫颈和宫颈管活组织检查是确诊子宫颈癌最可靠的依据。选择子宫颈鳞-柱交接部的 3 点、6 点、9 点、12 点处取组织做活检或在碘试验、阴道镜中观察到的可疑癌变部位取组织做病理检查，所取组织应包含上皮和间质。

(4)其他：氮激光肿瘤固有荧光诊断法。

(三)护理诊断

1.恐惧

与子宫颈癌诊断有关。

2.疼痛

与晚期病变浸润、广泛性子宫切除术有关。

3.排尿异常

与癌细胞浸润、子宫颈癌根治术而影响膀胱正常张力有关。

（四）护理措施

1.提供预防知识

宣传子宫颈癌的高危因素，普及子宫颈刮片细胞学检查，一般妇女每1～2年检查一次，已婚女性，尤其是出现异常阴道流血、接触性出血者应及时就诊。

2.一般护理

（1）加强营养：鼓励摄入高能量、高维生素、易消化饮食，提高机体体质。

（2）指导个人卫生：鼓励并指导患者勤擦身、更衣，保持床单的清洁，注意室内空气流通，督促指导患者保持外阴清洁，每日冲洗外阴2次，便后及时冲洗并更换会阴垫。

3.治疗配合

（1）协助患者接受诊治方案：向患者介绍各种诊治过程中可能出现的不适及有效的应对措施。术前3天消毒子宫颈和阴道。菜花状癌有活动出血可能者，应用消毒纱条填塞止血，要认真交班，按时、如数取出或更换。术前3天每日冲洗阴道2次，手术前晚行清洁灌肠。

（2）子宫颈癌术后护理：要求术后每0.5～1小时观察一次生命体征及液体出入量，情况平稳后改为每4小时观察1次。保持引流管和阴道引流畅通，注意引流量及其性质。如有异常，应及时报告医生。一般术后48～72小时拔除引流管。由于子宫颈癌手术涉及范围广，使膀胱功能恢复缓慢，导尿管一般保留7～14天，甚至21天，拔除导尿管前3天开始夹管，每2小时开放一次，以训练膀胱功能。

（3）放射治疗、化学治疗护理：指导卧床患者进行肢体活动，以预防卧床并发症的发生。术后需接受放射治疗、化学治疗者按有关内容进行护理。

4.心理护理

按腹部及阴道手术护理内容进行术前准备，并让患者了解各项操作的目的、时间、可能的感受等，以争取其配合，使患者以最佳心态接受手术。术后定期随访。护士与患者要共同讨论问题，解惑释疑，缓解不安，使患者以积极的态度接受诊治过程。

5.健康教育

护士协同患者、家属制订确实可行的院外康复计划，说明出院随访的重要性。治疗后2年内应每3个月复查1次；3～5年内每6个月复查1次；第6年开始每年复查1次。随访内容包括盆腔检查、子宫颈刮片细胞学检查、X线胸片及血常规检查等。出现症状及时随诊，根据患者具体情况提供相应的术后生活方式的指导。另外，对出院时未拔除导尿管的少数患者，应教会患者导尿管的护理，如多饮水、保持外阴清洁、继续进行盆底和膀胱功能锻炼，遵医嘱到医院拔导尿管。鼓励患者适当参加社会活动，逐步恢复正常工作等。

二、子宫肌瘤

子宫肌瘤是女性生殖系统最常见的良性肿瘤，主要由子宫平滑肌增生形成，其间有少量纤维结缔组织，好发于30～50岁女性，20岁以下者少见。

（一）概述

1.病因

子宫肌瘤的确切病因尚不清楚，由于其好发于生育期妇女，患病后子宫肌瘤继续生长和发展，绝经后子宫肌瘤停止生长，甚至萎缩或消失等特点，提示子宫肌瘤的发生、发展过程可能与女性激素有关。研究表明，25％～50％的子宫肌瘤存在遗传学异常。

2.病理

（1）巨检：子宫肌瘤表面光滑，为球形实质结节，大小不一，质地较子宫肌层硬，外表有被压迫的肌纤维束和结缔组织构成的假包膜，故与周围肌组织分界清楚，子宫肌瘤与假包膜之间有一层疏松网状间隙，手术时易剥出。一般子宫肌瘤呈灰白色，切面呈漩涡状结构。

（2）镜检：子宫肌瘤由平滑肌纤维和不等量的纤维结缔组织构成，肌细胞大小均匀，排列成漩涡状，细胞核呈杆状，染色较深。

3.分类

（1）按子宫肌瘤部位分类：按子宫肌瘤部位分为子宫体肌瘤（90％）和子宫颈肌瘤（10％）。

（2）根据子宫肌瘤与子宫肌壁的关系分类：根据子宫肌瘤与子宫肌壁的关系分为肌壁间肌瘤、浆膜下肌瘤、黏膜下肌瘤三种类型。子宫肌瘤可单发，也可多发。各种类型的子宫肌瘤发生在同一子宫上，称为多发性子宫肌瘤。

4.子宫肌瘤变性

当子宫肌瘤失去原来的典型结构时，称为子宫肌瘤变性。常见的变性有玻璃样变、囊性变、肉瘤变、红色变及钙化。

5.临床表现

典型症状为经量增多、经期延长及白带增多，多见于大的肌壁间肌瘤及黏膜下肌瘤，伴有下腹部包块及相应的压迫症状。

6.治疗

根据患者年龄、症状、肌瘤大小及生育功能的要求等情况进行全面分析后，可采取随访观察、药物治疗或手术治疗方案。

（二）护理评估

1.健康史

注意了解有无子宫肌瘤好发因素存在、有无子宫肌瘤家族史等。注意既往月经史、生育史，是否有不孕、流产史；询问有无长期使用雌激素类药物、病后月经变化情况、曾接受的治疗经过和疗效。

2.身体状况

（1）症状：大多数患者无明显症状，仅于妇科检查时发现。有无临床表现及症状的轻重与子宫肌瘤发生部位、生长速度及子宫肌瘤有无变性有关。

①月经量增多、经期延长：最常见的症状，多见于黏膜下肌瘤及肌壁间肌瘤。黏膜下肌瘤伴感染时，可有不规则阴道流血或血样脓性排液。如长期多量出血，可导致继发性贫血。

②白带增多：子宫肌瘤使子宫腔面积增大，内膜腺体分泌增多，导致白带增多。

③下腹包块：当子宫肌瘤逐渐增大使子宫超过3个月妊娠大小时，下腹部可扪及包块。

④腰酸、下腹坠及腹痛：常感腰酸或下腹坠胀，当子宫肌瘤发生蒂扭转出现缺血坏死时，可出现急性腹痛，红色变性时腹痛剧烈并伴发热、恶心。

⑤压迫症状：子宫肌瘤生长部位大小不同，可产生不同的压迫症状，压迫膀胱时可出现尿频或尿潴留，如压迫直肠可出现里急后重、便秘等症状。

(2)体征：其体征与子宫肌瘤的大小、数目、位置及有无变性有关，子宫肌瘤较大者可在下腹部扪及质硬、不规则、结节状硬块物；妇科检查时子宫呈不规则形或均匀增大，质硬，表面可有数个结节状突起。黏膜下肌瘤的子宫多为均匀性增大，当肌瘤脱出于子宫颈口或阴道时，可见红色、表面光滑的实质性肿块；如伴有感染，表面可见溃疡，排液有臭味。

(3)心理-社会评估：患者对子宫肌瘤的性质缺乏了解，不知该选择何种治疗方案或因需要手术治疗而感到害怕与焦虑。

3.辅助检查

采用B超检查、内镜检查、子宫输卵管造影等协助诊断。

(三)护理诊断

1.知识缺乏

缺乏子宫切除术后保健知识。

2.疲乏

与长时间月经量大而致贫血有关。

3.个人应对无效

与对子宫肌瘤治疗方案的选择无能为力有关。

(四)护理措施

1.一般护理

(1)提供相关知识，鼓励患者参与诊治过程：建立良好的护患关系，在评估患者及其家属对子宫肌瘤认知的情况下，提供治疗信息及治疗方案。对症状重、需手术切除子宫者，应让患者及其家属了解手术的必要性，告知切除子宫后不会影响性生活、失去女性特征，增强治疗康复信心。

(2)指导患者加强营养：对贫血者，给予补充铁剂。注意休息，保持局部的清洁卫生，以防感染。

2.观察病情

(1)对症护理：积极配合医生，缓解患者不适，应严密注意生命体征变化，对贫血严重者应遵医嘱给予输血。黏膜下肌瘤脱出者，应观察阴道分泌物的量、性状及颜色，嘱患者清洗外阴，每日1～2次；对浆膜下肌瘤应注意观察患者有无腹痛，了解腹痛的部位、性质及程度，如出现剧烈腹痛，应考虑蒂扭转，应马上告知医生，并做好急诊手术准备。除协助完成各项检查外，还要做好检测血型、交叉配血以备急用。

(2)做好术后护理和出院指导:经阴道行黏膜下肌瘤摘除术的患者,若蒂部留置止血钳,通常于术后24～48小时取出;子宫全切或子宫肌瘤摘除的患者,术后应特别注意观察有无阴道流血、出血量及其性质。

3.治疗配合

(1)保守治疗

①随访观察:适用于子宫肌瘤小、无症状或症状较轻者,特别是近绝经期妇女,应每3～6个月定期随访一次。

②药物治疗:适用于子宫肌瘤小于2个月妊娠子宫大小、症状不明显或较轻者,近绝经期或全身情况不能手术者,采用:a.雄激素制剂,常用甲基睾丸素、丙酸睾丸酮等;青春期少女慎用,每月累计剂量不宜超过300mg,否则导致女性男性化;b.抗雌激素制剂,常用三苯氧胺;c.促性腺激素释放激素类似物,用药后月经量减少,子宫肌瘤也能缩小,但停药后又可逐渐增大,副反应为潮热、急躁、出汗、阴道干燥等绝经综合征症状。

(2)手术治疗:手术治疗适用于子宫肌瘤超过2个月妊娠子宫大小、症状明显导致继发性贫血者以及子宫肌瘤生长快,有恶变可能者。按手术切除范围分为子宫肌瘤切除术、全子宫切除术、次子宫切除术。手术可经腹、经阴道或在宫腔镜及腹腔镜下进行,对40岁以下未生育、需保留子宫者,一般采用子宫肌瘤切除术,对子宫肌瘤较大、症状重、药物治疗无效,无须保留生育功能或疑有恶变者,行次子宫切除术或全子宫切除术。

4.心理护理

耐心细致地解释有关子宫肌瘤的知识,通过连续性护理活动与患者建立良好的关系,减轻患者的无助感,解除其内心的顾虑、恐惧,树立康复的信心。

5.健康教育

保守治疗的患者明确随访的时间、目的及联系方式,按时接受随访者指导,以便随时修正治疗方案。向接受药物治疗者讲明药物的名称、作用、剂量、方法、可能出现的不良反应及应对措施,不能擅自停药或用药过多。手术治疗者应术后1个月返院复查,3个月内禁止性生活。子宫肌瘤切除术者应避孕2年。

三、子宫内膜癌

子宫内膜癌是发生于子宫体内膜层的一组上皮性恶性肿瘤,以来源于子宫内膜腺体的腺癌最为常见,其前驱病变为子宫内膜增生过长和子宫内膜不典型增生。该病占女性生殖道恶性肿瘤的20%～30%,占女性全身恶性肿瘤的7%,是女性生殖道常见三大恶性肿瘤之一。平均发病年龄为60岁。在发达国家和地区,子宫内膜癌是最常见的女性生殖器官恶性肿瘤,近年来发病率在全世界范围内呈上升趋势。

(一)病因

确切病因不明,目前根据发病原因分两种类型。

1.雌激素依赖型

其发生的主要原因是长期无孕激素拮抗的雌激素刺激导致子宫内膜增生症，继而癌变。该类型占子宫内膜癌的大多数，均为内膜样腺癌，肿瘤分化较好，雌、孕激素受体阳性率高，预后好。

2.非雌激素依赖型

发病与雌激素无明确关系，与基因突变有关。该类子宫内膜癌的病理形态属于少见类型，如透明细胞癌、黏液腺癌、腺鳞癌等，患者多为老年体瘦妇女。

（二）临床表现

(1)阴道流血：主要为绝经后阴道流血，通常出血量不多，可表现为持续或间歇性出血。尚未绝经者可表现为月经增多、经期延长或月经紊乱。

(2)阴道排液：多为血性液体或浆液性分泌物，系癌瘤渗出液或感染坏死所致。

(3)下腹疼痛及其他：若癌肿累及宫颈内口，可引起宫腔积脓，出现下腹胀痛及痉挛样疼痛。晚期患者常伴全身症状，表现为贫血、消瘦、恶病质、发热及全身衰竭等情况。

(4)早期患者妇科检查时无明显异常。随病程进展，晚期可有子宫明显增大，合并宫腔积脓时可有明显压痛，宫颈管内偶有癌组织脱出，触之易出血。癌灶浸润周围组织时，子宫固定或在宫旁扪及不规则结节状物。

（三）治疗

目前子宫内膜癌的治疗方法为手术、放疗、化学药物和孕激素治疗。早期患者以手术为主，术后根据高危因素选择辅助治疗；晚期患者则采用手术、放疗、药物等综合治疗方案。

1.手术治疗

为首选方法。通过手术切除病灶，同时进行手术病理分期。根据病情选择手术方案，如Ⅰ期行筋膜外全子宫切除术及双侧附件切除术；Ⅱ期行改良广泛子宫切除术及双侧附件切除术，同时行盆腔及腹主动脉旁淋巴结清扫术，或肿瘤细胞减灭术等。

2.放射治疗

为有效方法之一，适用于已有转移或可疑淋巴结转移及复发的内膜癌患者。根据病情需要于术前或术后加用放射治疗提高疗效。

3.药物治疗

(1)孕激素：适用于晚期或癌症复发者，不能手术切除或年轻、早期、要求保留生育功能者，以高效、大剂量、长期应用为宜。

(2)抗雌激素制剂：如他莫昔芬，是一类非甾体类抗雌激素药物，与孕激素配合使用可望增加疗效。

(3)化学药物：适用于晚期不能手术或治疗后复发者。

（四）护理评估

1.健康史及相关因素

(1)询问月经史、婚育史、健康史，有无子宫内膜癌高危因素如高血压、肥胖、糖尿病等，有无用激素治疗效果不佳的月经失调史以及激素替代补充治疗史等。

(2)近亲家属有无肿瘤疾病史。

(3)生命体征:体温、脉搏、呼吸及血压等情况。

2.诊断检查

(1)体格检查:腹痛的部位,腹肌有无紧张等,注意有无贫血、消瘦、恶病质等。

(2)妇科检查:有无阴道流血,有无血性、浆液性、脓性分泌物甚至癌组织从宫颈口排出;子宫有无增大、变软,是否固定或在宫旁或盆腔内扪及不规则块状物。

(3)辅助检查:了解B超、MRI和细胞学检查结果,是否行宫腔镜检查、诊断性刮宫以及病理检查结果。

3.心理-社会状况

评估患者是否担心检查结果和疾病治疗而出现恐惧和焦虑,是否出现否认、愤怒、妥协、忧郁、接受等心理反应。

(五)护理问题

1.疼痛

与手术创伤、引流管的牵拉,术后肠蠕动的恢复有关。

2.有感染的危险

与阴道流血1年余、手术切口、术后体质下降、引流管等有关。

3.潜在并发症

出血、尿潴留、淋巴囊肿、深静脉血栓。

(六)照护要点

1.术前护理

(1)一般护理包括向患者介绍住院环境、治疗过程、可能出现的不适及影响预后的有关因素,协助患者完成各项辅助检查;提供舒适安静的住院环境,保证充足的睡眠。

(2)症状护理包括阴道流血、阴道异常排液者,指导做好会阴清洁,预防感染。

(3)做好术前饮食、肠道、皮肤准备等。

(4)做好患者的心理护理,消除对手术的恐惧,积极配合治疗。

2.术后护理

(1)阴道流血、流液的观察,术后7～14天,肠线吸收后可能出现少量暗红色阴道流血,为正常现象;如阴道流血量多于月经量或色鲜红应及时处理。

(2)根治术留置导尿管时间较长,一般5～7天,拔管后可能发生尿潴留,可采用盆底功能锻炼、调整体位和姿势、诱导排尿等措施促进排尿。

(3)指导卧床患者进行床上肢体主动被动活动,尽早下床活动,以预防下肢深静脉血栓形成。

(4)如出现淋巴囊肿,可用硫酸镁湿敷或芒硝外敷腹股沟,严重者可在无菌原则下行淋巴囊肿穿刺。

(5)给予情感支持,鼓励患者表达内心感受,评估患者对疾病及有关诊治过程的认知程度,鼓励患者及家属讨论有关疾病及治疗的疑虑,耐心解答,增强治病信心。

(七)健康教育

(1)术前做好饮食、肠道、皮肤准备等宣教,进行下肢深静脉血栓形成高危因素评估,指导正确穿着弹力袜。

(2)术后做好活动、饮食指导,术后留置导尿管时间较长,一般5~7天,尿管留置期间做好饮水指导。

(3)做好化疗、放疗的宣教,正确预防与应对毒副反应,确保化疗、放疗的有序进行。

(4)出院指导

①保持切口敷料清洁干燥,如出现流液、流脓等症状及时就医。

②遵医嘱用药,用药过程中出现严重不良反应及时就医。

③禁止性生活3个月,根据复查情况决定恢复性生活的时间。

④按时完成放化疗,避免随意延迟治疗时间。

⑤治疗结束后应严密随访,术后2~3年内每3个月1次,3年后每6个月1次,5年后每年1次,随访内容包括详细病史(包括新的症状)、盆腔检查、阴道细胞学检查、胸部X线摄片、血清CA125检测等,必要时可做CT及MRI检查。

四、卵巢肿瘤

卵巢肿瘤是女性生殖器常见的三大恶性肿瘤之一,可发生于任何年龄。20%~25%卵巢恶性肿瘤有家族史,高胆固醇饮食、内分泌因素亦为卵巢肿瘤发病的高危因素。

(一)临床表现

(1)良性卵巢肿瘤发展缓慢,患者常无自觉症状,肿瘤增长至中等大小时患者常感腹胀不适,能触及包块。巨大肿瘤占满盆腔,可出现压迫症状,如尿频、便秘、气急、心悸等。

(2)恶性卵巢肿瘤患者早期多无自觉症状患者一旦出现明显症状时疾病已发展到晚期,由于肿瘤增长迅速,短期出现腹胀、腹部肿块及腹水。肿瘤向周围组织浸润压迫神经或血管可引起腰痛或腹痛、水肿。晚期患者出现消瘦明显、贫血等恶病质表现。

(3)常见并发症:蒂扭转,卵巢肿瘤破裂、感染、恶变。

(二)护理措施

1.心理护理

(1)了解患者疑虑与需求,并耐心解答。对患者得知病情后的情绪反应表示理解、同情,鼓励其表达、宣泄自己的感受。

(2)鼓励家属照顾患者,增强家庭的支持作用。

2.术前护理

(1)协助检查治疗。

(2)向患者及家属介绍手术经过、检查项目、护理操作目的、方法,以取得配合。

(3)腹腔穿刺放腹水者的护理:①备齐腹腔穿刺用物。②操作过程中严密观察记录患者生命征变化,观察患者有无头晕、恶心、心悸、虚弱感等反应。记录腹水性质及腹水量。③一次放腹水不宜>3000mL。④放腹水速度宜慢,后用腹带包扎,发现不良反应立即报告医师。

(4)保证手术能够按时实施的护理:①评估患者血糖变化,控制血糖<8mmol/L。②评估患者血压和心脏功能,保护肝肾功能。③术前3日开始肠道准备,给予少渣、半流质饮食,遵医嘱给予肠道抑菌剂和导泻剂。术前1日晚清洁灌肠,保证肠道清洁。④巨大肿瘤或大量腹水者应备沙袋术后加压腹部,预防腹压骤降腹腔充血,出现虚脱。⑤将化疗药物带入手术室,以备术中置于腹腔。⑥术日晨访视患者,监测生命征,评估肠道准备情况,安慰鼓励患者。

3.术后护理

(1)卧位与活动:术后平卧6小时,头偏向一侧,根据麻醉情况和病情及时改为半卧位,鼓励患者活动肢体。

(2)保持输液通畅,做好用药观察及宣教。

(3)氧气吸入:遵医嘱给予持续低流量吸氧。

(4)了解手术、麻醉方式及患者术中生命征状况、出血量等,以指导术后护理。

(5)观察生命征、心电监护、血氧饱和度监测情况。

(6)观察病情变化

①保持呼吸道通畅:鼓励、协助患者咳嗽和深呼吸,注意肺部听诊。

②观察有无恶心、呕吐:可分散患者注意力、协助做深呼吸,必要时遵医嘱应用止吐剂。向家属讲明恶心、呕吐的原因,取得家属的理解和配合。

③腹腔引流管的护理:注意保持引流管通畅,观察引流液量、性质,详细、准确、及时记录引流管状态、引流情况。

④胃肠减压管的护理:妥善固定胃管,保持胃肠减压通畅,观察引流情况,如有咖啡色液体引出,应安抚患者,保持情绪稳定,同时通知医师处理。

⑤留置导尿管的护理:注意保持导尿管引流通畅,观察颜色、记录尿量,一般留置导尿管1～2日;恶性肿瘤者适当延长留置时间;合并膀胱手术时,留置尿管14日左右。每日会阴护理2次。

⑥注意观察切口敷料有无渗出,及时更换,必要时配合物理治疗。

⑦膀胱部分切除的护理:遵医嘱行连续膀胱冲洗,每日更换冲洗管,冲洗速度参照膀胱内流出的液体颜色,以流出的液体粉红色或无色透明、内无血凝块为好;术后6～7日尿液中可见少许痂皮样组织排出,此时应嘱患者适当饮水。

⑧卵巢癌术后化疗护理:手术拆线后患者稍加恢复,即可行化疗。

4.健康教育

(1)宣传卵巢癌的高危因素,加强高蛋白、富含维生素A的饮食摄入,避免高胆固醇饮食,高危妇女预防性口服避孕药。

(2)30 岁以上的妇女,每 1～2 年进行 1 次妇科检查。

(3)高危人群每半年接受 1 次妇科检查。

(4)卵巢非赘生性肿瘤直径＜5cm 者,定期复查,并详细记录;卵巢实性肿瘤或肿瘤直径＞5cm 者,及时手术切除。

(5)盆腔肿块诊断不清或治疗无效者,宜及早行腹腔镜探查或剖腹探查。

(6)卵巢恶性肿瘤者常辅以化疗,护理人员应讲明重要意义,督促、协助患者克服困难,完成治疗计划,以提高疗效。

(7)凡乳腺癌、子宫内膜癌、胃肠癌等患者,术后随访中定期接受妇科检查。

(8)做好出院指导,告知定期随访,及时确定有无复发。

①卵巢良性肿瘤者:术后 1 个月常规复查。

②卵巢恶性肿瘤易复发,需长期随访。a.随访时间:术后 1 年内,每月 1 次;术后第 2 年,每 3 个月 1 次;术后第 3 年,每 6 个月 1 次;3 年以上者,每年 1 次。b.随访内容:临床症状、体征、全身及盆腔检查;B 超检查,必要时做 CT 或 MRI 检查;肿瘤标志物测定;对可产生性激素的肿瘤检测雌激素、孕激素及雄激素。

第三节　妊娠并发症

一、流产

妊娠不足 28 周、胎儿体重不足 1000g 而终止者称流产。流产发生于妊娠 12 周前者称早期流产,发生在妊娠 12 周至不足 28 周者称晚期流产。流产又分为自然流产和人工流产两大类。机械或药物等人为因素终止妊娠者称为人工流产,自然因素导致的流产称为自然流产。自然流产率占全部妊娠的 10%～15%,其中 80%以上为早期流产。

(一)病因及发病机制

1.胚胎因素

胚胎染色体异常是流产的主要原因。早期流产子代检查发现 50%～60%有染色体异常。夫妇任何一方有染色体异常均可能传至子代,导致流产。染色体异常包括数目异常和结构异常。

2.母体因素

(1)全身性疾病:全身性感染时高热可促进子宫收缩引起流产,梅毒螺旋体、流感病毒、巨细胞病毒、支原体、衣原体、弓形虫、单纯疱疹病毒等感染可引起胎儿畸形而导致流产;孕妇患心力衰竭、严重贫血、高血压、慢性肾炎及严重营养不良等缺血缺氧性疾病亦可导致流产。

(2)内分泌异常:黄体功能不足可致早期流产。甲状腺功能低下、严重的糖尿病血糖未控制均可导致流产。

(3)免疫功能异常:与流产有关的免疫因素包括配偶的组织兼容性抗原(HLA)、胎儿抗原、血型抗原(ABO及Rh)及母体的自身免疫状态。父母的HLA位点相同频率高,使母体封闭抗体不足亦可导致反复流产。母儿血型不合、孕妇抗磷脂抗体产生过多、夫妇抗精子抗体的存在,均可使胚胎或胎儿受到排斥而发生流产。

(4)子宫异常:畸形子宫如子宫发育不良、单角子宫、双子宫、子宫纵隔、宫腔粘连以及黏膜下或肌壁间子宫肌瘤均可影响胚囊着床和发育而导致流产。宫颈重度裂伤、宫颈内口松弛、宫颈过短可能导致胎膜破裂而流产。

(5)创伤刺激:子宫创伤如手术、直接撞击、性交过度亦可导致流产;过度紧张、焦虑、恐惧、忧伤等精神创伤亦有引起流产的报道。

(6)不良习惯:过量吸烟、酗酒,吸食吗啡、海洛因等毒品均可导致流产。

(二)临床表现

主要为停经后阴道流血和腹痛。

1.停经

大部分自然流产产妇均有明显的停经史,结合早孕反应、子宫增大以及B型超声检查发现胚囊等表现可确诊妊娠。但是,妊娠早期流产导致的阴道流血很难与月经异常鉴别,常无明显的停经史。有报道提示,约50%流产是妇女未知受孕就发生受精卵死亡和流产。对这些产妇,要根据病史,血、尿hCG以及B型超声检查结果综合判断。

2.阴道流血和腹痛

早期流产者常先有阴道流血,而后出现腹痛。由于胚胎或胎儿死亡,绒毛与蜕膜剥离,血窦开放,出现阴道流血;剥离的胚胎或胎儿及血液刺激子宫收缩,排出胚胎或胎儿,产生阵发性下腹疼痛;当胚胎或胎儿完全排出后,子宫收缩,血窦关闭,出血停止。晚期流产的临床过程与早产及足月产相似:经过阵发性子宫收缩,排出胎儿及胎盘,同时出现阴道流血。晚期流产时胎盘与子宫壁附着牢固,如胎盘粘连仅部分剥离,残留组织影响子宫收缩,血窦开放,可导致大量出血、休克,甚至死亡。胎盘残留过久,可形成胎盘息肉,引起反复出血、贫血及继发感染。

(三)临床分型

1.先兆流产

停经后出现少量阴道流血,常为暗红色或血性白带,流血后数小时至数日可出现轻微下腹痛或腰骶部胀痛;宫颈口未开,无妊娠物排出;子宫大小与停经时间相符。经休息及治疗,症状消失,可继续妊娠。如症状加重,则可能发展为难免流产。

2.难免流产

又称不可避免流产。在先兆流产的基础上,阴道流血增多,腹痛加剧或出现胎膜破裂。检查见宫颈口已扩张,有时可见胚囊或胚胎组织堵塞于宫颈口内,子宫与停经时间相符或略小。B型超声检查仅见胚囊,无胚胎(或胎儿)或无心管搏动亦属于此类型。

3.不全流产

难免流产继续发展,部分妊娠物排出宫腔或胎儿排出后胎盘滞留宫腔或嵌顿于宫颈口,影响子宫收缩,导致大量出血,甚至休克。检查可见宫颈口已扩张,宫颈口有妊娠物堵塞及持续性血液流出，子宫小于停经时间。

4.完全流产

有流产的症状，妊娠物已全部排出，随后流血逐渐停止，腹痛逐渐消失。检查见宫颈口关闭，子宫接近正常大小。

此外，流产尚有三种特殊情况：

(1)稽留流产：又称过期流产，指宫内胚胎或胎儿死亡后未及时排出者。典型表现是有正常的早孕过程，有先兆流产的症状或无任何症状；随着停经时间延长，子宫不再增大或反而缩小，子宫小于停经时间；宫颈口未开，质地不软。

(2)习惯性流产：指连续自然流产 3 次或 3 次以上者。近年有学者将连续两次流产者称为复发性自然流产。常见原因为胚胎染色体异常、免疫因素异常、甲状腺功能低下、子宫畸形或发育不良、宫腔粘连、宫颈内口松弛等。每次流产常发生在同一妊娠月份，其临床过程与一般流产相同。宫颈内口松弛者，常在妊娠中期无任何症状而发生宫颈口扩张，继而羊膜囊突向宫颈口，一旦胎膜破裂，胎儿迅即娩出。

(3)流产合并感染：多见于阴道流血时间较长的流产产妇，也常发生在不全流产或不洁流产时。临床表现为下腹痛及阴道有恶臭分泌物，双合诊检查有宫颈摇摆痛。严重时引起盆腔腹膜炎、败血症及感染性休克，常为厌氧菌及需氧菌混合感染。

(四)辅助检查

1.B 型超声检查

测定妊娠囊的大小、形态及胎儿心管搏动，并可辅助诊断流产类型。若妊娠囊形态异常，提示妊娠预后不良。宫腔和附件检查有助于稽留流产、不全流产及异位妊娠的鉴别诊断。

2.妊娠试验

连续测定血 β-hCG 之动态变化，有助于妊娠的诊断及预后判断。妊娠 6～8 周时，血 β-hCG 以每日 66％的速度增加，若血 β-hCG 每 48 小时增加不到 66％，则提示妊娠预后不良。

3.其他检查

血常规检查判断出血程度，白细胞和血沉检查可判断有无感染存在。孕激素、HPL 的连续测定有益于判断妊娠预后。习惯性流产产妇可行妊娠物以及夫妇双方的染色体检查。

(五)治疗

确诊流产后，应根据自然流产的不同类型进行相应的处理。

1.先兆流产

(1)卧床休息，禁止性生活。

(2)减少刺激。

(3)必要时给予对胎儿危害小的镇静药物。

(4)黄体酮功能不足的产妇，每日肌内注射黄体酮治疗。

(5)注意及时进行 B 超检查，了解胚胎发育情况，避免盲目保胎。

2.难免流产

一经确诊,应尽早使胚胎及胎盘组织完全排出,以防出血和感染。

3.不全流产

一经确诊,应及时行刮宫术或钳刮术,以清除宫腔内残留组织。出血多有休克者,应同时输血、输液,出血时间长者,应给予抗生素预防感染。

4.完全流产

如无感染征象,一般不需特殊处理。

5.稽留流产

应及时促使胎儿和胎盘排出,以防稽留日久发生凝血功能障碍,导致弥散性血管内凝血造成严重出血。处理前应做凝血功能检查。

6.习惯性流产

以预防为主,有习惯性流产史的妇女在受孕前应进行必要的检查,包括卵巢功能检查、夫妇双方染色体检查、血型鉴定、丈夫的精液检查以及生殖道的详细检查。查出原因,若能治疗者,应于怀孕前治疗。

7.流产感染

积极控制感染,待感染控制后,再行刮宫。

(六)护理评估

1.病史评估

停经、阴道流血和腹痛是流产孕妇的主要症状。应详细询问产妇停经史、早孕反应情况;还应了解既往有无流产史,在妊娠期间有无全身性疾病、生殖器官疾病、内分泌功能失调及有无接触有害物质等以判断发生流产原因。

2.身心状况评估

(1)症状:评估阴道出血的量与持续时间;评估有无腹痛,腹痛的部位、性质及程度;了解阴道有无排液,阴道排液的色、量、气味以及有无妊娠产物的排出。

(2)体征:全面评估孕妇的各项生命体征,判断流产类型,注意与贫血及感染相关的征象。孕妇可因失血过多出现休克或因出血时间过长、宫腔内有残留组织而发生感染。

(3)心理社会评估:孕妇因阴道出血而出现焦虑和恐惧心理,同时因担心胎儿的健康,可能会表现出伤心、郁闷、烦躁不安等情绪。尤其多年不孕或习惯性流产的孕妇,为能否继续妊娠而焦虑、悲伤。

(七)护理措施

1.一般护理

(1)卧床休息,禁止性生活。

(2)饮食以高热量、高蛋白、高维生素的清淡饮食为宜。多吃新鲜蔬菜、水果,保持大便通畅。

(3)先兆流产者,禁用肥皂水灌肠;行阴道检查操作时应轻柔,以减少刺激。

(4)做好各种生活护理。

2.病情观察

(1)观察阴道排出物情况:观察阴道出血量及性质,观察有无不凝血现象,观察腹痛和子宫收缩情况,检查阴道有无流液或胚胎组织流出,如有胚胎组织,要仔细查看胎囊是否完整,必要时送病理检查。

(2)预防休克:测量体温、脉搏、呼吸、血压。观察意识和尿量,如有休克征象应立即建立静脉通道,做好输液、输血准备。

(3)预防感染:应监测患者的体温、血象,观察阴道流血及阴道分泌物的性质、颜色、气味等,严格执行无菌操作规程。保持会阴清洁,有阴道出血者,行会阴冲洗每日 2 次。必要时遵医嘱使用抗生素。

3.用药护理

(1)用药目的:黄体酮为维持妊娠所必须的孕激素,能够抑制宫缩。

(2)用药方法:对于黄体功能不足的产妇遵医嘱给予黄体酮,10～20mg 每日或隔日肌内注射。

(3)用药注意事项:可有头晕、头痛、恶心、抑郁、乳房胀痛等。

4.心理护理

为患者提供精神上的支持和心理疏导是非常重要的措施。产妇由于失去胎儿,会出现伤心、悲哀等情绪反应。护士应给予同情和理解,帮助产妇及家属接受现实,顺利度过悲伤期,以良好的心态面对下一次妊娠,并建议患者做相关的检查,尽可能查明流产的原因,以便在下次妊娠前或妊娠时及时采取处理措施。

5.健康教育

(1)活动指导:早期流产后需休息 2 周,可做一些轻微活动,避免重体力劳动。

(2)病情观察指导:如出现腹痛剧烈,阴道出血多、时间长或阴道出血带有异味应及时就诊。

(3)饮食卫生指导:嘱产妇进食软、热、易消化、高蛋白质食品,注意补充维生素 B、维生素 E、维生素 C 等;保持外阴清洁,1 个月内禁止盆浴及性生活。

(4)心理支持:护士在给予患者同情和理解的同时,还应做好疾病知识的健康教育,与产妇家属共同讨论此次流产可能的原因,并向他们讲解流产的相关知识,为再次妊娠做好准备。

(5)出院指导

①做好出院手续办理。

②复诊指导:嘱产妇流产 1 个月后来院复查,如有异常情况,随时复诊。

③有习惯性流产史的产妇,在下一次妊娠确诊后应卧床休息,加强营养,补充维生素,定期门诊检查孕激素水平。

二、异位妊娠

受精卵在子宫体腔以外着床称为异位妊娠,习惯称宫外孕。根据受精卵种植的部位不同,异位妊娠分为：输卵管妊娠、宫颈妊娠、卵巢妊娠、腹腔妊娠、阔韧带妊娠等，其中以输卵管妊娠最常见（占90%～95%）。输卵管妊娠多发生在壶腹部（占75%～80%），其次为峡部，伞部及间质部妊娠少见。

异位妊娠是妇产科常见的急腹症之一，发病率约为1%，并有逐年增加的趋势。由于其发病率高，并有导致孕产妇死亡的危险，一直被视为具有高度危险的妊娠早期并发症。

（一）病因及发病机制

输卵管妊娠原因：输卵管炎症是主要原因，输卵管发育不良或功能异常、精神因素可引起输卵管痉挛和蠕动异常，干扰受精卵的运送，引起异位妊娠。放置宫内节育器与异位妊娠发生也有相关性。

（二）临床表现

1.症状

（1）停经：输卵管壶腹部及峡部妊娠一般停经6～8周，间质部妊娠停经时间较长。当月经延迟几日后出现阴道不规则流血时，常被误认为月经来潮。

（2）阴道流血：常表现为短暂停经后不规则阴道流血，量少，点滴状，色暗红或深褐色。部分患者阴道流血量较多，似月经量，约5%表现为大量阴道流血。阴道流血表明胚胎受损或已死亡，导致β-hCG水平下降，卵巢黄体分泌的激素难以维持蜕膜生长而发生剥离出血，并伴有蜕膜碎片或管型排出。当病灶去除后，阴道流血才逐渐停止。

（3）腹痛：95%以上输卵管妊娠患者以腹痛为主诉就诊。输卵管妊娠未破裂时，增大的胚囊使输卵管膨胀，导致输卵管痉挛及逆蠕动，患侧出现下腹隐痛或胀痛。输卵管妊娠破裂时，突感患侧下腹部撕裂样剧痛，疼痛为持续性或阵发性；血液积聚在直肠子宫陷凹而出现肛门坠胀感（里急后重）；出血多时可引起全腹疼痛、恶心呕吐；血液刺激横膈，出现肩胛部放射痛（称为Danforth征）。腹痛可出现于阴道流血前或后，也可与阴道流血同时发生。

（4）晕厥和休克：部分患者由于腹腔内急性出血及剧烈腹痛，入院时即处于休克状态，面色苍白、四肢厥冷、脉搏快而细弱、血压下降。休克程度取决于内出血速度及出血量，往往与阴道流血量不成比例。体温一般正常，休克时略低，腹腔内积血被吸收时略高，但通常不超过38℃。间质部妊娠一旦破裂，常因出血量多而发生严重休克。

2.体征

（1）腹部体征：出血量不多时，患侧下腹明显压痛、反跳痛，轻度肌紧张；出血量较多时可见腹膨隆，全腹压痛及反跳痛，但压痛仍以输卵管妊娠处为甚，移动性浊音阳性。当输卵管妊娠流产或破裂形成较大血肿或与子宫、附件、大网膜、肠管等粘连包裹形成大包块时，可在下腹部扪及有触痛、质实的块物。

（2）盆腔体征：妇科检查阴道可见少量血液，后穹窿饱满、触痛。宫颈举痛明显，有血液自宫腔流出，子宫略增大、变软，内出血多时子宫有漂浮感。子宫后方或患侧附件可扪及压痛性包块，边界多不清楚，其大小、质地、形状随病变差异而不同。包块过大时可将子宫推向对侧，如包块形成过久，机化变硬，边界可逐渐清楚。

（三）辅助检查

1.B型超声检查

B型超声检查已成为诊断输卵管妊娠的主要方法之一。文献报道超声检查的准确率为77%～92%，随着彩色超声、三维超声及经阴道超声的应用，诊断准确率不断提高。

2.妊娠试验测定

β-hCG为早期诊断异位妊娠的常用手段。β-hCG阴性，不能完全排除异位妊娠。妊娠β-hCG阳性时不能确定妊娠在宫内或宫外。疑难病例可用比较敏感的放射免疫法连续测定。

3.腹腔穿刺

包括经阴道后穹窿穿刺和经腹壁穿刺，是一种简单、可靠的诊断方法。内出血时，血液积聚于直肠子宫陷凹，后穹窿穿刺可抽出陈旧性不凝血。若抽出血液较红，放置10分钟内凝固，表明误入血管。当有血肿形成或粘连时，抽不出血液也不能否定异位妊娠的存在。当出血多，移动性浊音阳性时，可直接经下腹壁一侧穿刺。

4.腹腔镜检查

腹腔镜有创伤小、可在直视下检查并同时手术、术后恢复快的特点，适用于输卵管妊娠未流产或未破裂时的早期确诊及治疗。但出血量多或严重休克时不做腹腔镜检查。

（四）诊断

输卵管妊娠流产或破裂后，多数有典型的临床表现。根据停经史、阴道流血、腹痛、休克等表现可以诊断。如临床表现不典型，则应密切监护病情变化，观察腹痛是否加剧、盆腔包块是否增大、血压及血红蛋白下降情况，从而做出诊断。以上辅助检查有助于明确诊断。

（五）治疗

根据病情缓急，采取相应的处理。

1.手术治疗

手术治疗为主。应在积极纠正休克的同时，进行手术抢救。近年来，腹腔镜技术的发展，也为异位妊娠的诊断和治疗开创了新的手段。

2.药物治疗

用于治疗异位妊娠的药物主要是甲氨蝶呤（MTX）。MTX是叶酸拮抗剂，可抑制四氢叶酸生成，从而干扰DNA合成，使滋养细胞分裂受阻，胚胎发育停止而死亡。MTX杀胚迅速，疗效确切，不良反应小，也不增加此后妊娠的流产率和畸胎率，是治疗早期输卵管妊娠安全可靠的方法。

局部用药可采用在B型超声引导下穿刺，将MTX直接注入输卵管妊娠囊内。也可以在腹腔镜直视下穿刺输卵管妊娠囊，吸出部分囊液后，将药液注入其中。此外，中医采用活血化瘀、消症杀胚药物，有一定疗效。

（六）护理评估

1.心理评估

患者常因突发的疾病，特别是需要手术治疗而感到紧张和恐惧。患者也担心疾病对婚姻、性生活及生育的影响。

2.身体评估

(1)一般情况:患者痛苦表情,休克患者可出现生命体征改变,如面色苍白、血压下降、脉搏细数、意识不清等。

(2)腹部检查:患者全腹可有压痛。严重者拒按,部分患者有反跳痛;叩诊发现移动性浊音阳性,结合临床休克体征,应怀疑腹腔内出血。听诊可闻及肠鸣音减弱。

(3)妇科检查:可见阴道与宫颈黏膜着色,质地变软,若盆腔有积血或积液,双合诊检查发现阴道后穹窿饱满、有触感,宫颈有举痛;一侧子宫附件可触及有触痛的肿块,肿块的大小、形状、质地和活动性因疾病而异。

(七)护理措施

1.一般护理

(1)卧床休息,取半卧位,增加舒适感,尽量减少突然改变体位和增加腹压的动作,如有咳嗽及时处理。观察并记录生命体征。

(2)饮食护理:非手术患者进食清淡易消化的高热量、高蛋白、丰富维生素的流质或半流质饮食,手术治疗的患者术前一日晚 20:00 禁食,24:00 禁水。

(3)对卧床的患者做好生活护理,保持皮肤、床单位清洁干燥。

(4)配血,必要时遵医嘱输血。

(5)防治休克:保证足够液体量,维持正常血压并纠正贫血状态;给予氧气吸入。

(6)遵医嘱给予抗感染治疗。保持会阴部清洁,给予会阴擦(冲)洗。

2.病情观察

(1)非手术治疗者,密切观察一般情况、生命体征,并重视患者的主诉。

(2)观察阴道出血量并记录。

(3)密切观察患者是否有输卵管妊娠破裂的临床表现

①突感一侧下腹部撕裂样疼痛,疼痛为持续性或阵发性。

②血液积聚在直肠子宫陷凹而出现肛门坠胀感(里急后重)。

③出血多时可流向全腹而引起全腹疼痛,恶心呕吐。

④血液刺激横膈,出现肩胛部放射痛。

⑤部分患者可出现休克,患者面色苍白,四肢厥冷,脉搏快及细弱,血压下降,休克程度取决于内出血速度及出血量,而与阴道流血量不成比例。

(4)怀疑异位妊娠破裂时,立即通知医生并协助患者取平卧位,给予氧气吸入。观察呼吸、血压、脉搏、体温及患者的反应,并详细记录,同时注意保暖。建立静脉通道,迅速扩容。协助医师做好后穹窿穿刺、B 型超声、尿妊娠试验等辅助检查,以明确诊断。按手术要求做好术前准备,如备皮、留置导尿、备血等。尽快护送患者入手术室。

3.用药护理

非手术治疗患者需向患者及其家属介绍治疗计划,包括用药的目的及药物用法,不良反应等，帮助患者消除恐惧心理，同时配合医师行相关辅助检查，如血尿常规、肝肾功能、β-HCG、B超等。用于治疗异位妊娠的药物主要是甲氨蝶呤(MTX)。

(1)适应证

①一般情况良好，无活动性腹腔内出血。

②盆腔包块最大直径<3cm。

③血β-HCG<2000U/L。

④B型超声未见胚胎原始血管搏动。

⑤肝、肾功能及血红细胞、白细胞、血小板计数正常。

⑥无MTX禁忌证。

(2)治疗方案

①单次给药：剂量为50mg/m^2，肌内注射，可不加用四氢叶酸，成功率达87%以上。

②分次给药：MTX 0.4mg/kg，肌内注射，每日1次，共5次。给药期间应测定血β-HCG及B型超声，严密监护。

(3)用药后随访

①单次或分次用药后2周内，宜每隔3日复查血β-HCG及B型超声。

②血β-HCG呈下降趋势并3次阴性，症状缓解或消失，包块缩小为有效。

③若用药后第7日血β-HCG下降15%~25%、B型超声检查无变化，可考虑再次用药(方案同前)。此类患者约占20%。

④血β-HCG下降<15%，症状不缓解或反而加重，或有内出血，应考虑手术治疗。

⑤用药后35日，血β-HCG也可为低值(<15mIU/mL)，也有用药后109日血β-HCG才降至正常者。故用药2周后应每周复查血β-HCG，直至β-HCG值达正常范围。

(4)不良反应

①腹痛：用药后最初3天出现轻微的下腹坠胀痛，可能和MTX使滋养细胞坏死、溶解，与输卵管管壁发生剥离，输卵管妊娠流产物流至腹腔刺激腹膜有关。如腹痛加剧须及时报告医师，并做好术前准备。

②阴道流血：滋养层细胞死亡后，不能支持子宫蜕膜组织的生长而出现阴道流血，特点为阴道流血呈点滴状，量不多，色呈深褐色。只有腹痛而无阴道出血者多为胚胎继续存活，腹痛伴阴道出血或阴道排出蜕膜通常第4日出现点滴状阴道流血。

4.心理护理

多数异位妊娠患者对此病无心理准备，担心在治疗过程中胚囊破裂，引起大出血，会危及生命，易出现焦虑、恐惧、紧张不安的心理，所以应耐心向患者解释病情及治疗计划，消除患者和家属的紧张和焦虑情绪，使患者对医护人员、对医院有信任感，积极配合治疗。鼓励家属多陪伴患者，做好隐私护理，增加患者的安全感。

5.健康教育

(1)进食高蛋白、高热量、营养丰富的食物，以增强体质，有利于机体康复，多食蔬菜、水果，以保持大便通畅。

(2)保持外阴清洁,大小便后清洁外阴,防止感染。

(3)禁止性生活、盆浴1个月。药物保守治疗的患者需6个月后才能受孕,严格避孕。

(4)保持良好的卫生习惯,勤洗浴、勤换衣。性伴侣稳定。

(5)告知患者及家属,异位妊娠复发率为10%,不孕率为50%~60%,下次妊娠出现腹痛、阴道出血等情况应随时就医。

(6)给予心理指导,帮助患者和家属度过心理沮丧期。

(7)出院后定期到医院复查,监测β-HCG。发生盆腔炎后须立即彻底治疗,以免延误病情。

三、早产

妊娠在孕28周至不足37周(196~258日)间分娩者为早产。早产的发生率平均为10%左右。早产儿目前仍是围产儿死亡的首要因素。由于早产儿及低体重儿治疗学的进步,目前早产儿的生存率已有明显提高。

(一)病因

早产病因主要包括。

1.子宫腔压力增高

如双胎妊娠、羊水过多致宫内压升高。

2.妊娠合并症或并发症

孕妇出现合并症如心、肝、肾脏病及糖尿病等,妊娠并发症如前置胎盘、胎盘早剥、妊娠高血压综合征、胎盘功能不全等,为抢救母婴生命造成医源性早产。

3.子宫病变

双子宫、双角子宫及纵隔子宫等子宫畸形、宫颈内口松弛与子宫肌瘤等。

4.感染和胎膜早破

下生殖道和宫颈感染导致绒毛膜羊膜炎是早产的重要病因。感染常引起胎膜早破,使早产不可避免。

5.高危因素

孕妇年龄小于18岁或大于35岁;孕妇体重过轻:社会经济状况较差;种族遗传因素;吸烟;心理因素;孕晚期性交;胎儿的性别(女婴早产的危险性可能高于男婴);前次早产或晚期人工流产史;胎儿或胎盘畸形;孕妇抗心磷脂抗体阳性等。

(二)护理评估

1.健康史

(1)核实预产期,询问有无导致早产的高危因素,如孕妇合并急慢性疾病、生殖器官异常、外伤史、过度疲劳、严重的精神创伤等。既往有无流产、早产史。

(2)询问本次妊娠有无异常,如前置胎盘、胎盘早剥、胎儿窘迫、胎膜早破、羊水过多、多胎妊娠等。

2.身体状况

早产的临床表现与足月产相似。主要表现是子宫收缩，最初为不规则宫缩，以后可发展为规律宫缩，伴有宫颈管逐渐消退和宫颈口进行性扩张。常伴有少许阴道流血或血性分泌物。胎膜早破的发生较足月临产者多，而且胎膜早破本身也是早产的诱因之一。

3.心理-社会状况

由于提前分娩，孕妇及家属在思想上及物质上准备不够，同时担心新生儿的安全和健康，多有焦虑不安、自责等情绪反应。

4.处理要点

若胎儿存活，无胎儿窘迫、胎膜未破且妊娠小于 34 周，应设法抑制宫缩，尽可能使妊娠继续。若胎膜已破，早产已不可避免时，应设法提高早产儿的存活率。

（三）护理诊断

1.有新生儿受伤的危险

与早产儿发育不成熟有关。

2.焦虑

与担心早产儿的预后有关。

（四）护理措施

1.防止围生儿受伤

(1)先兆早产的护理：嘱孕妇绝对卧床休息，尽量采取左侧卧位，以减轻宫颈承受的压力并改善胎盘循环；避免刺激宫缩的活动，如乳房护理、性生活等。严密观察宫缩、胎心音及产程进展，注意破膜情况；遵医嘱应用宫缩抑制剂，如沙丁胺醇、利托君、硫酸镁等，同时还应注意观察药物的疗效及不良反应。孕妇精神紧张者，遵医嘱给予镇静剂，如苯巴比妥、地西泮等。

(2)早产临产的护理：胎儿娩出前给予产妇地塞米松，促进胎儿肺成熟，避免发生早产儿呼吸窘迫综合征。产程中常规给产妇吸氧，严密观察宫缩及胎心音，并做好抢救新生儿的准备。分娩时协助行会阴切开术，防止早产儿颅内出血发生。加强早产儿护理，常规给予早产儿肌内注射维生素 K_1 防治颅内出血。

2.解除焦虑

多陪伴孕妇，介绍早产的相关知识，提供充分的心理支持，减轻孕妇及家属的焦虑，消除其内疚感。帮助孕妇尽快适应早产儿母亲的角色。

3.健康指导

(1)加强孕期保健预防早产：积极治疗妊娠合并症和并发症；多取左侧卧位休息；加强营养，避免创伤，保持身心健康；妊娠晚期禁止性交及重体力劳动，预防生殖道感染。

(2)指导孕妇及家属认识早产征象，出现临产先兆及时就诊。

(3)指导孕妇及家属掌握护理早产儿的技能。

四、羊水过多

妊娠期间羊水量超过 2000mL 者，称为羊水过多。羊水过多时羊水外观、性状与正常者并无差异。

（一）病因

1.胎儿畸形

羊水过多的孕妇中约 25%合并有胎儿畸形，以中枢神经系统和消化系统畸形最为常见。中枢神经系统畸形多见于无脑儿、脊柱裂等；消化系统畸形以食管及十二指肠闭锁最常见。

2.多胎妊娠及巨大儿

多胎妊娠羊水过多的发生率为单胎妊娠的 10 倍，以单卵双胎居多。巨大儿也容易合并羊水过多。

3.胎盘、脐带病变

巨大胎盘、胎盘绒毛血管、脐带帆状附着也能导致羊水过多。

4.孕妇患病

糖尿病、母儿血型不合、妊娠期高血压疾病等。孕妇妊娠期患糖尿病时胎儿血糖也增高，胎儿多尿而排入羊水中。母儿血型不合时，胎盘水肿增重，绒毛水肿影响液体交换而导致羊水过多。

5.特发性羊水过多

约有 30%的羊水过多原因不明。

（二）临床表现及分类

羊水过多时，因子宫过度膨大，孕妇可出现压迫症状及并发症。羊水量在数日内急剧增多，称为急性羊水过多；羊水量在较长时期内缓慢增多，称为慢性羊水过多。

（三）治疗

羊水过多合并胎儿畸形者，一旦确诊，应及时终止妊娠；羊水过多无胎儿畸形者，应控制羊水量，行羊膜腔穿刺减压缓解症状，延长妊娠周数。

（四）护理评估

1.健康史

应详细询问孕妇有无糖尿病、妊娠期高血压疾病、重度贫血、多胎妊娠及母儿血型不合等病史。

2.身体状况

(1)急性羊水过多：急性羊水过多较少见，多发生在妊娠 20～24 周。由于羊水急速增多，数日内子宫急剧增大，出现压迫症状。因膈肌上升引起心悸、气促、呼吸困难，甚至发绀。腹壁皮肤因张力过大感到疼痛，严重者皮肤变薄，皮下静脉清晰可见。孕妇进食减少，发生便秘。巨大的子宫压迫下腔静脉，影响静脉回流，出现下肢、外阴部水肿及静脉曲张，孕妇行走不便，不能平卧,表情痛苦。

(2)慢性羊水过多:慢性羊水过多较多见,多数发生在妊娠晚期。数周内羊水缓慢增多,多数孕妇无自觉不适,仅在产前检查时,见腹部膨隆,测量宫高及腹围大于同期孕妇,妊娠图宫高曲线超出正常百分位数,腹壁皮肤发亮、变薄,触诊时感到皮肤张力大,有液体震颤感,胎方位不清,有时扪及胎儿部分有浮沉胎动感,胎心音遥远或听不清。

(3)心理、社会状况:羊水过多常与胎儿畸形或母体疾病有关,故孕妇及家属对此较紧张,表现出对未知妊娠结局的担忧等。

3.辅助检查

(1)B超检查:B超检查是羊水过多的重要辅助检查方法。单一最大羊水垂直深度(AFV)大于7cm考虑为羊水过多;羊水指数(AFI)大于18cm为羊水过多。

(2)羊膜囊造影:了解胎儿有无消化道畸形或体表畸形。

(3)甲胎蛋白(AFP)的检测:神经管缺损胎儿畸形易合并羊水过多,羊水甲胎蛋白平均值超过同期正常妊娠平均值3个标准差以上,母血清甲胎蛋白平均值超过同期正常妊娠平均值2个标准差以上,有助于临床的诊断。

(五)护理诊断

1.舒适度改变

与羊水过多引起压迫症状有关。

2.焦虑

与担心胎儿畸形及胎儿安危有关。

(六)护理措施

1.一般护理

嘱孕妇卧床休息,取左侧卧位,压迫症状明显者可取半卧位,减少下床活动,防止胎膜早破;进食低盐饮食,多食蔬菜、水果,保持大便通畅。

2.病情观察

观察生命体征,定期测量宫高、腹围及体重。及时发现并发症;观察胎心率变化、胎动及宫缩,及时发现胎儿窘迫及早产征象;破膜后及时观察羊水性状及流速,及时发现有无脐带脱垂征象。

3.治疗配合

配合医生行羊膜腔穿刺减压术,B超定位穿刺点,也可在B超监测下进行,以15～18号腰椎穿刺针经腹羊膜腔穿刺放羊水,其速度不宜过快,每小时500mL,一次放羊水量不超过1500mL,以缓解孕妇症状。放羊水时应从腹部固定胎儿为纵产式,放羊水后腹部放置沙袋或加腹带包扎。严密观察宫缩,重视患者的症状,监测胎心率。严格消毒,防止感染。

4.心理护理

羊水过多常伴有胎儿畸形或早产,对孕妇及家属情绪的影响较大,甚至导致不良的情绪反应。护士应耐心解答孕妇及家属提出的问题,讲解疾病相关知识,陪伴并关心他们,给予心理疏导及精神支持，使其积极配合治疗。

5.健康教育

加强产前检查，及早发现导致羊水过多的可能因素，给予及时干预，必要时进行遗传咨询及相关筛查。产妇出院后应加强营养，注意休息，观察宫缩及恶露情况。

五、羊水过少

妊娠足月时羊水量少于 300mL 者，称为羊水过少。羊水过少严重影响围生儿预后，羊水少于 50mL，围生儿病死率高达 88%，应高度重视。

（一）病因

1.胎儿畸形

胎儿畸形以泌尿系统畸形为主，如胎儿先天肾缺如、肾发育不全、输尿管或尿道狭窄、梗阻所致的尿少或无尿。

2.胎盘功能异常

过期妊娠、胎儿生长受限、妊娠期高血压疾病均可导致胎盘功能的异常，胎儿脱水、子宫内慢性缺氧引起胎儿血液循环重新分配，保障脑和心的血供，而肾血流量下降，胎儿尿的生成减少致羊水过少。

3.羊膜病变

有学者认为，某些原因不明的羊水过少可能与羊膜本身病变有关。

4.母亲因素

孕妇脱水、服用某些药物（如利尿剂等）可引起羊水过少。

（二）临床表现

羊水过少的临床症状多不典型。孕妇于胎动时感腹痛。

（三）治疗

羊水过少合并胎儿畸形时应及时终止妊娠，未合并胎儿畸形，可行羊膜腔内灌注法，保守期待治疗。

（四）护理评估

1.健康史

应详细核实妊娠是否过期，有无应用脱水剂等药物史，以及胎盘功能监测情况等。

2.身体状况

(1)临床表现：孕妇于胎动时感腹痛，检查见腹围、子宫高小于同期正常妊娠孕妇，子宫敏感性高，轻微刺激即可引发宫缩。临产后阵痛剧烈，宫缩多不协调，子宫口扩张缓慢，产程延长。胎儿臀先露多见。羊水过少，胎儿可发生肺发育不全、胎儿生长受限、胎儿窘迫及新生儿窒息。

(2)心理-社会状况：孕妇及家属对羊水过少十分紧张，担心胎儿可能畸形，还会表现出对未来妊娠的担忧，表现出焦虑、紧张等不良情绪反应。

3.辅助检查

(1)B超检查：单一最大羊水垂直深度(AFV)不大于2cm为羊水过少；单一最大羊水垂直深度不大于1cm为严重羊水过少。羊水指数(AFI)不大于8.0cm可作为诊断羊水过少的临界值；以羊水指数不大于5.0cm作为诊断羊水过少的绝对值，同时还可发现胎儿畸形。

(2)羊水直接测量：破膜时羊水少于300mL即可诊断为羊水过少。多见羊水呈黏稠、浑浊、暗绿色。直接测量法的缺点是不能早期发现。

(3)胎儿电子监护仪检测：子宫收缩时可以出现胎心率的晚期减速，结合以上结果可诊断为羊水过少。

(五)护理诊断

1.舒适度改变

与羊水过少导致胎动时宫缩和临产后阵痛加剧等症状有关。

2.焦虑

与担心胎儿畸形及胎儿安危有关。

(六)护理措施

1.一般护理

指导孕妇自计胎动的方法，及时发现胎儿窘迫征象；加强妊娠期保健，注意营养，合理用药。

2.病情观察

观察生命体征，定期测量宫高、腹围及体重；观察胎心率变化、胎动及宫缩。破水后，及时测量羊水量，观察羊水性状，连续监测胎心率变化及产程进展。

3.治疗配合

(1)羊水过少伴胎儿窘迫或胎儿畸形：羊水过少伴胎儿窘迫或胎儿畸形应及时终止妊娠，做好剖宫产术术前准备或阴道手术助产的护理配合，尤其是新生儿抢救及复苏的准备工作。

(2)妊娠未足月且无胎儿畸形：可行增加羊水量期待治疗，经羊膜腔灌注液体解除脐带受压，提高围生儿成活率。具体方法：常规腹部消毒，在B超引导下行羊膜腔穿刺，以每分钟10～15mL的速度输入37℃生理盐水200～300mL。直至胎心率变异减速消失或羊水指数达到8cm。同时应选用宫缩抑制剂预防早产发生，应注意严格无菌操作。

4.心理护理

羊水过少伴有胎儿畸形或导致胎儿窘迫，孕妇及家属常会表现出紧张、焦虑的心理状况，护士应关注其心理变化，解答相关疑问，以缓解其紧张情绪，使孕妇积极配合治疗，对于胎儿不良后果能平静对待，顺利度过分娩期。

5.健康教育

羊水过少是胎儿危险的重要信号，可致围生儿发病率和病死率明显增高。应加强产前检查，应早发现、早诊断、早处理。

第四节 妊娠合并症

一、妊娠高血压疾病

妊娠期高血压疾病包括妊娠期高血压、子痫前期、子痫、慢性高血压并发子痫前期以及妊娠合并慢性高血压，其中妊娠高血压、子痫前期、子痫是妊娠期特有疾病。本病多发生于妊娠20周以后，以高血压、蛋白尿为主要特征，可伴全身多器官功能损害或功能衰竭；严重者可出现抽搐、昏迷、甚至死亡。该病严重威胁母婴健康，是导致孕产妇和围生儿发病率和死亡的主要原因之一。我国妊娠期高血压疾病发病率为9.4%～10.4%，国外报道为7%～12%。

（一）病因及发病机制

1.高危因素

（1）寒冷或气温变化过大，特别是气压升高时。

（2）精神过度紧张或外界刺激使中枢神经系统功能紊乱。

（3）初产妇、年轻孕产妇（年龄≤20岁）或高龄孕产妇（年龄≥40岁）者。

（4）有慢性高血压、慢性肾炎、糖尿病、抗磷脂抗体综合征等。

（5）营养不良，如贫血、低蛋白血症或低社会经济状况；肥胖或BMI＞35kg/m^2。

（6）羊水过多、多胎妊娠、糖尿病巨大儿或葡萄胎。

（7）家族中有高血压或妊娠期高血压疾病病史。

2.病因学说

（1）母体免疫系统失衡：胚胎是一种半同种异体移植物，妊娠成功有赖于胎儿、母体间的免疫平衡。如果平衡一旦失调，可导致机体发生排斥反应。

（2）胎盘形成不良：主要为绒毛滋养细胞侵蚀不良。

（3）氧化应激：胎盘缺血、缺氧后释放的炎性因子等可导致氧化应激和血管内皮细胞受损。

（4）营养缺乏：据流行病学调查，妊娠期高血压疾病的发生可能于钙缺乏有关。

（5）其他因素：如胰岛素抵抗、遗传等因素。

3.发病机制

全身小动脉痉挛为本病的基本病理变化。血管通透性增高，体液和蛋白质渗漏，表现为血压升高、蛋白尿、水肿和血液浓缩等，严重时脑、心、肝、肾及胎盘均受损，导致抽搐、昏迷、脑水肿、脑出血、心肾功能衰竭、肺水肿、肝坏死、胎盘绒毛退行性变、出血和梗死、胎盘剥离和凝血功能障碍。

（二）临床表现

高血压、水肿、蛋白尿为妊娠期高血压疾病的三大临床表现，详见表6-4-1。

表 6-4-1 妊娠高血压疾病的分类

分类	临床表现
妊娠期高血压	BP≥140/90mmHg，妊娠期出现，并于产后 12 周内恢复正常；蛋白尿(－)；产妇可伴有上腹不适或血小板减少。产后方可确诊
子痫前期	妊娠 20 周后出现，BP≥140/90mmHg，且蛋白尿≥300mg/24 小时或(＋)。可伴有上腹部不适、头痛、视物模糊等症状
子痫	子痫前期孕产妇抽搐，且不能用其他原因解释
慢性高血压病并发子痫前期	高血压妇女于妊娠 20 周以前无蛋白尿，若孕 20 周后出现蛋白尿≥300mg/24 小时；或妊娠 20 周前突然出现蛋白尿增加、血压进一步升高或血小板减少(＜$100×10^9$/L)
妊娠合并慢性高血压病	在妊娠前或妊娠 20 周前检查发现血压升高，但妊娠期无明显加重；或妊娠 20 周后首次诊断高血压并持续到产后 12 周以后

(三)辅助检查

1.眼底检查

病情严重时，眼底小动脉痉挛(反映妊娠期高血压疾病严重程度的重要指标)动静脉比例由正常的 2∶3 变为 1∶2，甚至 1∶4。

2.肝肾功能测定

肝细胞功能受损可致 ALT、AST 升高。产妇可出现清蛋白缺乏为主的低蛋白血症，清/球蛋白比值倒置。肾功能受损时，血清肌酐、尿素氮、尿酸升高，肌酐升高与病情严重程度相平行。

3.血液检查

测定血红蛋白、血细胞比容、血浆黏度、全血黏度；重症产妇测定血小板计数、凝血时间等。

4.尿液检查

24 小时尿蛋白量是否≥500mg 或两次随机尿液测定尿蛋白浓度为 0.1g/L，可定性阳性，其准确率达 92%。

5.B 型超声检查及胎心监护

(四)诊断

根据病史、临床表现及辅助检查即可做出诊断，应注意有无并发症及凝血功能障碍。

1.病史

有本病高危因素及上述临床表现，特别注意有无头痛、视力改变、上腹不适等。

2.高血压

同一手臂至少测量 2 次，收缩压≥140mmHg 和(或)舒张压≥90mmHg 定义为高血压。若血压较基础血压升高 30/15mmHg，但低于 140/90mmHg 时，不作为诊断依据，但须严密观察。对首次发现血压升高者，应间隔 4 小时或以上复测血压。对严重高血压患者[收缩压≥160mmHg 和(或)舒张压≥110mmHg]，为观察病情指导治疗，应密切观察血压。为确保测量准确性，应选择型号合适的袖带(袖带长度应该是上臂围的 1.5 倍)。

3.尿蛋白

高危孕妇每次产检均应检测尿蛋白。尿蛋白检查应选中段尿。对可疑子痫前期孕妇应测24小时尿蛋白定量。尿蛋白≥0.3g/24小时或随机尿蛋白≥3.0g/L或尿蛋白定性≥(+)定义为蛋白尿。避免阴道分泌物或羊水污染尿液。注意,当泌尿系统感染、严重贫血、心力衰竭和难产时,可导致蛋白尿。

(五)治疗

解痉、降压、镇静,合理扩容及利尿,适时终止妊娠。

(六)护理评估

1.病史评估

(1)既往史:评估有无高血压家族病史,有无慢性高血压、慢性肾炎、抗磷脂综合征、营养不良、糖尿病,有无患本疾病的高危因素;了解分娩的次数,初次生育的年龄、分娩方式、胎儿的大小及妊娠期间的血压情况。

(2)现病史:了解产妇年龄,此次妊娠血压情况以及相关检查情况。

2.身体评估

(1)症状与体征

①注意产妇的自觉症状,有无头痛、视力改变、上腹不适。a.脑部:头痛、眼花、耳鸣、疲倦、意识改变在严重子痫前期中常见,预示着子痫性抽搐。b.视力:视物模糊、复视、暗点失明。c.胃肠道:恶心、呕吐、上腹部或右上腹疼痛、吐血,这些是重度子痫前期的症状。d.肾脏:少尿、无尿、血尿是重度子痫前期的症状。

②监测有无高血压,持续血压升高到收缩压≥140mmHg或舒张压≥90mmHg。

③水肿:局限于膝以下为(+),延及大腿为(++),延及外阴及腹壁为(+++),全身水肿或伴有腹腔积液为(++++)。同时应注意体重异常增加,若孕妇体重每周突然增加0.5kg以上或每月增加2.7kg以上,表明有隐性水肿存在。

(2)专科评估:测量宫高、腹围、胎心、胎动等情况。依据NYHA分级方案和AHA的客观指标评估方法确定孕妇的心功能。

(3)其他:评估产妇自理能力或日常活动能力,评估有无压疮、跌倒/坠床高危因素。

3.心理社会状况

评估产妇是否焦虑或抑郁以及家庭经济承受能力,从而提供相应的心理支持。

(七)护理措施

1.妊娠期

(1)一般护理

①孕妇应安置于单人暗室,保持室内空气流通,避免一切外来的声、光刺激,绝对安静。一切治疗与护理操作尽量轻柔,集中执行,避免干扰患者。

②子痫时,协助医生控制抽搐;专人护理,防止受伤。保持呼吸通畅,备好开口器、压舌板、舌钳、吸引器、吸痰管、氧气等急救物品。加用床挡,以防产妇从床上跌落。若有义齿应取出,

并于上下磨牙间放置一缠纱布的压舌板，以防咬伤唇、舌。在产妇昏迷或未完全清醒时，禁止给予一切饮食和口服药，防止误入呼吸道而致吸入性肺炎。

(2)病情观察

①遵医嘱定时监测血压及体重，记录 24 小时出入量。

②监测胎儿发育情况，定时胎心监护和听胎心。

③子痫的观察：a.密切观察产妇面色、生命体征变化、尿量、尿色，准确记录出入量。记录用药种类、用量、不良反应及用药效果，控制输液滴速和输液量；控制水的摄入量，避免饮水不当出现心衰等问题。b.重视孕妇有无头痛、头晕、视物模糊等自觉症状。c.子痫发作者往往在抽搐时临产，应严密观察，及时发现产兆，并做好母子抢救准备。

(3)用药护理

①妊娠期高血压常用药物、不良反应及注意事项详见表 6-4-2。

表 6-4-2　妊娠期高血压疾病治疗常用药物

分类	药物	不良反应	备注
降压药	甲基多巴	外周水肿、焦虑、嗜睡、口干、低血压、肝损害，对胎儿无严重不良影响	NHBP 推荐首选用药，但在我国实际应用较少
	拉贝洛尔	持续的胎儿心动过缓，低血压，新生儿低血糖	妊娠期高血压疾病优先考虑选用，哮喘和心衰产妇禁用
	硝苯地平	心悸、头痛、低血压、抑制分娩	与硫酸镁有协同作用
	氢氯噻嗪	胎儿畸形、电解质紊乱、血容量不足	
	硝普钠	代谢产物（氰化物）对胎儿有毒作用	见光易变质；禁止用于妊娠期
止痉药	硫酸镁	镁中毒	子痫治疗一线药物，预防子痫发作的预防用药
镇静药	苯妥英钠	可致胎儿呼吸抑制，分娩前 6 小时慎用	除非存在硫酸镁应用禁忌或硫酸镁治疗效果不佳，否则不推荐使用于子痫的预防或治疗
	地西泮	1 小时内用药超过 30mg 可能发生呼吸抑制，24 小时总量不超过 100mg	除非存在硫酸镁应用禁忌或硫酸镁治疗效果不佳，否则不推荐使用于子痫的预防或治疗

②硫酸镁的用药护理：硫酸镁是目前治疗妊娠期高血压疾病的首选解痉药物。硫酸镁的治疗浓度和中毒浓度相近，因此在进行硫酸镁治疗时应严密观察其毒性作用，并认真控制硫酸镁的入量。a.毒性反应：主要是中毒现象，首先表现为膝反射减弱或消失，随着血镁浓度的增加，可出现全身肌张力减退及呼吸抑制，严重者心跳可突然停止。b.注意事项：在应用硫酸镁的过程中应严格控制输液滴数，定期检查膝腱反射是否减弱或消失，呼吸不得少于 16 次/分，

尿量不得少于25mL/h或24小时不少于600mL，一旦出现中毒反应，立即静脉推注10%葡萄糖酸钙液10mL，宜在3分钟以上推完，必要时可每小时重复1次，直至呼吸、排尿和神经抑制恢复正常，但24小时内不超过8次。

(4)并发症的护理观察

①胎儿窘迫及胎盘早剥：密切观察血压、胎心、缺氧等自觉症状，以防胎儿窘迫发生。

②胎盘早剥：密切观察胎心、胎动、腹痛及阴道出血情况，防止胎盘早剥发生。

(5)心理护理：实施心理干预消除产妇的不良心理因素；教会孕妇保持心情舒畅的方法，如可听些轻松舒缓的音乐或进行放松肌肉训练；尽量多与孕妇交流，语气和缓，消除孕妇紧张心理；若发生子痫先兆，向孕妇及家属解释适时终止妊娠的必要性。

(6)健康教育

①饮食：a.进食高蛋白、高热量、高维生素及富含钙、铁等矿物质饮食，有水肿者应限制钠盐的摄入。b.尽量减少食用加工食品，如香肠、罐头类、腊肉，成品的鸡、鸭等。

②休息与活动：a.保证充足的睡眠，每天保证在8～9小时，有利于降低肌肉的兴奋性。b.保持环境安静，避免探视，以减少各种刺激。

③出院指导：做好出院手续办理流程的告知；加强孕妇及家属对妊娠期高血压疾病相关知识的认识；嘱保持个人卫生，养成正确的饮食、运动习惯，掌握自我监测的方法，预防并发症的发生；定期产前检查，保证孕期安全，如有不适随时到医院就诊。

2.分娩期

(1)病情观察

①定时测量生命体征，注意血压变化及产妇自觉症状，如有头晕、头痛、眼花、视物模糊、恶心、呕吐、耳鸣、胸闷等症状，及时通知医生。

②监测胎心、宫缩及产程进展。

(2)用药护理

①硫酸镁：应用硫酸镁静脉滴注时，应严格控制滴速，并密切观察呼吸及膝腱反射，防止硫酸镁中毒。硫酸镁肌内注射时应选择深部肌肉进行。

②扩容药：应用扩容治疗时，应在心、肺、肾功能良好的情况下应用。

(3)专科指导：尽量缩短第二产程，避免产妇用力。可行会阴侧切或产钳助产术。

(4)并发症护理观察

①产后出血：在胎儿前肩娩出后立即静脉给予宫缩剂，及时娩出胎盘并按摩宫底。注意自觉症状与血压变化。

②产后突发循环衰竭：由于长时间限制钠入量及利尿剂的应用，造成血容量不足，产后突然腹压下降，回心血量减少，易造成产后突然出现面色苍白、极度乏力、血压下降和脉搏细弱等。因此要密切观察产妇生命体征、临床表现。

(5)心理护理

①实施心理干预，消除产妇不良的心理因素，尽量避免焦虑、恐惧、紧张等不良情绪，使其

保持良好的心态，以促进产程顺利。

②若需要剖宫产终止妊娠者，应讲解术前准备及术后的注意事项，帮助其减轻焦虑、紧张情绪。

(6)健康教育

①饮食：产程中产妇消耗体力较大，鼓励产妇进食，注意补充水分，为分娩提供能量支持。

②休息与活动：保持病室安静，避免声、光刺激；取左侧卧位，减少活动。

3.产褥期

(1)病情观察

①继续监测血压，产后 48 小时内至少每 4 小时观察 1 次血压。严格记录 24 小时出入量。

②严密观察子宫复旧及阴道出血情况，准确记录阴道出血量。如有异常及时通知医生。

(2)用药护理

①硫酸镁：产后 24～48 小时内仍是子痫高发期，故产后 48 小时内仍应继续硫酸镁的治疗。

②镇静药物：在使用镇静药物时，避免下床，必要时遵医嘱保留尿管，家人不要离其身边，以防产妇受伤。

③口服降压药：根据产妇的血压情况给予降压药。

④硝普钠：使用 5％葡萄糖注射液 250～500mL 加硝普钠 25mg 静脉滴注，不可加入其他药物，现用现配；硝普钠见光易变质，故滴注瓶和管路应避光；根据血压，应用静脉输液泵调节滴数，从每小时 2～4 滴开始，调到血压维持在理想范围；用药期间每 10～15 分钟监测血压、心率，以免发生严重不良反应。

(3)专科指导：指导母乳喂养及新生儿抚触，做好乳房护理。

(4)并发症护理观察

①产后出血：使用硫酸镁的产妇，易发生子宫收缩乏力，恶露较常人多，因此应严密观察子宫复旧情况，必要时遵医嘱使用缩宫素，严防产后出血。

②急性肺水肿、心力衰竭：全身小动脉痉挛、血液黏稠度增加使左心负荷加重，最终导致左心衰，继而引起急性肺充血、渗出。因此应严密监测生命体征及血氧饱和度，重视产妇的主诉及自觉症状，注意输液速度不宜过快。

(5)心理护理

①告诉产妇精神紧张、情绪激动、焦虑不安等不良心理状态不利于产后恢复，鼓励产妇积极配合治疗。

②为产妇尽量安置单人房间，光线稍暗，避免声光刺激，鼓励家属参与到产妇的产后护理中，给予产妇家庭支持。

(6)健康教育

①饮食：给予充足的蛋白质、热量，丰富的维生素及富含铁、钙、锌的食物，如奶、蛋，水产品等；合理搭配，营养全面，避免食用单一食物；多吃水果蔬菜，特别是绿叶蔬菜，保持大便通畅；

忌食生冷及辛辣刺激性食物；除全身水肿应限制外，钠盐以每天摄入 6g 左右为宜。与此同时注意控制体重。

②休息与活动：避免多人探视，为产妇创造安静舒适的环境，保证充足的睡眠。根据产妇病情及体力状况鼓励其下床活动，活动应循序渐进。

③用药指导：根据医嘱按时用药。讲解镇静、解痉、降压等药物的作用及不良反应，如有异常反应及时处理。

④出院指导：a.定时进行产后门诊复查，注意血压及尿蛋白变化。b.保证充分的休息和愉快的心情。c.保持良好的卫生习惯，勤换内衣内裤及会阴垫。d.产后 42 天内禁止盆浴和性生活，42 天来医院复查。e.如果新生儿死亡者，帮助产妇和家属理解妊娠期高血压疾病的危害，做好心理护理。并嘱血压正常后 1～2 年再怀孕。而且叮嘱下次怀孕应早期来妇产科门诊检查。

(7)延续护理：建立随访登记本，定期进行电话随访。随访过程中，关注产妇血压情况及母乳喂养情况，指导产妇正确服用降压药，保证充足的睡眠和休息，如有头痛、头晕等不适及时就诊。

二、妊娠合并心脏病

妊娠合并心脏病是指妊娠合并风湿性心脏病、冠心病、心肌炎、心律失常或由妊娠加重心脏负担而诱发的心脏病。

(一)临床表现

(1)妊娠前有心悸、气短、心力衰竭史，或曾有风湿热病史，X 线、心电图检查曾被诊断有器质性心脏病。

(2)有劳力性呼吸困难，经常性夜间端坐呼吸、咯血，经常性胸闷、胸痛。

(3)有发绀、杵状指、持续性颈静脉怒张。

(4)心电图异常。

(5)X 线示心脏明显增大。

(6)早期心力衰竭临床表现

①轻微活动后即有胸闷、心悸、气短。

②休息时心率＞110 次/分，呼吸＞20 次/分。

③夜间常发生端坐呼吸或需到窗口呼吸新鲜空气。

④肺底部出现少量持续性湿啰音，咳嗽后不消失。

(7)心脏病孕妇心功能分级

Ⅰ级：一般体力活动不受限制。

Ⅱ级：一般体力活动轻度受限，活动后心悸、轻度气短，休息时无症状。

Ⅲ级：一般体力活动明显受限制，轻微日常工作即感不适、心悸、呼吸困难或既往有心力衰竭史者，休息时无不适。

Ⅳ级：一般体力活动明显受限制，休息时有心悸、呼吸困难等心力衰竭表现，不能进行任何体力活动。

（二）护理措施

1.非妊娠期

对心脏病变较重，心功能Ⅲ级或Ⅲ级以上者，不宜妊娠，严格避孕。

2.妊娠期

(1)妊娠 20 周前每两周 1 次，20 周后每周 1 次接受心血管内科和产科高危门诊共同监护。心功能Ⅲ级以上有心力衰竭表现者，住院治疗。

(2)孕妇每日保证 8～10 小时睡眠，左侧卧位，避免过劳和增大精神压力。

(3)合理营养，妊娠期体重增加＜10kg。妊娠 4 个月限盐，每日量＜5g。

(4)防止并纠正贫血、心律失常、妊娠期高血压、各种感染性疾病。

(5)指导孕妇及家属了解妊娠合并心脏病有关知识，掌握自我监护方法。

3.产前住院期间护理

执行产前一般护理常规，并做好以下护理。

(1)卧床休息，必要时半卧位吸氧。

(2)低盐饮食，防止便秘，多食水果及新鲜蔬菜。

(3)做好生活护理，防止孕妇情绪激动。

(4)每日测量体温、脉搏、呼吸 4 次，脉搏需测量 1 分钟。

(5)严密观察病情变化，特别注意心力衰竭及肺水肿的发生。

(6)服用洋地黄者，应严格遵守给药时间及剂量，观察洋地黄中毒反应（恶心、呕吐、黄视、绿视、心率减慢、心律失常）。脉搏低于 60 次/分时，应及时报告医师。

(7)定时听取胎心音，必要时行胎儿电子监护，有产兆者送产房分娩。

(8)心力衰竭者应严格控制输液量，以 1000mL/24h 为宜，输液速度以 20～30 滴/分为宜。

(9)适度安抚，倾听诉说，提供心理支持。

4.分娩期护理

(1)评估产妇心功能状态。

(2)协助左侧卧位，上半身抬高 30°，持续吸氧。

(3)给予产妇安慰、鼓励，遵医嘱使用镇静剂。

(4)第一产程护理

①每 15～30 分钟测血压、脉搏、呼吸、心率及心律 1 次。

②临产后遵医嘱使用抗生素至产后 1 周左右。

③使用胎儿电子监护仪评估胎心率变化。

④鼓励产妇多休息，在两次宫缩间歇尽量放松。

⑤运用呼吸及腹部按摩缓解宫缩痛。

⑥严格控制液体滴速。

⑦助产士应始终陪伴产妇身旁，随时解答问题。

(5)第二产程护理

①避免过早屏气用力。

②宫口开全后及时行会阴侧切术，经阴道助产缩短第二产程。

③做好抢救新生儿准备。

④分娩时指导孕妇于宫缩时张口哈气，间歇时完全放松。

(6)第三产程护理

①胎儿娩出后，立即在腹部放置1kg重沙袋持续24小时。

②遵医嘱肌内注射哌替啶，严密观察血压、脉搏、子宫收缩情况。

③静脉或肌内注射缩宫素10～20U，禁用麦角新碱。

④产后出血多时，遵医嘱及时输血、输液，并严格控制速度。

⑤在产房观察3小时，病情稳定后送母婴同室。

5.产褥期护理

(1)产后24小时内必需静卧，尽量住小房间、保暖、备氧气，遵医嘱给予镇静剂。

(2)遵医嘱继续使用抗生素。

(3)产后72小时严格监测心率、心律、呼吸、血压、体温变化，详细记录出入液量。注意识别早期心力衰竭症状。

(4)补液量每日不超过1500mL，滴数控制在30滴/分。

(5)注意观察子宫收缩及阴道出血情况。注意观察会阴及腹部切口情况。每日擦洗会阴2次。

(6)进食低盐、易消化食物，少食多餐，保持大便通畅。

(7)注意洋地黄中毒反应，服药前监测心率，如心率60次/分以下应立即报告医师。

(8)对心功能Ⅰ级者、Ⅱ级者，鼓励母乳喂养；心功能Ⅲ、Ⅳ级者宜退奶，指导人工喂养。

(9)出院指导，不适随时复诊。

6.健康教育

(1)心脏病妇女，妊娠前应征求内科医师意见，评估心脏功能、病变程度及性质，决定能否承受妊娠及分娩。

(2)心功能Ⅲ级或Ⅲ级以上者，建议不宜妊娠，严格避孕。

(3)加强妊娠期保健，妊娠20周前每两周1次、20周后每周1次接受心血管内科和产科高危门诊共同监护。保证每日至少10小时睡眠，2小时午休，易取左侧卧位或半卧位。减少体力劳动，保持情绪稳定、心情愉快。

(4)低盐饮食，多食水果及新鲜蔬菜，避免便秘。妊娠期体重增加<10kg。

(5)应避免到公共场所及与传染病患者接触，预防上呼吸道感染；妊娠5个月起服用维生素C及铁剂预防贫血；20周起补钙，防止妊娠期高血压疾病发生。

(6)指导孕妇及家属了解妊娠合并心脏病的相关知识，掌握自我监护方法，告知心力衰竭的诱因及预防方法;学习识别早期心力衰竭的表现,若出现咳嗽、咳粉红色泡沫痰等,应及时住院治疗。

(7)指导产妇在第二产程避免过早屏气用力,于宫缩时张口哈气,间歇时完全放松。

(8)产后24小时内必须静卧。指导心功能Ⅰ级者、Ⅱ级者进行母乳喂养,心功能Ⅲ级者、Ⅳ级者退奶,并指导家属学习人工喂养的技能及注意事项。

(9)制订出院计划,告知按时复诊。

三、妊娠合并糖尿病

糖尿病是一组以慢性血糖水平升高为特征的全身性代谢性疾病,因胰岛素绝对或相对不足而引起糖、脂肪和蛋白质代谢紊乱。妊娠合并糖尿病包括两种情况,即妊娠前已有糖尿病及妊娠后才发生或首次发现的糖尿病。后者称妊娠期糖尿病(GDM),占糖尿病孕妇的80%。糖尿病孕妇的临床经过复杂,对母儿均有较大危害。

(一)妊娠与糖尿病的相互影响

1.妊娠对糖尿病的影响

妊娠可使患有糖尿病的孕妇病情加重,既往无糖尿病的孕妇发生妊娠期糖尿病,其并发症的发生率增加。这与妊娠期糖代谢的特点及胰岛素需要量的变化有关。

2.糖尿病对妊娠的影响

(1)对母体的影响:糖尿病妇女的受孕率低,流产、羊水过多、妊娠期高血压疾病、难产、产后出血发生率均明显增高。易合并感染,以泌尿系统感染最常见。

(2)对胎儿、新生儿的影响:巨大儿、胎儿生长受限、早产、胎儿畸形发生率均明显增高。新生儿易发生呼吸窘迫综合征、低血糖,严重时危及新生儿生命。

(二)护理评估

1.健康史

了解孕妇有无糖尿病史和糖尿病家族史;生育史中有无多年不孕不育、习惯性流产、不明原因死胎、胎儿畸形、巨大儿、新生儿死亡等;在本次妊娠过程中,有无自觉症状及出现的时间。

2.身体状况

绝大多数表现为“三多一少”症状,即多饮、多食、多尿、体重下降,经常感到全身乏力、外阴阴道瘙痒等。此外应注意评估糖尿病孕妇有无并发症,如低血糖、高血糖、妊娠期高血压疾病、酮症酸中毒、羊水过多、感染等。

3.心理-社会状况

由于缺乏对疾病知识的了解,担心妊娠合并糖尿病对母儿影响较大,孕妇及家属多有焦虑、自责等情绪反应。

4.辅助检查

(1)实验室检查

①血糖测定:2次或2次以上空腹血糖≥5.8mmol/L,可确诊为糖尿病。

②糖筛查试验：用于妊娠期糖尿病的筛查，于妊娠 24～28 周进行。50g 葡萄糖溶入 200mL 水中，5 分钟内服完，服后 1 小时测血糖≥7.8mmol/L(140mg/dL)为糖筛查异常。对糖筛查异常的孕妇需进一步检查空腹血糖。

③葡萄糖耐量试验(OGTT)：禁食 12 小时后，口服葡萄糖 75g，测空腹及服糖后 1 小时、2 小时、3 小时的血糖。其血糖异常的标准值分别是：空腹 5.6mmol/L、1 小时 10.3mmol/L、2 小时8.6mmol/L、3 小时 6.7mmol/L。若其中有 2 项或 2 项以上达到或超过标准值，即可诊断为妊娠期糖尿病。仅 1 项高于标准值，诊断为糖耐量异常。

(2)并发症的检查：并发症的检查包括眼底检查、24 小时尿蛋白定量测定、尿酮体及肝肾功能检查等。

(3)胎儿监护：可通过产科检查、B 超、羊水检查及胎儿电子监护等了解胎儿发育情况及胎儿成熟度，注意有无巨大儿、胎儿生长受限、胎儿畸形等。

5.治疗

糖尿病妇女于妊娠前即应确定病情的严重程度及妊娠的可能性。病情严重者应严格避孕，不宜妊娠，若已妊娠应及早终止。允许妊娠者，须在内科、产科医师的密切监护下将孕妇的血糖控制在正常或接近正常范围内，并选择终止妊娠的最佳时机和方式。

(三)护理诊断

1.知识缺乏

缺乏相关妊娠合并糖尿病的知识。

2.有受伤的危险(胎儿)

与巨大儿、畸形儿、胎肺成熟延迟有关。

3.潜在并发症

低血糖、酮症酸中毒、感染。

(四)护理目标

(1)孕妇及家人能掌握和疾病相关的知识。

(2)胎儿能顺利出生。

(3)患者若出现并发症能及时被发现和得到处理。

(五)护理措施

1.严格控制血糖，纠正营养失调

(1)控制饮食：糖尿病孕妇饮食控制非常重要，部分妊娠期糖尿病孕妇仅用饮食控制即可维持血糖在正常范围。孕期营养的目标是摄入足够的热量和蛋白质，保证胎儿的发育并避免发生酮症酸中毒。孕早期需要热量与孕前相同，孕中期以后每周热量增加 3%～8%。

(2)适度运动：适度的运动可提高胰岛素的敏感性，降低血糖，使体重增加不至过高，有利于糖尿病病情的控制和正常分娩。运动方式可选择散步，一般每日至少 1 次，每次 20～40 分钟，于餐后 1 小时进行。整个妊娠期体质量增加控制在 10～12kg 范围内较为理想。

(3)合理用药：对饮食、运动不能控制的糖尿病孕妇，遵医嘱应用药物控制血糖，以避免低血糖、酮症酸中毒的发生，胰岛素是主要的治疗药物。因磺脲类及双胍类降糖药均能通过胎盘对胎儿产生毒性反应，故孕妇不宜口服降糖药物治疗。一般妊娠 20 周时胰岛素的需要量开始增加，需及时进行调整。临床上常用血糖值和糖化血红蛋白作为监测指标。

2.加强监护，防止围生儿受伤

(1)妊娠期监护：定期 B 超检查，确定有无胎儿畸形，监测胎头双顶径、羊水量、胎盘成熟度等；指导孕妇胎动计数；胎盘功能检查；胎儿电子监护，妊娠 32 周起，每周进行 1 次无应激试验(NST)，36 周后每周 2 次，了解胎儿宫内储备能力。

(2)分娩期监护：产程中应随时监测血糖、尿糖和尿酮体，防止发生低血糖。密切监测宫缩、胎心变化，避免产程延长，应在 12 小时内结束分娩，产程大于 16 小时易发生酮症酸中毒。

(3)新生儿护理：新生儿出生时应取脐血检测血糖；新生儿无论体质量大小均按早产儿护理；提早喂糖水，早开奶，娩出后 30 分钟开始定时喂服 25%葡萄糖液，防止低血糖发生。多数新生儿出生后 6 小时内血糖恢复至正常值。

3.加强相关知识教育

向孕妇及家属介绍妊娠合并糖尿病的有关知识，妊娠合并糖尿病对母儿的影响取决于糖尿病病情及血糖控制水平，只要病情稳定，血糖水平控制良好，不会对母儿造成较大危害，鼓励孕妇及家属以积极的心态面对压力，帮助澄清错误的观念和行为。嘱孕妇加强产前检查，遵医嘱控制饮食、适度运动和正确用药，尽量将血糖控制在正常或接近正常范围内，以促进母儿健康。

4.健康指导

保持会阴清洁干燥，注意观察恶露情况，预防产褥感染及泌尿系统感染。鼓励母乳喂养，接受胰岛素治疗的母亲，哺乳不会对新生儿产生不利影响。定期接受产科及内科复查，对其糖尿病病情进行重新评价。产后应长期避孕，不宜采用药物避孕及宫内避孕器具。

四、母胎血型不合

母胎血型不合溶血性疾病是一种与血型有关的同种免疫性疾病，发生在胎儿期和新生儿早期，是引起新生儿溶血性疾病的重要原因。胎儿主要表现为溶血性贫血、心衰、水肿等。人类红细胞血型有 26 种，但能引起母胎血型不合溶血性疾病的血型以 Rh 血型和 ABO 血型最为常见。

(一)病因及发病机制

胎儿从父亲和母亲各接受一半基因成分，胎儿红细胞可能携带来自父体的抗原，表现为胎儿的血型不同于母体。当胎儿的红细胞进入母体血液循环后，诱导母体的免疫系统产生抗体，抗体通过胎盘进入胎儿血液循环系统，结合胎儿红细胞，使胎儿红细胞被破坏，导致胎儿和新生儿溶血性疾病(HDF)。

(二)疾病分类

1.Rh 血型不合溶血

Rh 血型抗原是由第 1 对染色体上 3 对紧密连锁的等位基因决定的,共有 6 种抗原,即 C 和 c,D 和 d,E 和 e。由于 D 抗原最早被发现,抗原性最强,故临床上凡是 D 抗原阳性者称为 Rh 阳性,无 D 抗原者称为 Rh 阴性。Rh 阴性率在不同人群和种族中存在差别。美国白人约 15%,黑人约 5%;我国汉族则为 0.34%,有些少数民族(如塔塔尔族、乌孜别克族等)在 5%以上。Rh 血型抗原的抗原性决定了溶血病的严重程度,以 D 抗原的抗原性最强,其次为 E 抗原,再次为 C、c 和 e 抗原;d 抗原的抗原性最弱,目前尚无抗 d 抗体发现。另外,尚有两种抗原同时作用,产生两种抗体,共同导致围生儿溶血。由于机体初次被抗原致敏的时间较长,产生的抗体以 IgM 为主;且自然界中极少存在 Rh 抗原,因此 Rh 血型不合溶血病很少在第一胎产生。但约有 1%的 Rh 溶血发生在第一胎,可能的原因有:①孕妇在妊娠前曾输注 Rh 血型不合的血液或血制品。②当孕妇在胎儿期,接触过 Rh 血型不合之母亲的血液,在胎儿或新生儿时期就已经致敏。

2.ABO 血型不合

ABO 血型不合是我国新生儿溶血病的主要原因,占 96%左右。理论上,只要胎儿存在母体没有的抗原,就可能产生胎儿或新生儿溶血。但实际上,母体为 O 型者占 ABO 新生儿溶血病的 95%以上。ABO 血型不合导致溶血往往在第一胎即可发生,因为 O 型血孕妇在妊娠前就有机会接触 ABO 血型的抗原。ABO 血型抗原接触的来源主要有:①肠道寄生菌中有血型抗原。②某些免疫疫苗含有 ABO 血型的抗原,如伤寒疫苗、破伤风疫苗或白喉疫苗等。③自然界中的植物或动物有 ABO 血型抗原存在。因此,在第一胎出现 ABO 血型不合时,就有可能产生 IgG 抗体,发生胎儿或新生儿溶血。

(三)临床表现

1.Rh 血型不合溶血

往往起病早、病情重、病程长,可表现为贫血、水肿、心衰、新生儿晚期贫血、溶血性黄疸和核黄疸等,严重者甚至发生死胎或新生儿死亡。

(1)贫血:由于母体产生大量抗胎儿红细胞的 IgG 抗体,IgG 抗体进入胎儿体内,破坏大量胎儿红细胞,使胎儿贫血,严重者胎儿血红蛋白少于 80g/L。

(2)心衰:严重贫血使心脏负荷增加,易发生心衰。

(3)水肿:严重贫血使肝脏因缺氧而损伤,出现低蛋白血症,结合贫血、心衰等因素,导致胎儿水肿,表现为胎儿全身水肿、胸腔积液、腹腔积液等。

(4)黄疸:在新生儿时期,由于溶血产生的大量胆红素不能及时从肝脏排出,新生儿黄疸加重。与 ABO 血型不合比较,Rh 血型不合性溶血出现黄疸时间早,程度深,最早在出生后 12 小时内出现,多数在 24 小时内出现。由于胆红素以未结合胆红素为主,易发生核黄疸。

(5)“晚期贫血”:新生儿期贫血可能继续加重,称为“晚期贫血”。

2.ABO血型不合

虽然ABO血型不合的发生率很高，但真正发生溶血的病例不多，即使发生溶血，症状较轻，表现为轻、中度的贫血和黄疸，极少发生核黄疸和水肿。

(四)辅助检查

1.妊娠期

(1)夫妇血型检查：有不良分娩史的妇女在再次妊娠前需要进行血型检查。无高危因素的孕妇在初次产科检查时也要进行血型检查；若孕妇血型为O型或Rh阴性，需要进行配偶的血型检查。一些患者虽然ABO或Rh血型系统夫妇相配，但临床症状高度怀疑胎儿或新生儿溶血可能或者孕妇血液中发现不规则抗体，需要进行Rh全套和特殊血型检查。

(2)血型抗体测定：在ABO血型不合中，如果免疫抗A抗体或免疫抗B抗体滴度达到1∶64，可疑胎儿溶血；如果抗体滴度达到1∶512则高度怀疑胎儿溶血。孕妇抗A或抗B滴度的高低并非都与胎儿溶血程度成正比，需要结合其他检测方法综合判断。Rh血型不合中，抗D抗体滴度自1∶2开始即有意义，抗D滴度达到1∶16，胎儿溶血情况加重。Rh母儿血型不合与ABO血型不合不同，抗体滴度与胎儿溶血程度成正比。血型抗体检测一般在孕前和初诊时各检查1次，以后每隔2～4周复查。但临床上可根据血型不合类型、孕周以及母亲孕产史等具体情况调节检测的时间间隔。

(3)羊水AOD450(光密度)的测定：正常羊水呈无色透明或混有少许乳白色胎脂；当胎儿溶血后羊水变黄，且溶血程度愈重，羊水胆红素愈高，羊水愈黄。

(4)B型超声检查：在B超下监测胎儿、胎盘情况，检查胎儿胸腔、腹腔有无积液，有无肝大、脾大，有无水肿。

(5)胎心监护：妊娠32周起进行NST检查。当胎心监护中显示正弦波形，提示胎儿出现严重贫血及缺氧情况，需及时处理。

(6)胎儿脐带血管穿刺：在B超监护下，取胎儿脐部血液，检查胎儿血型、血红蛋白、胆红素，监测溶血程度。

2.新生儿期

新生儿娩出后，通过脐带血检查血型、Rh因子、胆红素、直接Coomb试验。此外，进行脐血的血清游离抗体测定和红细胞释放抗体试验。出生后通过检测新生儿外周血的血红蛋白、血细胞比容、网织及有核红细胞计数等了解溶血和贫血的程度。同时随访胆红素，如果48小时内间接胆红素达到340μmol/L(20mg/dL)有换血指征。

(五)诊断

母胎血型不合溶血病在妊娠期往往无明显的临床表现，少数患者可表现为羊水过多。临床需要根据以往的病史、血型检测、血清血检查以及B型超声等形态学检查得到临床诊断，最终确诊需要新生儿期的检查。

1.妊娠期病史

母亲过去有分娩过黄疸或水肿新生儿史，母亲有流产、早产、胎死宫内史，母亲曾接受过输血。这些妇女在准备妊娠前均应进行有关夫妇血型和血型抗体的检查，以便确定有无母儿血型不合。

2.新生儿期临床表现

溶血症的胎儿生后表现皮肤苍白，迅速变黄，容易发生窒息，心率快，呼吸急促，继之发绀、心力衰竭，全身皮肤水肿，肝大、脾大，腹腔积液。如果胎儿未发生水肿，生后表现皮肤苍白，迅速出现黄疸，多数在 24～48 小时内达高峰。

（六）治疗

1.妊娠期和分娩期处理

（1）一般治疗：为提高胎儿的抵抗力，于妊娠早、中、晚期各进行 10 日的综合治疗。包括 25％葡萄糖液 40mL、维生素 C 500mg 每日静脉注射各 1 次；维生素 E 100mg 每日 1 次；同时还可补充铁剂、叶酸、其他维生素等；口服苯巴比妥 10～30mg，每日 3 次，以加强肝细胞葡萄糖醛酸转换酶的活性，提高胆红素的结合能力，减少新生儿核黄疸的发生率；必要时，可以应用肾上腺糖皮质激素抑制孕妇的免疫反应，减少抗体的产生。

（2）中医、中药治疗：茵陈蒿汤有抑制抗体的作用。

（3）孕妇血浆置换：Rh 血型不合的孕妇，在妊娠中期（24～26 周），抗体滴度高，但胎儿水肿尚未出现时，可进行血浆置换术。300mL 血浆可降低一个级别的抗体滴定度，每周需要 10～15L 血浆。此法比直接胎儿宫内输血或新生儿换血安全，但需要的血量较多，花费大。

（4）宫内输血：具有一定风险。Rh 母儿血型不合时，输入 Rh 阴性 O 型血，胎儿腹腔内输血输入浓缩红细胞，输血量=（胎龄－20）×10mL。胎儿宫内输血有两条途径，即胎儿腹腔内输血和脐静脉输血。目前多采用 B 型超声引导下行脐静脉穿刺，不仅可以取血进行胎儿血型、血红蛋白等方面的检查。同时，静脉内输注 Rh 阴性 O 型浓缩红细胞。该方法操作需要一定的技术，但疗效明确，可延长胎儿宫内存活的时间。

（5）终止妊娠时间和方式：妊娠越接近预产期，抗体产生得越多，对胎儿的危害也越大。根据过去分娩史、血型不合类型、抗体滴度、胎儿溶血症的严重程度、胎儿的成熟度以及胎儿胎盘功能状态综合分析。轻度患者原则上不超过预产期，无其他剖宫产指征者可以行阴道分娩，产程中注意严密监测胎心；重度患者一般经保守治疗维持妊娠达 32～33 周，可行剖宫产终止妊娠，在分娩前测定羊水中 L/S 比值，了解胎肺成熟度，胎肺不成熟者可给予地塞米松促胎肺成熟。

2.新生儿观察和治疗

观察新生儿贫血、黄疸进展，是否有心力衰竭。如果脐带血胆红素＜68μmol/L(4mg/dL)，胆红素增长速度＜855μmol(L·h)（每小时 0.5mg/dL），间接胆红素＜342μmol/L(20mg/dL)，可以行保守治疗。新生儿保守治疗方法有：光疗及选择性给予清蛋白、激素、保肝药、苯巴比妥、γ 球蛋白治疗。

(七)护理评估

1.病史评估

(1)既往史:了解是否曾有过输血史或不明原因的流产史、早产史,死胎、死产史或分娩过黄疸或水肿的新生儿史或新生儿出生后很快死亡或于出生后 24～36 小时内出现胆红素脑病者。若有上述病史,应怀疑有母胎血型不合,并应做进一步检查。

(2)现病史:评估夫妇二人的血型,了解相关检查、诊断情况。

2.身体评估

(1)症状与体征:胎儿有无贫血、水肿、心衰等,有无新生儿晚期贫血、溶血性黄疸和核黄疸等异常。

(2)专科评估:测量宫高、腹围,评估胎心、胎动等情况。

(3)其他:评估产妇自理能力或日常活动能力,评估有无压疮、跌倒/坠床高危因素。

3.心理社会状况

评估产妇对母儿血型不合及对疾病拟采取的治疗方法的认知情况,了解产妇家庭经济承受能力,以提供相应的心理支持。

(八)护理措施

1.妊娠期及分娩期

(1)一般护理

①妊娠期:凡有流产、死胎、新生儿黄疸史的产妇均要做 ABO 血型检查及 Rh 系统检查,以早期诊断母儿血型不合。确诊后及早配血,备血。

②分娩期:做好新生儿抢救准备。新生儿娩出后,立即在距脐轮约 10cm 处夹住脐带,自胎盘端收集脐血,查血型、血红蛋白、网织红细胞计数、有核红细胞计数、胆红素及 Coomb 试验。脐带应保留,以备必要时换血之用。

(2)病情观察

①严密观察胎心、胎动变化。进入产程后还需密切观察产程进展。

②密切观察病情,定期进行血清抗体效价检查、羊水情况检查、B 型超声检查、胎心监护等。

(3)用药护理

①口服药:口服维生素 E 和苯巴比妥钠时应注意观察恶心、呕吐等药物不良反应。

②血液制品:a.严格执行输血查对制度:配血合格后,由医护人员到血库取血;取血与发血的双方必须共同查对孕产妇姓名、性别、病历号、科室、床号、血型、血袋号、血的种类、血量、条形编码、血液有效期及配血试验结果以及保存血的外观等,并观察血液有无凝血块或溶血、血袋有无破损、是否有细菌污染迹象等,查对无误时,双方共同签字后方可发出;输血前由两名医护人员再次核对交叉配血报告单及血袋标签各项内容,检查血袋有无破损渗漏,血液颜色是否正常,准确无误后方可输血;输血时由两名医护人员带输血申请单、输血治疗单共同到孕产妇床旁又一次核对患者姓名、性别、年龄、病历号、科室、床号、血型等,确认与配血报告相符后,用

符合标准的输血器进行输血；输血完毕后应密闭保留血袋24小时，以备必要时核查。b.输血不良反应：一般输血不良反应包括发热反应和一般过敏反应；严重输血不良反应包括血型不符导致的急性溶血性输血反应以及过敏性休克或喉头水肿而导致窒息。输血过程中要严密观察受血者有无输血不良反应，如出现异常立即停止输血，保留余血，启动输血反应应急预案，按预案流程处理，确保受血者安全。

(4)专科指导：导乐陪产。

(5)并发症的护理观察：通过血型检查和抗体效价测定，怀疑母儿血型不合者，应教育孕妇坚持系统治疗，阻止母体循环中的大量抗体进入胎儿体内，增加胎儿抵抗力，避免严重黄疸的发生。

(6)心理护理：讲解母婴血型不合的原因及后果，让孕妇及家属清楚医护人员治疗和护理的流程和目的，并予以患者心理疏导，消除患者紧张心理，使患者积极配合治疗。

(7)健康教育

①饮食：以高蛋白、高维生素、易消化食物为宜；注意补充维生素C，多吃水果蔬菜；多吃含维生素E高的食物，如全谷类、干豆类、坚果种子类，植物油、绿色蔬菜以及肉、蛋、奶等，以增加胎盘对氧和葡萄糖的利用；忌食甲鱼、人参、桂圆、薏米等易引起宫缩和流产的食物。

②休息与活动：保证环境安静舒适，避免影响患者情绪及休息。保胎期间在无宫缩的前提下可适当活动，但勿疲劳，勿从事重体力劳动，勿进行增加腹压的动作和锻炼；若可疑宫缩或近预产期时，应绝对卧床休息。

③出院指导：做好出院手续办理流程的告知；加强产妇及家属对母胎血型不合的特点、严重性、危险性的认识；养成正确的饮食、运动、卫生习惯，掌握自我监测的方法，预防并发症的发生；加强产前检查，保证孕期安全，如有不适随时到医院进行就诊。

2.产褥期

(1)病情观察：Rh母儿血型不合的新生儿因有宫内溶血，多在出生后1～2天内出现黄疸，重者生后数小时即可出现，并伴有水肿、贫血、肝大、脾大。因此，应严密观察黄疸出现的时间和患儿的一般情况，如有异常及时通知医生。

(2)用药护理：新生儿血胆红素在68μmol/L以下者可以进行药物治疗。

①血液制品：可输注清蛋白(1g/kg)或血浆(25毫升/次，1～2次/天)。输注时严格执行查对制度，严密观察不良反应。

②酶诱导剂：可应用苯巴比妥5～8mg/(kg·d)或尼可刹米100mg/(kg·d)。使用时，严密观察患儿皮肤情况及精神状态，严格遵医嘱用药。

③肾上腺皮质激素：可应用泼尼松1～2mg/(kg·d)或氢化可的松6～8mg/(kg·d)。使用时，观察患儿的精神症状及过敏反应。

(3)专科指导：指导母乳喂养及新生儿抚触，做好乳房护理。

(4)并发症护理观察：加强新生儿喂养，适当补充水分，观察黄疸出现的时间、变化及贫血程度，预防核黄疸。

(5)心理护理:协助产妇消除不良因素影响;如母婴分离产妇,帮助其了解新生儿在儿科的一般状况,缓解产妇紧张、焦虑情绪。

(6)健康教育

①饮食:产妇应注意饮食营养,新生儿有水肿时,乳母应减少盐的摄入;新生儿应以母乳喂养为宜。

②休息与活动:病室要保持安静,温、湿度适宜,保证新生儿充足的睡眠和良好的休息;产妇尽量保证休息时间与新生儿同步,适当下床活动,以促进身体的恢复。

③出院指导:a.产妇应合理休息,加强营养,以促进身体康复;新生儿以母乳喂养为宜。b.保持会阴部清洁卫生,勤更换内衣、内裤,防止感染。c.保持环境清洁卫生,温、湿度适宜,避免各种不良刺激,防止呼吸道、消化道感染。d.注意观察新生儿有无异常,如眼球运动障碍、听力障碍、智力低下等异常情况。若出现异常,及早到医院诊治。e.告知产妇,孩子在以后生活中,如接受别人的供血,应提前向医护人员说明情况,以免引起严重的不良后果。

(7)延续护理:建立随访登记本,定期进行电话随访。随访过程中,关注婴儿喂养情况及黄疸情况,指导黄疸预防及消退方法。若出生2周后黄疸未消退者及时去儿科门诊就医。

第七章　儿科疾病护理

第一节　小儿肺炎

肺炎是由不同病原菌或其他因素（如吸入、过敏等）所引起的肺部炎症。临床以发热、咳嗽、气促、呼吸困难及肺部固定湿性啰音为特征，是婴幼儿时期的常见病，占我国住院小儿死亡的第一位，被原卫生部列为小儿重点防治的“四病”（肺炎、佝偻病、腹泻、贫血）之首位。一年四季均可发生，以冬春季及气温骤变时多见。

一、病因及发病机制

(1)细菌感染：以肺炎链球菌常见。如新生儿因败血症或脐炎、肠炎，通过血液循环感染肺炎，这种感染可以由细菌引起。

(2)病毒感染：以支原体、衣原体及流感病毒常见。

(3)细菌与病毒混合感染。

二、临床表现

（一）症状

(1)发热大多数为高热。

(2)咳嗽初期为频繁的刺激性干咳，随之发展为咽喉部出现痰鸣音，咳嗽时可伴有呕吐、呛奶。

(3)气促。

(4)耳部不适。

(5)全身症状：患儿可伴有精神萎靡，烦躁不安，食欲缺乏，寒战，腹泻。

（二）体征

1.呼吸

增快，40～80 次/分，鼻翼翕动，吸气性凹陷。

2.发绀部分

患儿口周、指甲轻度发绀，呼气呻吟，颜面部及四肢末端明显发绀，甚者面色苍白或青灰。

3.肺部

细小湿啰音或捻发音。

(三)临床分型

1.解剖学分类

大叶性肺炎、小叶性肺炎、间质性肺炎、支气管肺炎。

2.病因学分类

细菌性肺炎、非细菌性肺炎、非感染性肺炎。

3.病程分类

急性肺炎、迁延性肺炎、慢性肺炎。

三、辅助检查

1.血常规检查

细菌性肺炎时，白细胞总数增高，为$(15\sim20)\times10^9/L$；重症金黄色葡萄球菌肺炎和流感杆菌肺炎，有时白细胞总数反而减低；病毒性肺炎的白细胞正常或减少，淋巴细胞比例增加，中性粒细胞无增高。

2.C反应蛋白试验

在细菌性感染、败血症等疾病时此值上升，升高与感染的严重程度成正比，病毒感染时不增高。

3.细菌病原学检查

在使用抗菌药物前可行咽拭子培养。

4.病毒病原学检查

有病毒分离和血清学试验，可检测相关抗原、抗体。

5.胸部X线检查

必要时及时行胸部X线检查。常见为斑片状阴影，毛细支气管炎还常有肺透明度增加；大叶性肺炎呈节段或大片阴影；支原体肺炎可表现为多种形态，分为4种类型：①以肺门阴影增重为主；②支气管肺炎；③间质性肺炎；④均一的肺突变。

四、诊断

根据临床表现及相关检查可确诊。

五、治疗

肺炎的治疗原则是改善通气，控制炎症，杀灭病原菌。同时还应对症治疗如发热时服用退热剂，咳嗽应给予化痰止咳药物，对重症肺炎应及时到医院进行相应的治疗。

(一)药物治疗

1.抗生素治疗

用于细菌性肺炎。选用青霉素治疗。

2.抗病毒治疗

利巴韦林。

(二)对症治疗

(1)吸氧:有发绀者予吸氧。

(2)清除呼吸道分泌物,改善通气功能,给予化痰、镇咳,雾化吸入。

六、护理

(一)一般护理

1.护理评估

(1)评估患儿神志与精神状况;生命体征,如体温、呼吸状况、脉搏快慢、节律、有无血压降低或升高等;营养及饮食情况;液体摄入量、尿量、近期体质量变化;睡眠情况(有无呼吸困难的发生)。

(2)评估患儿皮肤完整性,有无皮肤黏膜发绀,有无压疮、破溃等;有无静脉通路,并评估穿刺时间、维护情况、是否通畅、有无管路滑脱的可能。

(3)评估患儿的呼吸情况,记录性质、频率、形态、深度,有无鼻翼翕动、三凹征、端坐呼吸等,听诊患儿的呼吸音,监测患儿生命体征。必要时监测、记录患儿的动脉血气分析值。

(4)评估患儿本次发病的诱因、呼吸困难的程度、咳嗽、咳痰的情况;观察患儿有无发绀,监测体位改变对患儿缺氧的影响。有无其他伴随症状,如胸痛、呼吸困难。

(5)询问患儿目前服用药物的名称、剂量及用法,评估患儿有无药物不良反应,询问患儿有无明确药物过敏史。

(6)评估患儿心理、精神因素,有无焦虑、恐惧。评估患儿及其家属心理-社会状况。

(7)评估患儿及其家属对疾病知识的了解程度、对治疗及护理的配合程度、经济状况等。

2.健康教育

(1)保持病房环境安静、整洁、温度适宜,最佳室温为20～24℃,最佳湿度为55%～60%,每天定时通风换气,保持室内空气新鲜,每天用消毒液拖地消毒2次,并用湿布揩抹室内用具和地板,以保持干燥和清洁,严禁使用具有刺激性的消毒剂进行消毒。

(2)定期用紫外线消毒患儿衣物,为避免出现不安、出汗、呼吸不畅等现象,患儿应着适量且宽松的衣服。

(3)分开急性期和恢复期患儿,以免导致交叉感染。

(4)护理人员应熟练掌握急救药品和医疗物品的性能和使用方法,随时治疗和抢救病情出现变化的患儿。

(5)嘱患儿进食后多饮水,及时清洁口腔,以防口腔炎、鹅口疮等口腔疾病的发生。

(6)保持患儿皮肤清洁干燥,定时翻身并检查皮肤受压情况,以防发生压疮。

(7)病情观察

①密切观察患儿病情,及时监测生命体征。

②患儿若突然出现面色苍白、气喘加剧、呼吸暂停等异常情况，应让其端坐或高枕卧位，进行吸氧治疗，并及时向医师报告。

③患儿若出现剧烈头痛、呼吸不规则、惊厥、瞳孔变化等异常情况，脑脊液检查显示压力、蛋白轻度增高，但其他指标均正常，应进行中毒性脑病治疗：及时使用甘露醇降低颅内压，同时还需给予镇静、吸氧等处理。

④患儿若出现不同程度腹胀、肠鸣音减弱等异常情况，应及时禁食，并进行胃肠减压，情况严重的患儿需给予适量改善胃肠动力的药物。

（二）专科护理

1.高热

体温超过 38.5℃以上时，给予合理的物理降温，如头部冷湿敷、枕冰袋，在颈部、腋下及腹股沟处放置冰袋或用乙醇擦浴，冷盐水灌肠或按医嘱给予解热药，预防高热惊厥。出汗后及时给患儿用温水擦净汗液。注意保证患儿摄入充足的水分。及时更换汗湿衣服。

2.气体交换受损

置患儿于半卧位或抬高床头，尽量避免患儿哭闹，减少耗氧量。遵医嘱给氧，给予抗感染药物。及时处理腹胀，可用毛巾热敷腹部、肛管排气等方法。若是引起低钾血症者可按医嘱适量补钾。

3.用药护理

(1)雾化吸入时取半卧位，教患儿用嘴吸气鼻子出气，结束后拍背，方法为：五指并拢、稍向内合掌成空心状，由下向上，由外向内地轻拍背部。痰多者可进行体位引流。

(2)防止药物损害肝脏，注意肝功能的检查。

(3)根据患儿情况和所输入药物采用输液泵严格控制输液速度，最佳速度为 8～10 滴/分均匀输入，以免输入过快增加患儿心脏负担。观察输液中的反应，及时观察局部有无渗出、皮疹等。记好出入量，避免诱发心力衰竭。

4.化验及检查护理指导

(1)外周血检查：先与患儿耐心沟通交流，静脉穿刺操作时，动作要轻、准、稳，以免损伤血管。晨起空腹抽血检查。儿童可能会对检查害怕，在检查前与检查时要给予安抚和引导。抽完血后，用棉签或止血工具按压针孔部位 3 分钟以上，以压迫止血。不要按揉针孔部位，以免造成皮下血肿。抽血后出现晕血症状如：头晕、眼花、乏力等应立即平卧。

(2)病原学检查：教会患儿咳痰方法或指导患儿配合留取保本，保证标本合格并及时送检。

(3)胸部 X 线检查：必要时及时行胸部 X 线检查。检查前需脱去较多的衣物，只留单层棉质内衣（不带橡皮筋、印花），务必取下饰物、手机、硬币、金属纽扣、拉链、膏药贴等。青春期女患儿作胸部检查需脱去胸罩，婴幼儿由医师开具镇静药或给予相应的处置，镇静后行 X 线检查。摄片时听从医师吩咐，积极配合摆好体位完成照片。并由家属陪伴。

5.并发症护理

心力衰竭：突然心率超过 180 次/分，呼吸超过 60 次/分，极度烦躁不安，明显发绀，面色发灰，指（趾）甲微血管再充盈时间延长，心音低钝，奔马律，颈静脉怒张，肝迅速增大，可有尿少或无尿，颜面眼睑或双下肢水肿。应立即通知医师，并嘱患儿卧床休息，采取半卧位抬高床头15°～30°，减少刺激，必要时应用镇静药物，严格控制输液速度，给予氧气吸入，记录24小时出入量。

6.心理护理

深入了解患儿的心理状态和情绪波动情况。护理人员以微笑服务为先，给患儿营造轻松、愉悦、舒适的治疗环境；护理人员与患儿及其家属建立友好关系，营建护理人员全程陪护、家属全程关注、患儿全程配合的三者一体化的护理氛围。

第二节 小儿支气管哮喘

支气管哮喘简称哮喘，是儿童时期最常见的慢性呼吸道疾病。哮喘是由多种细胞（嗜酸性粒细胞、肥大细胞、T淋巴细胞、中性粒细胞、气道上皮细胞等）和细胞组分共同参与的气道慢性炎症性疾病，具有气道高反应性特征，当接触物理、化学、生物等刺激因素时，通常出现广泛多变的可逆性气流受限，引起反复发作性喘息、咳嗽、气促、胸闷等症状，以夜间和（或）清晨为重，多数患儿可经治疗缓解或自行缓解。

一、病因

目前认为，哮喘病因与遗传和环境因素均有关，其相互关联，极其复杂。

1.遗传因素

该病具有明显的遗传倾向，特应质与其形成关系密切。哮喘患儿及其家庭成员患过敏性疾病及其特应质者明显高于正常人群。目前认为哮喘是一种多基因遗传病，已发现许多与哮喘发病有关的基因，如IgE、IL-4、IL-13、T细胞抗原受体（TCR）等基因多态性。

2.环境因素

为哮喘诱发因素，主要包括：①食入、接触或吸入变应原（牛奶、鸡蛋、鱼、虾、尘螨、蟑螂、花粉、动物皮毛及排泄物、真菌、被动吸烟等），对气道持续刺激是引起气道慢性炎症的主要原因；②呼吸道感染：多见于病毒和支原体感染，尤其婴幼儿时期RSV感染是哮喘最重要的感染触发因素，且RSV感染使哮喘易感性增高；③药物：如吲哚美辛、阿司匹林等；④冷空气、运动、强烈情绪变化等也与儿童哮喘发生有一定关系。

二、发病机制

哮喘的发病机制极为复杂，目前尚未完全清楚，已知与免疫、神经、精神、内分泌因素和遗传学背景密切相关。主要为慢性气道炎症、气道高反应性及气流受阻。目前认为气道慢性炎症是哮喘发病的本质。神经、精神和内分泌因素及炎症所致气道上皮损伤后黏膜下神经末梢暴露，均可造成气道高反应性；而哮喘病理生理改变的核心是气流受阻，其原因与支气管痉挛、管壁炎症性肿胀、黏液栓形成及慢性炎症所致的气道重塑有关。

三、临床表现

(一)症状

1.发作时症状

患儿烦躁不安,出现呼吸困难,以呼气困难为主,往往不能平卧,坐位时耸肩屈背,呈端坐样呼吸困难。患儿面色苍白、鼻翼翕动、口唇、指甲发绀,甚至冷汗淋漓,面容惊恐不安,往往显示危重状态,应予积极处理。

2.发作间歇期症状

此时虽无呼吸困难,表现如正常儿童,但仍可自觉胸部不适。由于导致支气管易感性的病理因素依然存在,在感染或接触外界变应原时可立即触发哮喘发作。

3.慢性反复发作症状

哮喘本身为一慢性疾病,由于长期支气管痉挛,气道阻力增加而致肺气肿。无急性发作时,活动后亦常感胸闷气急,严重者有程度不等的心肺功能损害,甚至发生肺源性心脏病。

(二)体格检查

可见胸部呈桶状,前后径加大,肺底下移,心脏相对浊音界缩小。肺部常可闻及哮鸣音。

(三)临床分期

1.急性发作期

以喘息为主,患儿烦躁不安,出现呼吸困难,以呼气困难为著,往往不能平卧,坐位时耸肩屈背,呈端坐样呼吸困难。有时喘鸣音可传至室外。患儿面色苍白、鼻翼翕动、口唇、指甲发绀,甚至冷汗淋漓,面容惊恐不安,往往显示危重状态,应予积极处理。

2.慢性持续期

此时虽无呼吸困难,表现如正常儿童,但仍可自觉胸部不适。在感染或接触外界变应原时可立即触发哮喘发作。

3.临床缓解期

症状消失,并维持 4 周以上。

四、辅助检查

(一)胸部 X 线检查

有合并感染时,可出现肺部浸润,有助于排除其他原因引起的哮喘。

(二)外周血检查

1.嗜酸性粒细胞计数

大多数过敏性鼻炎及哮喘患儿血中嗜酸性粒细胞计数超过 $300\times10^{6}/L$($300/mm^{3}$)。

2.血常规

红细胞、血红蛋白、白细胞总数及中性粒细胞一般均正常，但应用β受体兴奋剂后白细胞总数可以增加。若合并细菌感染，两者均增加。

（三）肺功能检查

用来估计哮喘严重程度及判断疗效。一般包括肺容量、肺通气量、弥散功能、流速-容量图和呼吸力学测验，但均需较精密的仪器，也不能随时监测。哮喘患儿常表现为肺总量（TLC）和功能残气量（FRC）增加，而残气量（RV）、肺活量（VC）可正常或降低；更重要的改变为呼吸流速方面的变化，表现为用力肺活量（FVC），第一秒用力呼气流速（FEF 25%～75%）和最大呼气流速率（PF）变化。

（四）血气分析

测量哮喘病情的重要实验室检查，特别对合并低氧血症和高碳酸血症的严重病例，可用来指导治疗。

（五）皮肤变应原检查

目的是了解哮喘病儿发病因素和选择特异性脱敏疗法。皮肤试验是用致敏原在皮肤上所做的诱发试验，一般在上臂伸侧进行。主要有三种方法：①斑贴试验用于确定外源性接触性皮炎的致敏物；②划痕试验主要用于检测速发反应的致敏物，于试验部位滴一滴测试剂，然后进行划痕，划痕深度以不出血为度，20分钟后观察反应，阳性反应表现为红晕及风团；③皮内试验敏感性较高，皮内试验注射变应原浸液的量为0.01～0.02mL。一般浸液浓度用1∶100（W/V），但花粉类多用1∶1000～1∶10000浓度。皮试前24～48小时应停用拟交感神经类、抗组胺类、茶碱类、皮质类固醇类药物，以免干扰结果。

五、诊断

（一）哮喘的诊断

主要依据呼吸道症状、体征及肺功能检查，证实存在可变的呼气气流受限，并排除可引起相关症状的其他疾病。

（1）反复喘息、咳嗽、气促、胸闷，多与接触变应原、冷空气、物理、化学性刺激、呼吸道感染、运动以及过度通气（如大笑和哭闹）等有关，常在夜间和（或）凌晨发作或加剧。

（2）发作时双肺可闻及散在或弥散性，以呼气相为主的哮鸣音，呼气相延长。

（3）上述症状和体征经抗哮喘治疗有效或自行缓解。

（4）除外其他疾病所引起的喘息、咳嗽、气促和胸闷。

（5）临床表现不典型者（如无明显喘息或哮鸣音），应至少具备以下1项。

①证实存在可逆性气流受限：a.支气管舒张试验阳性：吸入速效β_2受体激动剂（如沙丁胺醇压力定量气雾剂200～400μg）后15分钟第一秒用力呼气量（FEV_1）增加≥12%；b.抗炎治疗后肺通气功能改善：给予吸入糖皮质激素和（或）抗白三烯药物治疗4～8周，FEV_1增

加≥12%。

②支气管激发试验阳性。

③最大呼气峰流量(PEF)日间变异率(连续监测 2 周)≥13%。

符合第(1)～(4)条或第(4)、(5)条者,可诊断为哮喘。

(二)咳嗽变异性哮喘(CVA)的诊断

CVA 是儿童慢性咳嗽最常见原因之一,以咳嗽为唯一或主要表现。诊断依据:

(1)咳嗽持续＞4 周,常在运动、夜间和(或)凌晨发作或加重,以干咳为主,不伴有喘息。

(2)临床上无感染征象或经较长时间抗生素治疗无效。

(3)抗哮喘药物诊断性治疗有效。

(4)排除其他原因引起的慢性咳嗽。

(5)支气管激发试验阳性和(或)PEF 日间变异率(连续监测 2 周)≥13%。

(6)个人或一、二级亲属过敏性疾病史或变应原检测阳性。

以上第(1)～(4)项为诊断基本条件。

六、治疗

治疗原则为急性发作时采用多种措施缓解支气管痉挛,改善肺通气功能,控制感染。急性发作的治疗主要包括吸氧、支气管扩张药和皮质类固醇。

七、护理

(一)一般护理

1.护理评估

(1)评估患儿营养及饮食情况有无喂养困难;液体摄入量、尿量、近期体重变化;睡眠情况(有无呼吸困难的发生)。

(2)评估患儿咳嗽、咳痰的程度和性质。观察患儿有无发绀,监测体位改变对患儿缺氧的影响。有无其他伴随症状,如胸痛、呼吸困难。

(3)评估患儿的呼吸情况,记录性质、频率、形态、深度,有无鼻翼翕动、三凹征、端坐呼吸等,听诊患儿的呼吸音,监测患儿生命体征。必要时监测、记录患儿的动脉血气分析值。

(4)评估患儿心理、精神因素,有无焦虑、恐惧。评估患儿及其家属心理,社会状况:评估患儿及其家属对疾病知识的了解程度、对治疗及护理的配合程度、经济状况等。

2.消除呼吸窘迫,维持气道通畅

(1)体位:采取半坐卧位或坐位以利肺部扩张。

(2)保证休息:给患儿提供一个安静、舒适的环境以利于休息,护理操作应尽可能地集中进行。

3.病情观察

监测患儿是否有烦躁不安、气喘加剧、心率加快、肝短时间内急剧增大及血压变化等情况,警惕心力衰竭及呼吸骤停等合并症的发生。呼吸困难加重时，注意有无呼吸音及哮鸣音的减弱或消失、心率加快等。患儿活动前后，监测其呼吸和心率，活动时如有气促、心率加快可给予持续吸氧并给予休息。根据病情逐渐增加活动量。

（二）专科护理

1.吸氧

患儿哮喘时大多有缺氧现象，故应给予氧气吸入，以减少无氧代谢，预防酸中毒。氧气浓度以40%为宜。

2.呼吸道护理

给予雾化吸入，应用支气管扩张剂后立即进行吸痰处理，吸痰过程中保持动作轻柔，技巧娴熟，若呼吸严重不畅，应用无创正压通气治疗。

3.用药护理

(1)支气管扩张剂：使用时可嘱患儿充分摇匀药物，在按压喷药于咽喉部的同时，然后闭口屏气10秒后，用鼻缓缓呼气，最后清水漱口，将获得较好效果。

(2)用药无缓解应停用，常见不良反应主要有心动过速、血压升高、虚弱、恶心、过敏反应及反常的支气管痉挛。

(3)急性发作者，如口服无效，可由静脉推注，以5%～10%葡萄糖液稀释，在30分钟内缓慢注入。如已运用氨茶碱治疗（在6小时内），应将剂量减半，以后可给予维持量。1～9岁小儿，可选择氨茶碱静脉滴注，有条件时应测氨茶碱血浓度，治疗哮喘的有效血浓度为10～20μg/mL。每6～8小时给药一次。有条件的单位应监测氨茶碱血浓度的峰值与谷值，寻找最佳投药方案。病情稳定后，可每隔2～3个月监测浓度一次。

(4)肾上腺皮质激素类：长期使用可产生较多不良反应，如二重感染、肥胖、高血压等。当患儿出现身体形象改变时要做好心理护理。

4.化验及检查护理

(1)外周血检查：检查前准备及注意事项晨起空腹抽血检查。

(2)肺功能检查：适用于5岁以上的儿童。检查时要求：儿童可能会对检查害怕，在检查前与检查时要给予安抚和引导。

(3)检查后注意事项：抽完血后，用棉签或止血工具按压针孔部位3分钟以上，以压迫止血。不要按揉针孔部位，以免造成皮下血肿。抽血后出现晕血症状，如头晕、眼花、乏力等应立即平卧。放于空腹抽血之后。

5.并发症护理

(1)呼吸衰竭：重度哮喘时因气道严重痉挛，气流出入受阻，同时因为哮喘发病时患儿紧张、用力呼吸等导致体力消耗，耗氧量和二氧化碳产生量增加，吸入气体量减少可引起低氧血症，而呼出气体量降低则导致体内二氧化碳潴留，出现呼吸衰竭。密切观察患儿的呼吸变化，呼吸＞40次/分或心率突然减慢，原有的哮鸣音减弱或消失，血压降低等症状，应立即通知医师。

(2)气胸:哮喘急性发作时因肺泡内压力增高,对于有肺大泡或严重肺气肿的患儿,有时会导致肺泡破裂,气体进入胸膜腔而出现气胸。患儿出现烦躁不安,发绀,大汗淋漓,气喘加剧,心率加快,呼吸音减弱等情况,应立即报告医师并积极配合抢救。

6.心理护理

哮喘患儿年龄尚小,患儿家属多伴有紧张、焦虑心理,护理人员应充分与患儿家属沟通,缓解其悲伤、焦虑情绪,让其做好思想准备,沟通过程中应掌握好语言技巧和语速,切忌急躁处理。要帮助患儿保持愉悦的心情,比如给年幼的患儿讲故事、玩玩具、听音乐、分散其注意力,对年龄较大的患儿要根据其心理活动讲道理,争取患儿的配合,以达到最佳治疗状态。若患儿身体状况许可,应鼓励其在户外活动,加强体育锻炼,增强抗病能力。特别对首次哮喘发作的患儿应耐心解释,通过护理干预缓解患儿的紧张心理。精神紧张是诱发小儿哮喘的因素之一,所以心理护理是小儿支气管哮喘护理中不可忽视的内容之一。

八、健康教育

(一)饮食

给予富含维生素易消化的食物,应尽量避免食用诱发哮喘的食品,如鱼、虾、蛋、奶等含蛋白质丰富的食物。应少食多餐。保证营养均衡搭配,以利病情康复,家属要经常细心观察患儿的饮食,找到对哮喘致敏的食品。随着患儿年龄的增长,病情的好转,尤其是机体免疫功能逐渐增强,食物过敏的种类也就随之减少。因此,也要不断地解除某些限吃的食品。

(二)休息与活动

协助患儿的日常生活。指导患儿活动,避免情绪激动及紧张的活动。

(三)用药知识

告知家属雾化的意义及注意事项:复方异丙托溴铵(可比特)可使平滑肌松弛并减轻支气管炎症。使支气管平滑肌扩张,并使气道内分泌物减少。松弛气道平滑肌,降低气道阻力,增强纤毛清除黏液能力,抑制气道神经降低血管通透性减轻了气道黏膜水肿,从而缓解喘憋。能迅速有效地解除气道痉挛。布地奈德(普米克)对呼吸道局部抗炎作用具有抗过敏作用,并可收缩气道血管,减少黏膜水肿及黏液分泌可以达到平喘、改善通气的效果缓解喘息的症状。因此先做复方异丙托溴铵雾化扩张支气管,再做布地奈德对局部抗炎平喘达到改善通气消除炎症的效果。

喷剂应用后用清水漱口防止咽部真菌感染。糖皮质激素口服,应于饭后,减少对胃肠道刺激。用药勿自行减药停药。

(四)疾病相关知识

哮喘发作分为三度:①轻度 pH 正常或稍高,PaO_2 正常,$PaCO_2$ 稍低,提示哮喘处于早期,有轻度过度通气,支气管痉挛不严重,口服或气雾吸入平喘药可使之缓解;②中度 pH 值正常,PaO_2 偏低,$PaCO_2$ 仍正常,则提示患儿通气不足,支气管痉挛较明显,病情转重,必要时可加用静脉平喘药物；③重度 pH 值降低，PaO_2 明显降低，$PaCO_2$ 升高，提示严重通气不足，支气管痉挛和严重阻塞，多发生在哮喘持续状态，需积极治疗或给予监护抢救。

（五）出院指导

（1）患儿居住的环境要空气清新，室温恒定，杜绝一切过敏原，如花草，猫狗等小动物；蚊香、真菌类等过敏原及刺激性气味，如气温寒冷也易引起哮喘。

（2）加强锻炼，增强机体抗病能力，坚持户外锻炼，如跑步、跳绳等运动，增加肺活量，对预防哮喘的发作具有积极的作用。

（3）哮喘在发作前多有前驱症状，最常见眼鼻发痒、打喷嚏、流涕、流泪、咳嗽等，一旦出现上述症状时，应及时就诊及用药，避免诱发哮喘发作。

（4）指导呼吸运动：指导进行腹式呼吸、向前弯曲运动及胸部扩张运动。

（5）防护知识

①增强体质，预防呼吸道感染。

②协助患儿及家属确认或哮喘发作的因素，避免接触过敏原，祛除各种诱发因素。

③患儿及家属能辨认哮喘发作先兆、症状，并能简单及时自我护理（哮喘发作时家属要镇静，给小孩有安全感，立即吸入支气管扩张剂——万托林气雾剂，室内通风，避免烟雾刺激，给患儿坐位或半卧位）。

④提供出院后使用药物资料。

⑤指导患儿和家属使用长期预防及快速缓解的药物，并做到正确安全的用药。

⑥及时就医，以控制哮喘严重发作。哮喘的随访计划：急性发作期（住院或留院观察）；慢性持续期（1 个月随访一次，检查指导用药）；缓解期（3 个月随访一次，复查肺功能）。

第三节　小儿腹泻

小儿腹泻或称腹泻病，是由多病原、多因素引起的以大便性状改变和大便次数增多为特点的一组消化道综合征。6 个月～2 岁婴幼儿多见，1 岁以内者占半数，本病是造成小儿营养不良、生长发育障碍的主要原因之一。严重者可造成水与电解质平衡紊乱，一年四季均可发病，但夏、秋季发病率高，症状重，病情发展快，应引起临床医护人员高度重视。本病为我国儿童保健中重点防治的“四病”之一。

一、病因

1.易感因素

（1）婴幼儿期为生长发育最快的时期，所需的营养物质多，进食也相对较多，消化道负担重，经常处于紧张饱和机能工作状态，易发生消化功能紊乱。

（2）消化系统特点：婴幼儿消化系统发育尚未成熟，胃酸和消化酶分泌不足，消化酶的活性低，不能适应食物质和量的较大变化；小儿生长发育快，所需营养物质相对较多，胃肠道负担重，因此在受到不良因素影响时，易发生消化道功能紊乱。

(3)机体防御功能差：婴幼儿血清免疫球蛋白和胃肠道 SIgA 水平及胃内酸度偏低，新生儿出生后尚未建立正常肠道菌群或因使用抗生素等引起肠道菌群失调，使正常肠道菌群对入侵致病微生物的拮抗作用丧失，可导致肠道感染。

(4)人工喂养：由于小儿不能从母乳中获取 SIgA、乳铁蛋白等体液因子及巨噬细胞和粒细胞等有很强抗肠道感染作用的成分，而动物乳中上述成分在加热处理过程中易被破坏，且人工喂养的食物和食具极易受污染，故人工喂养儿肠道感染发生率明显高于母乳喂养儿。

2.感染因素

(1)肠道内感染：食物不洁、食具未消毒处理、饮水不卫生、长期应用广谱抗生素或糖皮质激素等，导致肠道正常菌群失调或机体免疫力低下而引发感染，常见的病原体如下。

①病毒：寒冷季节的婴幼儿腹泻 80%由病毒感染引起，以轮状病毒引起的秋季、冬季腹泻最为常见，其次有柯萨奇病毒、埃可病毒、腺病毒等。

②细菌(不包括法定传染病细菌)以大肠杆菌为主，其次为空肠弯曲菌、耶尔森菌、鼠伤寒沙门菌等。

③其他：真菌和寄生虫也可引起肠炎，如白色念珠菌、蓝氏贾第鞭毛虫和阿米巴原虫等。

(2)肠道外感染：多见于全身性或局部性感染病，如上呼吸道感染、中耳炎、泌尿道感染、皮肤感染或急性传染病，除了由于发热、感染原释放毒素、口服抗生素的应用、直肠局部激惹(膀胱炎症)作用产生腹泻症状外，有时病原体(主要是病毒)亦可同时感染肠道。

3.非感染因素

(1)饮食因素：①喂养不当可引起腹泻，多为人工喂养儿，常因喂养不定时，饮食过量或食物成分不恰当，如过早喂给大量淀粉或脂肪类食物、突然改变食物品种或骤然断乳等；②过敏性腹泻，如对牛奶或大豆(豆浆)过敏而引起的腹泻；③原发性或继发性双糖酶缺乏或活性降低，肠道对糖的消化吸收不良而引起的腹泻。

(2)气候因素：腹部受凉使肠蠕动增加；天气过热使消化液分泌减少，而由于口渴又吃奶过多，可能诱发消化功能紊乱而致腹泻。

(3)症状性腹泻：在发生其他感染性疾病的同时，病原微生物及其代谢物质进入血循环再作用于消化道而导致消化功能紊乱，出现腹泻症状。

二、发病机制

导致腹泻发生的机制包括肠道内存在大量不能吸收的具有渗透活性的物质、肠腔内的电解质分泌过多、炎症所致的液体大量渗出以及肠道运行功能异常。可将腹泻分为感染性腹泻和非感染性腹泻。

1.感染性腹泻

发生感染性腹泻时，病原微生物多因污染的食物、日用品、手或水进入消化道，当机体防御功能下降，大量病原微生物侵入并产生毒素时，可引起腹泻。如产毒性大肠杆菌主要通过其产生的肠毒素促使水及电解质向肠腔内转移，肠道分泌增加导致水样腹泻；侵袭性大肠杆菌、空肠弯曲菌、鼠伤寒沙门菌以及金黄色葡萄球菌等，可侵入肠黏膜组织，产生广泛的炎性反应，出现血便或黏冻状大便；轮状病毒侵袭肠绒毛的上皮细胞，使之变性坏死，绒毛变短脱落，引起水、电解质吸收减少，导致腹泻。同时，继发的双糖酶分泌不足使食物中糖类消化不全而积滞在肠腔内，并被细菌分解成小分子的短链有机酸，使肠液的渗透压增高，进一步造成水和电解质的丧失。

2.非感染性腹泻

非感染性腹泻多因进食过量或食物成分不恰当引起，消化、吸收不良的食物积滞于小肠上部，使肠内的酸度减低，肠道下部细菌上移并繁殖，产生内源性感染，使消化功能更加紊乱。加之食物分解后腐败性毒性产物刺激肠道，使肠蠕动增加，引起腹泻、脱水、电解质紊乱及中毒症状。

三、临床表现

（一）症状与体征

1.大便次数增多、性质及气味改变

根据腹泻轻重每日排便数次至数十次不等。呈黄色或黄绿色稀水便、蛋花汤样便，可混有黏液、泡沫或奶瓣，严重患儿可伴有少量血便。大便气味可出现腥臭味或酸味。

2.腹泻伴随症状

患儿腹泻时可伴恶心、呕吐或溢乳，食欲减退等。

3.全身中毒症状

由肠道内感染所致腹泻，可出现全身中毒现象。表现为体温低热或高热、烦躁、精神差或嗜睡等。

4.电解质紊乱

(1)代谢性酸中毒：主要表现为呼吸深快、精神萎靡、嗜睡、面色苍白、口唇樱红。

(2)低钙血症：主要表现为手足搐搦、惊厥等。

(3)低钾血症：多随酸中毒的纠正，出现低钾血症。主要表现为全身乏力、反应迟钝、哭声低、吃奶无力、肌张力低下等表现。

5.脱水腹泻

严重患儿可出现脱水，表现为消瘦，体重不增或降低。脱水程度的判断见表 7-3-1。

表 7-3-1　脱水程度判断

脱水程度	轻度	中度	重度
失水占体重(%)	＜5	5～10	＞10
精神状态	正常	烦躁或萎靡	昏睡或昏迷
前囟眼窝下陷	不明显	较明显	明显

续表

脱水程度	轻度	中度	重度
皮肤干燥	略有	明显	极显
皮肤弹性	稍差	差	极差
眼泪	有	少	无
尿量	稍少	少	极少或无

(二)小儿腹泻分型

1.按病程分类

(1)急性腹泻:腹泻病程<2周。

(2)迁延性腹泻:腹泻病程2周～2月。

(3)慢性腹泻:腹泻病程>2月。

2.按病情分类

(1)轻型腹泻:多由饮食及肠道外感染引起。一般无全身症状,精神尚可,失水不明显,主要为胃肠道症状,偶有伴随症状恶心、呕吐等,大便次数每日10次左右,量少,呈黄色或黄绿色稀糊状伴有奶瓣或泡沫。

(2)重型腹泻:多为肠道内感染引起。表现为严重的胃肠道症状,常伴呕吐,严重者可见咖啡渣样液体,大便次数每日多至数十次,量多,多呈水样便或蛋花汤样便伴有少量黏液或血便。除此之外还可出现明显脱水、电解质紊乱及全身中毒症状。

四、辅助检查

(1)血液检查包括血常规及血生化检查。白细胞总数及中性粒细胞增多提示细菌感染;淋巴细胞计数增多提示病毒感染;嗜酸性粒细胞增多提示有寄生虫感染或接触过敏原。血清钠的浓度提示脱水性质,根据血钾、血钙、血镁浓度提示患儿是否出现电解质紊乱。

(2)粪便检查包括便常规、便潜血,便培养。肠炎患儿大便可见红细胞、白细胞;消化不良或脂肪泻可见脂肪滴;便潜血可了解患儿大便是否出现便血;便培养可检验出致病菌。

五、诊断

(1)症状体征患儿每日大便次数超过正常排便习惯,且出现大便性质改变,水分增多,粪质减少,可伴奶瓣、黏液、血便等。伴随症状可表现为呕吐、腹痛或不同程度发热。可出现不同程度脱水、电解质紊乱、酸中毒。

(2)实验室检查:轮状病毒肠炎患儿大便行电镜检测可发现轮状病毒颗粒。便常规镜检可见红、白细胞等。细菌培养可见致病菌。

(3)过敏性腹泻患儿摄入牛乳48小时内出现症状,若停止摄入,腹泻症状好转。

六、治疗

(1)调整饮食:除严重呕吐患儿外,均可继续进食。母乳喂养患儿继续母乳喂养,暂停辅食,人工喂养患儿可喂米汤或稀释的牛奶或其他代乳品,少食多餐,病毒性肠炎患儿可以改喂免乳糖配方奶。随病情的好转,逐渐从流食、半流食过渡到正常饮食。

(2)对症处理:纠正水电解质紊乱及酸碱失衡。

①脱水:口服补液盐(ORS)用于腹泻预防轻、中度脱水。轻度脱水给予50～80mL/kg,中度脱水给予80～100mL/kg。静脉补液治疗,适用于重度脱水、呕吐及腹泻严重的患儿,需补充累积损失量、继续损失量及生理需要量。

②电解质紊乱:及时纠正低钾、低钙和低镁血症。

③代谢性酸中毒:纠正酸中毒,静脉补充碱性溶液,首选碳酸氢钠溶液。

(3)止泻治疗应用微生态制剂补充肠道菌群,蒙脱石散保护消化道黏膜。

(4)控制感染根据病原菌选择适宜抗生素进行治疗。

七、护理

(一)护理评估

(1)评估患儿意识及精神情况,为患儿进行生命体征、身高、体重的测量,了解患儿基本生长发育情况。

(2)询问家属患儿有无既往史、过敏史、手术史及家族史等。

(3)评估患儿营养情况,有无食欲缺乏,进食后有无呕吐,呕吐物的性质、量,询问患儿的大小便情况,尿量有无减少,腹泻的次数、颜色、性质、量,以及有无伴随症状如腹痛、呕吐等。

(4)评估患儿目前病情,精神有无烦躁或萎靡,是否全身乏力,面色有无苍白或发灰发暗,评估患儿皮肤的弹性及干燥程度,呼吸是否平稳,有无抽搐、惊厥等表现。

(5)评估患儿是否有饮食不卫生史,询问喂养的时间、食量及成分情况;患儿腹部有无受凉;有无其他感染性疾病,如上呼吸道感染、肺炎、中耳炎等;有无滥用药物的现象,如广谱抗生素或肾上腺糖皮质激素等。

(6)了解患儿目前相关检查,关注患儿便常规、便潜血、便培养结果,以及血常规、血生化的结果。

(7)心理-社会状况:了解家属对疾病采取的治疗、护理的配合程度,以及家属对此疾病的知识缺乏程度。评估患儿及家属的心理状态和家庭经济承受能力。

(二)护理措施

1.一般护理

(1)休息与活动。根据患儿腹泻病情程度,适当安排活动,急性期可卧床休息,家属需予患儿定时翻身,避免身体局部受压,出现压疮。

(2)饮食护理

①饮食调整原则上由少到多,由稀到稠,根据患儿食欲、腹泻等情况进行调整,尽早恢复正常饮食。

②母乳喂养患儿,不可突然中断喂养,可采用少量多次喂养的方法,患儿母亲同时需要限制饮食,少食脂肪类、纤维素高的食物,多饮水,以稀释母乳。若为人工喂养,可喂养与奶等量的米汤或稀释后的牛奶或其他代乳品,保证奶类的质量。腹泻严重时,患儿需暂停辅食,当患儿腹泻次数减少时,按增加辅食的原则逐渐增加。

③年长儿饮食上以流质食物为主,食物种类宜选用清淡、易消化、高蛋白、高热量食物,避免多食糖类及脂肪,忌油腻、刺激、生冷,需保证充分营养供给。待病情好转后,给予半流质食物如粥、面条等,逐渐过渡到正常饮食。

④鼓励患儿多饮水,保证患儿每日出入量平衡。

(3)预防感染:做好消毒隔离,预防交叉感染。腹泻患儿自身抵抗力低下,易受外界病毒、细菌等病原微生物感染。所以护理或接触每位患儿前后需认真洗手,避免患儿之间交叉感染。轮状病毒主要经粪-口传播及接触传播,也可通过呼吸道传播,为了预防婴幼儿轮状病毒的感染,接触已感染患儿后,需严格执行床旁隔离,用物专人专用,病室环境及物品定时消毒;接触患儿呕吐物、排泄物需戴手套,把污物扔在医疗垃圾中;接触后按"六步洗手法"洗手。对于母乳喂养的患儿,母亲需注意乳房卫生,每次喂养前后用清水清洗乳房,保持内衣清洁干燥。人工喂养的患儿,家属需进行餐具、奶瓶的清洗及消毒,可采取煮沸消毒的方法。对于年长儿,家属需帮助患儿进食及大小便前后要用肥皂洗手,勤剪指甲。

2.病情观察

(1)观察及记录患儿生命体征,包括体温、呼吸、心率、血压。关注患儿体温是否出现低热或高热,及时发现感染征象,观察患儿呼吸、心率是否平稳,血压是否正常。

(2)严格记录患儿出入量,关注患儿进食情况,进食后有无呕吐,呕吐物的性质、量,记录患儿尿量及大便情况,包括大便次数、颜色、性质、量,是否伴有泡沫、奶瓣、黏液及脓血。

(3)观察患儿臀部皮肤情况,有无发红、破损。

(4)观察患儿有无脱水征象,观察患儿的精神状态、面色、皮肤弹性、皮肤黏膜干燥程度及尿量情况。

(5)观察患儿有无休克先兆,如患儿面色和皮肤发灰或发花、四肢发冷、出冷汗、精神极度萎靡、脉搏细数、尿少等。

(6)观察患儿是否出现低钾、低钙血症以及代谢性酸中毒的表现。

3.用药护理

(1)口服补液盐:对于轻中度脱水患儿,要遵循少量多次的原则,以免造成呕吐;服用 ORS 期间应让患儿照常饮水,防止出现高钠血症;高钠血症的患儿,禁止服用 ORS;若脱水纠正,应立即停服 ORS;患儿心、肾功能不全,腹胀明显的患儿,忌服 ORS。

(2)静脉治疗:对于重度脱水患儿,应立即建立有效的静脉通路,保证液体输入,及时补充血容量;补液原则按照先盐后糖、先浓后淡、先快后慢、见尿补钾,补钾溶液浓度应小于 0.3%;

根据脱水程度调整输液速度，注意患儿尿量变化；护理人员需定时观察患儿输液局部皮肤情况，防止静脉炎及渗液情况发生，保证患儿输液安全。

(3)微生态制剂：常用制剂有双歧三联活菌、金双歧等。药物应低温保存至2～8℃；口服时用温水冲服，水温不宜超过40℃；避免与抗菌药同服。

(4)消化道黏膜保护剂：它是一种天然的硅铝酸盐。口服时应注意空腹服用，温水冲服；治疗急性腹泻时，止泻同时需注意纠正脱水；注意观察药物不良反应，如便秘。

4.臀部皮肤护理

(1)尿裤选用质地柔软的吸水布料，勤更换，避免排泄物刺激臀部皮肤，导致破损。

(2)患儿每次大便后温水擦拭，动作轻柔，肛周尽量保持干燥，若已出现臀红，可涂抹5%鞣酸软膏或40%氧化锌油给予保护。

(3)臀部皮肤破损严重患儿，可适当暴露皮肤或遵医嘱给予红光治疗。

(4)慢性腹泻患儿常伴营养不良，皮下脂肪含量少，需予患儿定期翻身，对皮肤受压部位进行按摩，防止压疮发生。

5.心理护理

腹泻患儿大多身体虚弱、无力，且由于大便次数增多以及性状改变，患儿家属常出现焦虑、担心、恐惧的心理。护理人员首先应尽快帮助患儿及家属适应医院环境，用温柔、可亲的语言与患儿及家属交流，及时给予疾病指导，告知家属护理方法和治疗要点，以消除家属的焦虑、恐惧心理。在进行每项护理操作前取得家属或年长患儿同意，做好解释工作，操作完成后给予适当鼓励和表扬，可以促进护患之间关系，取得家属对医护人员的信任，以提高患儿的治疗效果。

6.健康教育

(1)生活指导：对于腹泻患儿，需营造安静、舒适的环境，以使其休眠充足。指导家属进行出入量的记录以及脱水表现的观察。

(2)饮食指导：给予患儿易消化、高热量，富含丰富蛋白质的食物，以保证患儿营养需求，避免进食刺激患儿消化道的食物，如过冷、过热、油腻等食物。

(3)用药指导：指导患儿家属按时按量给予患儿服药，告知家属所用药物的不良反应，同时观察患儿大便改变情况，有无减轻或加重。

(4)疾病相关知识：小儿腹泻是由多病因、多因素引起的患儿大便次数增多及性质改变，多见于夏秋季节，所以提前预防就尤为重要。在易发病季节注意饮食及饮食卫生，避免肠道感染，以减少患儿发病率。注意天气变化，合理增减衣服。避免滥用广谱抗生素，导致患儿肠道菌群失调引起腹泻。

第四节 小儿原发性肾病综合征

肾病综合征(NS)简称肾病，是由多种病因引起的肾小球基膜通透性增加，导致大量蛋白自尿中丢失的一种临床综合征。

一、病因及发病机制

目前病因尚未阐明。可能与免疫机制和遗传因素有关。

二、临床表现

1.主要临床表现

①大量蛋白尿;②低蛋白血症;③高脂血症;④不同程度的水肿。

2.单纯性肾病临床表现

全身凹陷性水肿,以颜面、下肢、阴囊明显,严重者可有腹水、胸水。

3.肾炎性肾病临床表现

除具备肾病四大特征外,尚有明显血尿、高血压、血清补体下降和氮质血症四项之一或者多项者。

4.并发症

①感染;②高凝状态及血栓形成;③钙及维生素 D 代谢紊乱;④低血容量;⑤急性肾衰竭;⑥肾小管功能紊乱。

三、辅助检查

(1)尿蛋白定性多在+++以上,24 小时尿蛋白定量≥50mg/(kg·d)。

(2)血清总蛋白及白蛋白降低,白蛋白<25g/L。

(3)血清胆固醇>5.7mmol/L。

(4)高凝状态和血栓形成的检查:血小板增多,纤维蛋白原及凝血因子增加等。疑有血栓形成可做 B 超检查。

(5)肾功能检查:部分病例可有轻重不等的肾功能障碍和氮质血症。

四、诊断

诊断标准:①大量蛋白尿:1 周内 3 次尿蛋白定性(+++)~(++++)或随机晨尿尿蛋白/肌酐(mg/mg)≥2.0,24 小时尿蛋白定量≥50mg/kg;②低蛋白血症:血浆白蛋白<25g/L;③高脂血症:血浆胆固醇>5.7mmol/L;④不同程度水肿。

以上四项中以①和②为诊断的必要条件。

五、治疗

1.一般治疗

注意休息与饮食,一般无需严格限制活动,给予低盐低脂优质蛋白的饮食。水肿患儿要适当限水。防止感染,应用抗生素,但不作为预防性用药。利尿消肿,可给予氢氯噻嗪或低分子右旋糖酐。在应用糖皮质激素和(或)免疫抑制剂过程中应避免与水痘等患儿接触，病程中一般不接受疫苗接种。

2.激素治疗

糖皮质激素(简称激素)是目前治疗肾病综合征的首选药物，目前多采用泼尼松 2mg/(kg·d)，最大量 60mg/d，分次口服，减量顿服，逐渐减量至停药。

(1)短程疗法：总疗程 8 周。

(2)中程疗法：总疗程 6 个月。

(3)长程疗法：总疗法 9 个月。

(4)按糖皮质激素反应可分以下 3 型：①激素敏感型 NS(SSNS)：以泼尼松足量[2mg/(kg·d)或 60mg/(m^2·d)]治疗≤4 周尿蛋白转阴者；②激素耐药型 NS(SRNS)：以泼尼松足量治疗>4 周尿蛋白仍阳性者；③激素依赖型 NS(SDNS)：指对激素敏感，但连续 2 次减量或停药 2 周内复发者。

(5)肾病复发与频复发：①复发：连续 3 日，晨尿蛋白由阴性转为(+++)或(++++)或 24 小时尿蛋白定量≥50mg/kg 或尿蛋白/肌酐(mg/mg)≥2.0；②频复发(FR)：指肾病病程中半年内复发≥2 次或 1 年内复发≥3 次。

3.难治性肾病的治疗

(1)延长激素治疗时间：在疗程结束后，继续用泼尼松 2.5～5mg 隔日口服来预防复发，用药可达 1.5～2 年。

(2)免疫抑制剂治疗：适用于激素部分敏感、耐药、依赖及频繁复发的患儿，常用药物为环磷酰胺(CTX)、环孢素 A(CsA)、霉酚酸酯(MMF)、他克莫司(FK506)。

(3)甲泼尼龙冲击治疗。

(4)抗凝治疗。

六、护理

(一)护理评估

(1)评估患儿的意识、精神状况，测量生命体征、身高、体重。

(2)询问患儿的既往史、过敏史、手术史、家族史。

(3)询问患儿的饮食情况、大小便状况、睡眠情况。

(4)评估患儿水肿的情况，如水肿开始时间，发生部位、发展顺序及程度。了解患儿尿量、尿色、腹围及体重变化。评估患儿有无感染征象，如呼吸道、皮肤等。询问患儿起病的情况，有无诱因，病程长短，是首次发病还是复发，治疗情况等。

(5)了解实验室检查结果，如尿蛋白定性定量的情况，尿沉渣镜检有无红细胞。血清白蛋白、胆固醇、凝血功能等，以及肌酐、尿素氮等。

(6)评估患儿及家属的心理-社会支持状况。

（二）护理措施

1.协助减轻及消除水肿

(1)适当休息：严重水肿和高血压时需卧床休息，一般不需严格限制活动，即使卧床也要经常更换体位，防止血栓形成，可根据病情适当安排文娱活动，活动时不要过度劳累，以免病情复发。

(2)调整水、钠入量：重度水肿、高血压时适当限制水和钠盐的摄入，一般钠盐限制在2g/d，一旦水肿消退，立即恢复正常饮食，过分限制钠盐可造成电解质紊乱和食欲下降。

(3)遵医嘱用药：遵医嘱应用利尿剂、糖皮质激素等药物治疗，观察药物的疗效和不良反应。

2.调整饮食以保证患儿营养供应

(1)疾病活动期的饮食调整

①一般患儿不需特别限制饮食，但因患儿胃肠道黏膜水肿使消化能力减弱，应注意减轻消化道负担，给予易消化的饮食，如优质的动物性蛋白(乳类、蛋类、鱼类、家禽等)、少量脂肪、足量碳水化合物及高维生素饮食。

②严重水肿、少尿时，给予低盐或无盐饮食，水肿消退、尿量正常后，应恢复正常饮食，以免限盐过久导致食欲缺乏。

③大量蛋白尿期间蛋白质摄入量不宜过多，应控制在每日2g/kg左右为宜。因摄入过多蛋白质可使肾小球处于高滤过状态，造成肾小管细胞功能受损。

④加用免疫抑制剂治疗的患儿常有胃肠道反应，应注意与患儿或家长沟通制订可口食谱，保证营养供给；使用环磷酰胺期间要让患儿多饮水，同时注意碱化尿液，防止发生出血性膀胱炎。

(2)疾病恢复期的饮食调整

①补充蛋白质：因肾病综合征患儿长期用肾上腺皮质激素治疗，可使机体蛋白质分解代谢增强，出现负氮平衡，因此尿蛋白消失后应增加蛋白质饮食。

②调整脂肪摄入量和吸收：少食动物性脂肪，以植物性脂肪为宜，同时增加富含可溶性纤维的饮食如燕麦、米糠及豆类等，以降低脂肪的吸收。

③补充富含钾的食物：因糖皮质激素有排钾作用，长期应用可造成机体缺钾，应鼓励患儿进食富含钾的食物，如香蕉、橘子等。

④补充钙及维生素D含量丰富的食物：由于在大量蛋白尿时，与蛋白质结合的钙随之丢失，同时应用肾上腺糖皮质激素可使肠道吸收钙减少，造成缺钙导致骨质疏松，应注意补充钙及维生素D。

3.预防感染

(1)首先向患儿及其家长解释预防感染的重要性，共同预防感染的发生。

(2)对肾病综合征患儿施行保护性隔离：本病患儿应与感染性疾病患儿分房收治，有条件者可安排单人病房；病室应定期消毒；严格执行探视管理制度，拒绝有明显感染的探视者进入病室；减少患儿到人多的公共场所的机会，避免交叉感染。

(3)预防皮肤感染的护理：保持床单清洁、平整、无皱褶；使患儿处于舒适体位，避免水肿部位摩擦；阴囊水肿时可用棉垫托或丁字吊带将阴囊托起；臀部和四肢水肿严重时，受压部位可垫软垫或气垫床；每 1～2 小时助患儿翻身 1 次，避免拖、拉、拽等动作；尽可能减少各种穿刺；经常给患儿沐浴，擦干后在皮肤皱褶处撒少许爽身粉；进食后协助患儿刷牙、漱口；帮助患儿勤剪指甲，勿让患儿抓伤皮肤；严重水肿者尽量避免肌内注射，以减少皮肤感染的机会。

(4)做好会阴部清洁，每日清洁会阴部 2 次，预防尿路感染。

(5)密切观察有无感染表现，监测体温及白细胞数，发现异常及时向医生报告。

4.密切观察病情，防治并发症

(1)预防电解质紊乱的护理：患儿不能长期限盐，应进食含钾丰富的食物，补充维生素 D 和钙。

(2)预防血栓的护理：适当活动和经常翻身可促进血液循环，防止血栓形成；患儿出现腰痛、血尿、少尿等症状提示肾静脉血栓形成；必要时按医嘱给予抗凝和溶栓治疗。

(3)观察药物不良反应。

①激素治疗期间，密切观察可能出现的不良反应，如感染、高血压、消化性溃疡、骨质疏松、库欣综合征等，发现异常及时报告医生。

②应用利尿剂时可出现低血容量性休克、静脉血栓、电解质紊乱等，应密切观察、记录尿量、血压、血钾、血钠的变化，发现异常及时报告医生。

③应用免疫抑制剂的常见不良反应包括白细胞下降、脱发、胃肠道反应、肝功能损害、出血性膀胱炎和性腺损害等，用药期间嘱患儿多饮水，监测白细胞情况，发现异常及时报告医生。

5.减轻焦虑

(1)关心和爱护患儿，多与患儿及其家长交谈，鼓励他们说出内心感受，同时指导家长多给患儿心理支持，使患儿保持良好的情绪。适当安排患儿活动，增加生活乐趣，增强患儿和家长的信心从而积极配合治疗。

(2)帮助患儿适应其形象改变，向其解释形象改变是暂时的，激素停药后即可恢复正常，使家长及患儿树立信心，配合治疗和护理。

6.健康教育

(1)向患儿及其家长解释本病的相关知识，强调患儿必须按计划用药，不可突然停药或擅自减量，以免疾病复发。同时向患儿及其家长说明本病病程较长，长期用肾上腺皮质激素治疗引起的不良反应是暂时的，使家长及患儿树立信心，积极配合治疗和护理。

(2)向患儿及其家长讲解本病容易复发，强调感染和劳累是本病常见的复发诱因，说明采取有效措施预防感染至关重要；讲解预防感染的常见方法，了解感染的常见表现，并及时就诊；预防接种应在病情完全缓解且停用激素 3 个月后才能进行；同时患儿要注意避免劳累，以免疾病复发。

(3)指导患儿饮食，肾病综合征患儿饮食虽不过分限制，但也要按医嘱及时调整，否则不利于本病的康复。

参考文献

[1]张萍,黄俊蕾,陈云荣,等.现代医学临床与护理[M].青岛:中国海洋大学出版社,2018.

[2]高鸿翼.临床实用护理常规[M].上海:上海交通大学出版社,2018.

[3]石翠玲.实用临床常见多发疾病护理常规[M].上海:上海交通大学出版社,2018.

[4]曹玉英.临床实用护理常规[M].天津:天津科学技术出版社,2018.

[5]陈娜,陆连生.内科疾病观察与护理技能[M].北京:中国医药科技出版社,2019.

[6]胡艺.内科护理学[M].北京:科学出版社,2019.

[7]尤黎明.内科护理学[M].6版.北京:人民卫生出版社,2017.

[8]安利杰.内科护理查房案例分析[M].北京:中国医药科技出版社,2019.

[9]冯丽华,史铁英.内科护理学[M].4版.北京:人民卫生出版社,2018.

[10]魏秀红,张彩虹.内科护理学[M].北京:中国医药科技出版社,2016.

[11]王英.临床常见疾病护理技术与应用[M].长春:吉林科学技术出版社,2019.

[12]王慧,梁亚琴.现代临床疾病护理学[M].青岛:中国海洋大学出版社,2019.

[13]杨辉.临床常见疾病并发症预防及护理要点[M].北京:人民卫生出版社,2015.

[14]张瑞琴.实用骨科护理手册[M].北京:科学技术文献出版社,2013.

[15]李秀云,殷翠.临床护理实践[M].北京;人民卫生出版社,2014.

[16]涨潮鸿,江领群.临床护理实践技能[M].北京:科学出版社,2016.

[17]修麓璐.呼吸内科临床护理实践指导手册[M].北京:军事医学科学出版社,2015.

[18]张晓念,肖云武.内科护理[M].上海:上海第二军医大学出版社,2015.

[19]丁炎明,张大双.临床护理基础技术操作规范[M].北京:人民卫生出版社,2015.

[20]张爱霞,王瑞春.消化内科临床护理[M].北京:军事医学科学出版社,2014.

[21]丁淑贞,丁全峰.消化内科临床护理[M].北京:中国协和医科大学出版社,2016.

[22]兰华,陈炼红,刘玲贞.护理学基础[M].北京:科学出版社,2017.

[23]皮红英,王建荣,郭俊艳.临床护理管理手册[M].北京:科学出版社,2015.

[24]東余声,王艳.外科护理学[M].北京:科学出版社,2020.

[25]董颖越.北京协和医院内分泌科护理工作指南[M].北京:人民卫生出版社,2016.

[26]高清源,刘俊香,魏映红.内科护理[M].武汉:华中科技大学出版社,2018.